A morte da morte

Laurent Alexandre

A morte da morte

Como a medicina biotecnológica
vai transformar profundamente a humanidade

Título original em francês: *La mort de la mort – Comment la technomédecine va boulverser l'humanité*
Copyright © 2011, éditions Jean-Claude Lattès

Capa: Delfin/Studio DelRey
Imagem da capa: Oleander Schatzki (www.schatzki.de)
Projeto gráfico: Departamento Editorial da Editora Manole
Tradução: Maria Idalina Lopes Ferreira
Preparação: Pamela Oliveira
Revisão: Ana Maria Fiorini
Editoração eletrônica: Luargraf Serviços Gráficos

Dados Internacionais de Catalogação na Publicação (CIP)
(Câmara Brasileira do Livro, SP, Brasil)

Alexandre, Laurent
    A morte da morte: como a medicina biotecnológica vai transformar profundamente a humanidade / Laurent Alexandre; tradução Maria Idalina Lopes Ferreira. – Barueri: Manole, 2018.

    Título original: La mort de la mort: comment la technomédecine va boulverser l'humanité.
    ISBN: 978-85-204-5108-3

    1. Biopolítica 2. Medicina - Inovações tecnológicas 3. Morte (Biologia) I. Ferreira, Maria Idalina Lopes. II. Título.

	CDD-610.28
17-03687	NLM-W 82

Índices para catálogo sistemático:
1. Medicina biotecnológica 610.28'

Todos os direitos reservados.
Nenhuma parte deste livro poderá ser reproduzida, por qualquer processo, sem a permissão expressa dos editores.
É proibida a reprodução por fotocópia.

A Editora Manole é filiada à ABDR – Associação Brasileira de Direitos Reprográficos

Edição brasileira – 2018

Direitos em língua portuguesa adquiridos pela:
Editora Manole Ltda.
Av. Ceci, 672 – Tamboré
06460-120 – Barueri – SP – Brasil
Tel. (11) 4196-6000
info@manole.com.br

Impresso no Brasil / *Printed in Brazil*

Para Suzanne Lavault

Sumário

Introdução   ix

Primeira parte
O genotsunami se aproxima   1
Capítulo 1
NBIC: quatro letras para acabar com a morte   2
Quatro revoluções simultâneas que vão mudar tudo   2
Compreender melhor a morte... para acelerar seu
retardamento   8
Os três benefícios da morte   15
Como as NBIC vão eutanasiar a morte   20

Capítulo 2
O tecnopoder ou os fabricantes do futuro   37
A fusão da tecnologia e da vida   37
O tecnopoder entre as multinacionais da tecnologia de ponta
e os empreendedores filantrópicos   52

Segunda parte
A medicina biotecnológica, uma necessidade mais que
uma escolha   61
Capítulo 1
A evolução, mecanismo errático e cego   63
O motor darwiniano   63
O fim da seleção darwiniana no homem: para pior?   69
Evolução sempre positiva? Uma ideia preconcebida   73

Capítulo 2
O cérebro, primeira vítima da degradação de nosso genoma 81

A batalha no coração de nosso cérebro: quando nossos neurônios fazem haraquiri 81
Os geradores de complexidade 86
O paradoxo político de nosso cérebro 91

Capítulo 3
Uma medicina que não cuida mais... transforma 99

Medicina 2050: da medicina de massa à medicina personalizada 99
Medicina darwiniana: ano zero 108
Da medicina preventiva e preditiva ao indivíduo arquiteto de sua saúde 110

Terceira parte
Crônica de uma vitória anunciada da biotransgressão 121
Capítulo 1
Transgressão de alta velocidade 123

Crônica de um desvio há muito tempo desencadeado 124
Novas gerações alimentadas com a transgressão 133

Capítulo 2
Como o direito à medicina biotecnológica vai afundar as democracias 137

Como as linhas do admissível vão se movimentar 137
O direito à genômica: a prolongação natural do Estado de bem-estar social 145
Quem poderá resistir à humanidade expandida? 149
A inevitabilidade da clonagem terapêutica e reprodutiva 160

Quarta parte
Uma biopolítica para enquadrar o futuro 167
Capítulo 1
A pulverização do Estado de bem-estar social 169

O desafio da liberdade   171
O desafio da segurança   185
O desafio da saúde e da bioequidade   194
O desafio econômico e estratégico   208

Capítulo 2
O tabuleiro biopolítico: duas concepções de humanidade que se opõem   218
A vida eterna, inferno ou paraíso?   218
Na direção de um enfrentamento dos extremos?   223

Capítulo 3
Um governo 2.0 para pilotar a biopolítica   228
Amar o futuro   228
Retirar as minas da biopolítica para evitar uma esquizofrenia estatal   236
Administrar a busca de sentido em um século vertiginoso   239
A utopia de uma governança mundial da biopolítica   248

Conclusão
A humanidade, uma tecnologia da informação   253

Outras obras para aprofundamento do tema   256

Glossário   257

Introdução

Quais serão as mudanças marcantes do século XXI? Algumas são evidentes: a generalização do digital, o surgimento da economia verde ou ainda o avanço da Ásia como potência. Todas essas evoluções são reais e certamente deveriam marcar este século. Mas a revolução mais importante continua sofrendo a indiferença de uma opinião pública anestesiada pelo silêncio das mídias e dos políticos: a revolução biotecnológica.

Na verdade, a leveza com que se aborda este assunto – quando ele é abordado – nos faz lembrar o comentário feito por Luís XVI em seu diário no dia 14 de julho de 1789:[1] "Hoje, nada...". O irresistível avanço das biotecnologias, porém, já está ocorrendo. Suas consequências sobre o homem e sobre a própria natureza da vida humana não terão comparação com todas as mudanças econômicas que se anunciam e sobre as quais temos praticamente um excesso de informação. Esta revolução mereceria um encontro mundial pelo menos tanto quanto o aquecimento climático, ou ainda mais.

Raras são hoje as publicações que permitem ao não iniciado medir a dimensão daquilo que se prepara nos laboratórios de todo o mundo. Os progressos em andamento, no entanto, são bastante simples e de fácil compreensão por todos. A genômica e as terapias gênicas, as células-tronco, a nanomedicina reparadora, a hibridação entre o homem e a máquina são todas tecnologias que vão estremecer em algumas gerações todas as nossas relações com o mundo. Por isso é provável que a expectativa de vida no mínimo dobre ao longo deste século.

O recuo acelerado da morte será a mais vertiginosa consequência daquilo que os especialistas chamam a "grande convergência NBIC", isto é, as sinergias entre nanotecnologias, biologia, informática e ciências cognitivas. A ideia de que a morte é um *problema a resolver* e não uma *realidade imposta*

---

[1] Luís XVI voltava da caça e não estava a par da gravidade dos acontecimentos ocorridos em Paris.

pela natureza ou pela vontade divina acabará se impondo. Com a exploração do universo, a eutanásia da morte vai se tornar a última fronteira para a humanidade.

Teremos a capacidade técnica de reformar a vida, e nada nos impedirá de usar esse poder. A questão não é mais saber se a batalha contra a morte será vitoriosa ou não, mas quais serão os efeitos colaterais dessa vitória sobre a definição de nossa humanidade.

Este futuro vertiginoso está em nossas mãos.

A convergência tecnológica terá, portanto, repercussões em todas as dimensões de nossa sociedade: moral, econômica, social e cultural.

É fácil impressionar, e mais ainda provocar medo, quando abordamos o tema do futuro da humanidade. Mas meu objetivo não é o de representar o profeta do infortúnio.

Este livro também não é uma obra de ficção científica: ele não trará nenhuma revelação bombástica nem nenhum *furo* explosivo.

Pelo contrário, meu objetivo é o de explicar noções ainda desconhecidas, como as terapias gênicas (a "reparação" dos genes defeituosos) ou as nanotecnologias (estruturas ou máquinas na escala de um nanômetro, 100 mil vezes menores que o diâmetro de um fio de cabelo), para que cada um possa medir o impacto das revoluções que nos aguardam dentro de algumas décadas.

E também o de reunir informações que já existem, mas que estão espalhadas por centenas de publicações e artigos. Todos os elementos que são mencionados neste livro são públicos, publicados em revistas e acessíveis na internet. Mas, porque ela é complexa – e nitidamente ansiogênica –, essa informação permanece hoje limitada a alguns círculos de especialistas. Torna-se crucial oferecer ao público algumas chaves para apreender melhor o futuro da humanidade.

Na maioria das vezes, a atenção é monopolizada pelos detalhes estrondosos que parecem ser essenciais. Enquanto isso, a verdadeira História – aquela de que falaremos dentro de dois séculos – progride em silêncio, na indiferença geral.

As transformações tecnológicas futuras que combinam a abertura de mundos novos e inexplorados, o questionamento de nosso contrato social e a refundação de nossa economia poderiam ser respectivamente comparadas ao que foram em seu tempo a descoberta da América, a Revolução Francesa e o desenvolvimento da internet.

Os progressos genéticos, as nanotecnologias e a explosão da robótica vão literalmente remodelar a humanidade nos próximos anos. Se o século XX foi do brutal, do motor a explosão e das infraestruturas em concreto, o XXI será aquele do infinitamente pequeno. Um século na escala molecular... cujos impactos serão gigantescos.

Mas para dar ao leitor a medida das transformações que nos esperam, nenhuma comparação histórica é suficiente. As mudanças futuras vão superar em extensão, em rapidez e em impacto tudo o que a humanidade conheceu no passado. A futura, ou melhor, as futuras revoluções reunirão em um único processo todas as formas de mudança que as rupturas anteriores da História haviam provocado separadamente. Isso será verdadeiro sobretudo no campo da medicina: estamos às vésperas de uma profunda transformação que fará com que o conjunto dos progressos médicos do século XX seja considerado como microacontecimentos.

A democratização do "sequenciamento do DNA" de um indivíduo (isto é, a leitura de bilhões de informações contidas em seu patrimônio genético) vai revolucionar a ciência médica. O conhecimento das características genéticas de cada um abrirá o caminho para uma medicina personalizada. No longo prazo, a "cirurgia" dos genes permitirá a reparação de anomalias genéticas que atualmente são graves ou mortais. A genômica, isto é, o estudo de nosso funcionamento biológico na escala de nossos cromossomos, também permitirá sistematizar a cultura e a utilização de células-tronco para fins regenerativos.[2]

O ex-presidente dos EUA Barack Obama – que colocou Francis Collins, o geneticista que dirigiu o consórcio do primeiro sequenciamento humano, à frente da pesquisa médica americana – compreendeu isso muito bem.[3] Sua

---

[2] Células-tronco são células que ainda não se definiram como um tipo específico. Essa capacidade de adaptação lhes dá a possibilidade de substituir qualquer tecido ou órgão doente. Por isso estas "células da juventude" são a chave da terapia celular e da medicina regeneradora, já em plena expansão.

[3] Em 8 de julho de 2009, Barack Obama anunciou a nomeação do geneticista Francis Collins para o comando dos NIH, os institutos americanos da saúde. Este especialista em genética foi o diretor do National Human Genome Research Institute de 1993 a 2008. Dotados de um orçamento anual de 30 bilhões de dólares, os NIH financiam os 6 mil cientistas de seus laboratórios próprios, bem como mais de 325 mil pesquisadores que trabalham em diversas universidades e institutos de pesquisa nos Estados Unidos e em outras partes do mundo.

missão: fazer da genômica o principal eixo da reorganização da economia americana. Enquanto isso, na França, ainda se questiona o valor das células-tronco, acumulando assim atrasos fatais.

Temos uma ideia geral daquilo que nos espera: podemos prever com certeza uma domesticação ainda maior da natureza pelo homem, inclusive da natureza humana.

A ciência vai permitir que tomemos nosso destino nas mãos, e parece pouco provável, a despeito dos protestos previsíveis, que um movimento coletivo possa impedir essa evolução fundamental. É um caminho no qual a humanidade engajou-se desde que aprendeu a domesticar o fogo; a marcha para o domínio total de si e do mundo apenas prolonga uma direção tomada pela humanidade há muito tempo.

Mais do que tentar impedir essa evolução, será preciso, portanto, refletir sobre os meios de acompanhá-la nas melhores condições. Fala-se muito hoje da "fratura digital", isto é, do fosso cultural entre "antigos", que não dominavam a informática, e os outros. No entanto, essa fratura continuará sendo um epifenômeno em comparação à grande "fratura genética" que se anuncia para a década de 2030. De fato, nossa geração e a seguinte talvez sejam as últimas na história da humanidade a não se beneficiar de uma "reparação" e de uma espécie de contrato de manutenção perpétua de seu patrimônio genético e biológico. A maior desigualdade de todos os tempos se situará entre aqueles de antes *do fim da morte* e os outros.

Alguns futurólogos predizem que as capacidades humanas explodirão,[4] graças à convergência NBIC, por volta de 2050. Talvez eles sejam otimistas. Na verdade, a questão da data é secundária: 2050 ou 2100, tanto faz.

As questões essenciais estão em outra parte: o homem, transformado pela hibridação com as máquinas, mudará de natureza? Com o advento da inteligência artificial, a humanidade biológica vai perder o poder? As religiões serão destruídas – ou, ao contrário, sairão revigoradas – pelos progressos científicos que se anunciam e pela possibilidade de o homem assumir o controle de seu destino? A morte da morte prenuncia a morte de Deus? A religião da tecnologia está substituindo a religião?

Ainda que ignoremos atualmente o detalhe dos acontecimentos, é crucial que a sociedade perceba essas questões e se prepare para essa mudança.

---

[4] Esse momento é chamado de "singularidade".

As linhas morais admitidas em determinado momento sofrerão regularmente transformações sempre maiores e mais rápidas. A definição daquilo que é admissível evoluirá de forma constante, levantando toda vez uma indignação rapidamente absorvida por um novo deslocamento das linhas.

Sem dúvida, as quatro revoluções NBIC provocarão importantes tensões sociais e políticas. Ao longo deste livro, trataremos das diferentes etapas das profundas transformações futuras para compreender suas consequências.

Essas transgressões científicas, introduzidas inicialmente com o objetivo de cuidar da espécie humana, conduzirão à oposições violentas – e muitas vezes legítimas – entre aquilo que chamaremos os bioconservadores e os candidatos aos benefícios dos avanços da ciência. Do homem "reparado" ao homem "aumentado", não há senão um passo que será inevitavelmente dado. A biopolítica, que começa apenas a se estruturar com as leis bioéticas, se tornará sem nenhuma dúvida um importante assunto para os responsáveis políticos do século XXI.

Inúmeros intelectuais bioconservadores já se preocupam, talvez de forma justa. Francis Fukuyama,[5] o brilhante filósofo americano e antigo conselheiro do presidente George W. Bush, pede pura e simplesmente a interdição imediata das biotecnologias... antes que seja tarde demais! Para ele, como para outros filósofos, deixar que as biotecnologias se desenvolvam significaria eutanasiar 2 mil anos de história judaico-cristã. A medicina biotecnológica, a hibridação do homem com a máquina, e todo o resto, condenariam o homem e seus valores ao desaparecimento. Pouco importa a enorme demanda social pelos tratamentos médicos mais eficazes e uma vida melhor. Segundo ele, abrir a caixa de Pandora das biotecnologias seria um pesadelo tão grande que a humanidade deve, desde hoje, consagrar todos os seus meios – inclusive os meios militares – para deter o movimento que a ciência iniciou. Francis Fukuyama, no momento da queda do muro de Berlim e do império soviético no final dos anos 1980, havia escrito um veemente artigo sobre "O fim da História" no qual explicava que, uma vez morto o comunismo, ele dera lugar ao liberalismo, o qual era o resultado da evolução humana... Seu pedido para deter a marcha da biotecnologia está em consonância com sua análise sobre o fim da história política. Será que ele está cometendo o mesmo erro ao querer deter a história das biotecnologias?

---

[5] Francis Fukuyama, *La Fin de l'homme*, Gallimard, 2004.

Quem terá a última palavra, bioconservadores ou bioprogressistas? Sem tomar partido, este livro busca descrever os termos do debate. É urgente decodificar os desafios das novas tecnologias. Trata-se de perceber o que o progresso vai muito em breve tornar possível; compreender que, diante de determinadas evoluções inelutáveis, ainda é possível escolher entre certas opções.

O principal risco não é a revolução biotecnológica em si mesma, mas que, por falta de consciência suficiente, o debate nunca ocorra. Esse risco é ainda maior porque não haverá a "grande noite biotecnológica", mas um avanço tão regular quanto inexorável. Esse debate, que não se assemelha a nenhum outro, só pode ser longo, apaixonado e complexo. Ele deverá responder a uma variedade de questões, pois a evolução futura se traduzirá por miríades de pequenas escolhas mais do que por uma grande ruptura monolítica.

Mas girará fundamentalmente em torno de uma única grande questão: que sociedade e que humanidade queremos para amanhã?

A primeira parte mostrará o panorama das evoluções científicas em andamento ou iminentes que vão transformar profundamente a sociedade. *Lobbies* eficazes, ideologicamente bem armados e ligados a empresas poderosas, já trabalham ativamente para difundir essas novas tecnologias no coração de nossa humanidade.

Depois mostraremos, nas duas partes seguintes, que a crescente aplicação das novas biotecnologias será inevitável por pelo menos duas razões: ela aparecerá como uma necessidade biológica e responderá a uma forte demanda social.

A questão do tratamento político dessas questões será o objeto da última parte. Diante dessa demanda, é de fato urgente que a política finalmente se dedique de forma séria à questão biotecnológica.

Primeira parte

O genotsunami se aproxima

Um tsunami, termo japonês, é uma onda grande e atípica que, por conta de um sismo, uma erupção vulcânica submarina ou um deslizamento de terra, deságua sobre uma costa e carrega tudo em seu caminho. Depois de uma estranha baixa do nível do mar, ela provoca uma parede de água que se eleva em alguns segundos e destrói tudo em sua passagem.

No dia seguinte ao Natal de 2004, uma dessas ondas fatais atingiu onze países em torno do oceano Índico, devastando em especial a costa de Sumatra e causando mais de 200 mil vítimas. As imagens desse sismo marinho de inacreditável potência permaneceram na memória. O termo "tsunami" – no sentido de cataclismo e de evento violento e inesperado – é, desde essa tragédia, uma metáfora muito utilizada. Um partido político sofre uma profunda derrota em uma eleição e dizemos que foi vítima de um tsunami eleitoral; a falência de um grande banco americano em 2008 – que desencadeou a crise econômica – foi qualificada como um tsunami financeiro...

Mas a analogia entre o tsunami e a revolução genômica não é exagerada. Os dois fenômenos têm em comum a violência, o caráter implacável e radical da derrubada da ordem estabelecida.

As revoluções das biotecnologias que vamos descrever serão semelhantes a uma onda (primeiro tecnológica, depois moral, política e social) que se abaterá sobre todo o mundo em algumas décadas. É um verdadeiro genotsunami que vai afluir e questionar nossas certezas e nossos hábitos.

Uma importante diferença com o tsunami marinho é que o genotsunami é relativamente previsível. Não teremos nenhuma desculpa quando virmos o muro se erguer diante de nós. Não poderemos dizer que não sabíamos. Mas o conhecimento do fenômeno também deve ser acessível aos não especialistas. E este é precisamente o objeto deste livro!

Nosso objetivo, nesta primeira parte, é explicar a natureza das inovações científicas na origem da onda de choque.

Capítulo 1

NBIC: quatro letras para acabar com a morte

NBIC. Esta pode ser a primeira vez que você lê este acrônimo bárbaro, mas dentro de alguns anos talvez ele se torne tão familiar quanto a sigla DNA. Essas quatro letras resumem as revoluções tecnológicas cuja conjunção vai nos conduzir pouco a pouco a uma "Humanidade 2.0", para retomar uma terminologia da *web*.

Quatro revoluções simultâneas que vão mudar tudo

A nanotecnologia, a biologia, a informática e as ciências cognitivas (inteligência artificial e ciências do cérebro) estão de fato progredindo, mas vão sobretudo convergir à medida que as descobertas em um campo servirem às pesquisas em outro. Essa sinergia vai multiplicar a potência da pesquisa e permitirá avanços espetaculares. Em algumas décadas, a ficção científica de hoje se tornará simplesmente a ciência.

O século da molécula...

A história dos progressos científicos nos últimos três séculos é, fundamentalmente, um caso de escala: cada salto tecnológico importante foi a consequência de uma capacidade nova em dominar a matéria em uma dimensão cada vez menor.

A primeira revolução científica e industrial, no final do século XVIII, estava fundada no domínio da matéria na escala do milímetro; ela permitiu o surgimento da indústria pesada.

A segunda, no século XX, baseava-se no domínio da matéria na escala do micrômetro, e levou ao desenvolvimento dos computadores.

A terceira revolução científica se apoia nas nanociências, que permitem o controle da matéria na escala molecular e atômica. O século XXI será o da molécula.

Em algumas décadas, as nanotecnologias vão nos permitir construir e reparar, molécula por molécula, tudo o que é possível imaginar. Não apenas os objetos usuais, mas também tecidos e órgãos vivos.

Graças a essas revoluções concomitantes da nanotecnologia e da biologia, cada elemento de nosso corpo se tornará, assim, reparável, em parte ou na totalidade, como peças de reposição. Na realidade, a revolução biológica já está em curso: já somos capazes de reprogramar – sumariamente no momento – nosso patrimônio gênico. O conhecimento das fraquezas genéticas de cada indivíduo conduzirá a uma medicina personalizada, depois à "cirurgia dos genes". Muitas doenças poderão assim ser erradicadas, e, ao longo do tempo, poderemos eliminar a deterioração do genoma humano que ofereça alguma ameaça (veremos como e por quê).

...E da inteligência artificial

As duas outras revoluções, as da informática e das ciências cognitivas, também produzirão resultados espetaculares. O aumento exponencial da rapidez de cálculo informático e o surgimento da inteligência artificial permitirão principalmente o desenvolvimento dos autômatos, cuja inteligência talvez supere a do homem.

Você se lembra da época em que se garantia que o computador jamais venceria o cérebro humano no jogo de xadrez? Em 1996, um computador chamado Deep Blue era dominado pelo campeão mundial de xadrez da época, Garry Kasparov (por quatro a dois). Um ano mais tarde, em maio de 1997, o campeão teve então de se curvar.

Para além das impressionantes capacidades de cálculo colocadas em ação, a dificuldade de criar uma inteligência artificial (IA) é a de conseguir reproduzir a plasticidade do cérebro humano, isto é, a capacidade de nossos neurônios de mudar o modo de funcionamento de acordo com o contexto.[1]

De fato, a inteligência vai além da simples capacidade de memorização e de tratamento de uma grande quantidade de informações.[2] A inteligência artificial possuirá essa capacidade de relativizar as coisas, e podemos apostar que, de hoje até 2050, ou mesmo antes, ela competirá com a do homem. Especialistas em IA preveem que até o final deste século ela será muito mais

---

[1] Trataremos mais detalhadamente do funcionamento do cérebro mais adiante, pois uma parte importante das evoluções futuras está condicionada pela estrutura muito particular dessa formidável ferramenta.

[2] *Inteligere*, em latim, designa a capacidade de ligar as coisas entre elas, mais do que de as compilar.

potente e sutil do que o mais notável cérebro humano, ultrapassando assim os limites da complexidade cognitiva de origem biológica.

A IA irá até mesmo mais longe: tornar-se-á capaz de evoluir – o que até agora nenhuma máquina pode fazer – e terá as características plásticas do cérebro humano. Esta última propriedade é a mais importante, pois escapa ao determinismo, que é a marca das máquinas. Ao romper a relação necessária entre as causas dadas e as respostas trazidas, damos um lugar à vontade. Ou seja, criamos um verdadeiro livre arbítrio. Não é preciso assistir ao filme *2001 – Uma odisseia no espaço* para compreender que a grande convergência NBIC traz muitos riscos!

A cognítica: da cartografia do espírito à inteligência artificial

O desenvolvimento da inteligência artificial pressupõe um melhor conhecimento do cérebro, que permanece um continente a ser explorado. Constituído de centenas de bilhões de neurônios, sua compreensão precisa de uma potente informática apenas recentemente disponível. Todavia, a análise da estrutura cerebral progride rapidamente, ao ritmo das capacidades de tratamento informático. A cartografia do espírito humano acaba de começar e levará duas ou três décadas. O projeto Connectome[3] pretende, por exemplo, representar o conjunto das sinapses em três dimensões. A fase atual dedica-se ao cérebro do rato, que possui apenas 100 milhões de neurônios e já precisa de um Petaocteto (um milhão de bilhões de dados) de armazenagem informática por milímetro cúbico de cérebro. O homem possui mil vezes mais neurônios, com uma conexão nitidamente mais complexa. O responsável pelo projeto Connectome, o dr. Jeff Lichtman, aguarda com impaciência[4] ter à disposição os meios informáticos necessários para passar ao homem. Para isso, são necessários computadores Zettaoctetos (vários milhões de bilhões de bilhões de dados) e, portanto, esperar pelos anos 2018-2020. A análise completa da conexão neural humana precisará de servidores um milhão de vezes superiores àqueles de que dispomos atualmente. Uma potência Zettaflops (mil bilhões de bilhões de operações por segundo) se impõe. Para isso, será preciso colocar em rede

---

[3] www.humanconnectomeproject.org. Esse programa, que se baseia em uma parceria entre UCLA e Harvard, é muito sinérgico com os trabalhos do Paul Allen Institute, sobre o qual falaremos mais adiante.

[4] *The New York Times*, 27 de dezembro de 2010.

um número elevado de computadores, ou esperar algum momento entre as décadas de 2020 e 2030.[5] O Connectome, fruto do crescimento de nossos genes e de nossas experiências intelectuais, é um peça mestra no progresso da cognítica. Compreender como são armazenadas nossas emoções e nossa memória é fundamental para lutar contra as doenças degenerativas. Os desafios são imensos.

A cognítica se desenvolve de maneira exponencial, mas na indiferença, porque a opinião pública reluta em compreender que já nasceu uma inteligência artificial: o Google!

É graças à internet que a cognítica se desenvolve. A criação de mecanismos de busca inteligentes e de algoritmos autodidatas supõe a participação de milhares de pesquisadores pelo mundo, que apenas a internet pode reunir em tempo real. A difusão imediata de toda inovação, de toda descoberta, é a primeira pedra da expansão da cognítica. A primeira etapa corresponde ao compartilhamento, à mutualização dos conhecimentos em escala planetária. Isso é feito de várias formas. De um lado, pela criação de mecanismos de busca portadores de um embrião de inteligência artificial. De outro, graças ao compartilhamento das bases de conhecimento.[6] Esse ponto é crucial nos progressos em genômica. Sem o compartilhamento dos algoritmos bioinformáticos entre todos os precursores do DNA, a genômica não existiria. As novas mutações descobertas são compartilhadas, assim como os novos métodos estatísticos. Esse universo *open-source* constrói uma inteligência coletiva, ainda distante dos robôs humanoides da ficção científica, mas que marca o início da inteligência artificial. A Noosfera de Teilhard de Chardin[7] se constrói sob nossos olhos sem que tenhamos consciência. Os saberes se transmitem de maneira viral, muito rapidamente. Sobre cada tema um pouco espinhoso, os blogs compartilham atalhos e novas ideias à velocidade da luz.

Essa alquimia que se estabelece é um formidável acelerador nas ciências da vida.

---

[5]   A Intel pensa que o limite Zettaflops ou seja, um milhão de vezes a potência máxima disponível atualmente, será alcançada por volta de 2029.

[6]   A disponibilização para todo o mundo da base de dados Medline em 1997 por Al Gore revolucionou a difusão do conhecimento.

[7]   Este filósofo jesuíta havia teorizado a emergência de um cérebro planetário que reuniria a humanidade sob uma forma desmaterializada.

Com os progressos da inteligência artificial e da informática, vamos criar interfaces cérebro-computador. Algumas versões primitivas dessas interfaces já existem: captadores implantados no cérebro de macacos, por exemplo, permitem que estes últimos controlem robôs pelo pensamento.[8] Em algumas décadas, poderemos ser "auxiliados" por *chips* integrados ao nosso cérebro ou seremos interfaceados *via* um capacete munido de microeletrodos. Estaremos também "conectados" às bases de dados universais (internet), e no final seremos capazes de nos comunicar diretamente pelo pensamento de humano a humano. Poderemos, no interior de uma espécie de Facebook futurista e desmaterializado, criar grupos de "consciência coletiva" e nos encontrarmos em mundos virtuais de um realismo perfeito.

Fertilizações cruzadas: o grande cruzamento NBIC

Os quatro componentes da revolução NBIC se fertilizam mutuamente. A biologia e, principalmente, a genética, se beneficiam da explosão das capacidades de cálculo informático e das nanotecnologias indispensáveis para ler e modificar a molécula de DNA. As nanotecnologias se beneficiam dos progressos informáticos e das ciências cognitivas, que, por sua vez, constroem-se com a ajuda dos três outros componentes... Com efeito, as ciências cognitivas utilizarão a genética, as biotecnologias e as nanotecnologias para compreender e então "aumentar" o cérebro, construindo formas cada vez mais sofisticadas de inteligência artificial, eventualmente ligadas ao cérebro biológico humano.

Com a passagem para a escala nanométrica, poderemos formar combinações entre os átomos, os neurônios, os genes ou os bits dos computadores. A física, a biologia e a informática vão se conjugar, abrindo assim possibilidades infinitas e vertiginosas. Cada objeto, por menor que seja (um nanorrobô, por exemplo), poderá ser um minicomputador comunicante.

Milhões de nanorrobôs integrados ao nosso corpo nos informarão em tempo real sobre um problema físico. Serão capazes de estabelecer diagnósticos e de intervir. Circularão no corpo humano, limpando as artérias e

---

[8] Em maio de 2008, a equipe de Andrew Schwartz, da Universidade de Pittsburgh (Pensilvânia), marcou um avanço nesse campo: macacos comandaram pelo pensamento um braço robótico para pegar alimentos e comê-los. Esse tipo de interface poderia rapidamente servir às pessoas paralisadas. Fonte: Velliste M. et al., "Cortical control of a prosthetic arm for self-feeding", *Nature*, 2008.

expulsando os dejetos celulares. Esses robôs medicinais programáveis destruirão os vírus, as células cancerosas. Mais espetaculares ainda, as neuronanotecnologias têm o objetivo de modificar o funcionamento do cérebro no nível dos neurônios.

A dimensão revolucionária das tecnologias Nano liga-se ao fato de que a vida opera na escala do nanômetro. Os componentes moleculares de nossas células são máquinas nanométricas. Dominar o nanomundo permitirá, portanto, manipular o vivo. Os progressos tecnológicos desfazem rapidamente a fronteira entre a química e a biologia, entre a matéria e a vida. É realmente necessário compreender que, na escala do nanomundo, não há nenhuma diferença entre um modelo químico e uma molécula "viva". A fusão da biologia e das nanotecnologias transformará o médico em engenheiro do vivo e lhe dará, década após década, um poder considerável sobre nossa natureza biológica. A reforma do vivo parece sem limites. Uma vez que não há diferença entre química e biologia, a transformação do vivo parecerá cada vez mais legítima em uma sociedade na qual a luta contra fraquezas biológicas e nossos sofrimentos será prioritária aos olhos da opinião pública. Os cidadãos pensarão que as tecnologias NBIC são moralmente aceitáveis, porque permitem ultrapassar nossos limites e reduzir as dores da vida.[9]

Esse potencial sinérgico das quatro revoluções NBIC vai provocar mudanças inimagináveis ao longo deste século. Todas as nossas relações com o mundo e com a vida serão transformadas. As definições de liberdade e igualdade, direito e justiça, serão profundamente transformadas. Nossas referências filosóficas e morais vão tremer em suas bases: a evolução exponencial das revoluções tecnológicas não nos dará o tempo de respirar. As mudanças de paradigmas serão incessantes, e deveremos em algumas décadas digerir mais mudanças radicais do que a humanidade ao longo de toda sua história.

O jornalista científico Hervé Kempf tem uma expressão notável para descrever esse turbilhão: por analogia com o Paleolítico e o Neolítico, ele fala de nossa entrada no "Biolítico".[10] Pois é realmente uma nova era que se inicia para a humanidade, tão comparável em suas transformações quanto aquelas que acompanharam a invenção de ferramentas ou o domínio do fogo.

---

[9] Essa ética utilitarista foi teorizada por Stuart Mill desde o século XIX. Ela realmente poderia ser a marca de nosso século.

[10] Hervé Kempf, *La Révolution biolithique*, Albin Michel, 2000.

A inteligência humana "não biológica", isto é, obtida graças aos computadores que implantaremos em nossos cérebros, é um tema que levantará polêmicas terríveis, mas que acabará se impondo através das gerações alimentadas com realidade virtual e convencidas dos benefícios da tecnologia, ao lado das quais nossos jovens adeptos do Playstation farão papel de conservadores hesitantes.

As questões colocadas serão numerosas e desestabilizadoras. Um homem "híbrido", repleto de próteses com tecnologia de ponta, cujos desempenhos intelectuais são amplamente artificiais, ainda é um homem? Qual deve ser a proporção de artefatos implantados para que ele assim permaneça?

Mais preocupante, "o humano ciborgue", "o humano híbrido" ultrapotente de 2060 aceitará a existência do humano biológico? Como Bill Joy, inventor da linguagem Java e cofundador da empresa Sun, tornou célebre em um artigo publicado pela revista americana *Wired*: "O futuro ainda precisará de nós?".[11] Em outras palavras, computadores milhões de vezes mais inteligentes que nós não se sentirão tentados a pura e simplesmente nos eliminar? Será que estamos caminhando de cabeça baixa para nossa própria destruição?

Veremos na terceira parte por que e como esse turbilhão desconcertante vai derrubar uma a uma as defesas levantadas precipitadamente para conter seu avanço. Nossas sociedades nem bem terão tempo de digerir uma nova transgressão e a seguinte já a terá substituído, cada barreira ultrapassada facilitando o desabamento da seguinte. A "biopolítica" de que falaremos na última parte desta obra ocupará permanentemente o centro dos debates nas assembleias legislativas, mas também nas famílias. Já é hora de se preparar para a tempestade. O progresso vai derrubar tudo em seu caminho, levando-nos junto, se não estivermos solidamente amarrados...

Compreender melhor a morte... para acelerar seu retardamento

Pelo fim. É assim que a revolução NBIC começará. Ela encontrará seu principal resultado no universo da medicina, pois a demanda social pelo retardamento do envelhecimento e da morte é quase universal e ilimitada. E, pela primeira vez na história da humanidade, a luta entre a medicina e a morte não está decidida de antemão. Para apreciar o alcance dessa revolução, é

---

[11] *Wired*, abril de 2000.

preciso compreender primeiro o que é a morte como mecanismo biológico e qual é seu lugar na história da vida.

Morro, logo existo

O mistério da morte, desde a aurora dos tempos, sempre foi objeto de uma mistura de temores e de venerações. A morte foi socializada e exorcizada por meio dos discursos religiosos que lhe conferem um lugar central, ainda que de significação variável. Para os católicos, os mortos são chamados para perto de Deus; para os muçulmanos, a morte realiza o destino; para os hinduístas e os budistas, o homem reencarna e sua passagem pela Terra como humano talvez não seja sua primeira vida.

A necessidade torna-se lei, a resignação diante da morte foi por muito tempo a regra. A única crença que a humanidade compartilha é a de que todos vamos morrer, sempre. Schopenhauer não dizia que a vida é uma morte adiada? Para o homem do século XX, a ideia de suprimir a morte era tão absurda quanto a perspectiva de ir à Lua na época de Napoleão. Ela poderia, no entanto, se revelar, por fim, também realista.

No entanto, quase sentimos vergonha diante da ideia de que poderíamos fazer com que a morte recuasse de forma considerável. Paradoxalmente, se pensar a morte nos é doloroso, pensar a ausência dela é ainda mais difícil. Mas, para as gerações futuras banhadas em uma medicina de combate, nossa resignação diante da morte talvez se torne um enigma.

Muitos intelectuais consideram que o objetivo da filosofia é aprender a morrer. Domesticar nossa obsessão pela morte permite assim envelhecer bem e morrer bem. A psicóloga Marie de Hennezel, que ajudou sobremaneira o presidente François Mitterrand a aceitar sua morte, defende uma visão muito positiva do envelhecimento. Ela sustenta que o envelhecer bem é um belo combate que não deve ser vivido como um fracasso desesperador. A sabedoria cultivada desde cedo em nossa vida deve então permitir que nosso fim seja vivido de forma alegre. Devemos a essa visão lúcida e positiva da velhice e da morte uma maior responsabilização pelos moribundos nos últimos anos. Os centros de cuidados paliativos, onde cuidadores admiráveis acompanham os pacientes em fase terminal com uma luminosa afeição, encontram sua origem ali. Essa face de um final positivo pode nos convencer de que temos um lugar na sociedade até o fim. Devemos reaprender a morrer, é o que esses humanistas nos explicam. De todo modo, isso permite retirar o moribundo do gueto onde a sociedade moderna o trancou desde que o escamoteamento da morte se impôs.

Essa visão positiva do fim da vida não é compartilhada por todos. Muitos vivem sua velhice com uma profunda nostalgia. O escritor Michel Tournier observa com tristeza que a "velhice é o beco sem saída".[12] É esta concepção que cada vez mais se espalha e que provocará a reivindicação de se lutar contra a morte com todas as facetas da medicina biotecnológica. Em uma de suas canções, a cantora Carla Bruni resume essa recusa da sabedoria: "Quando perceber minha morte bem ao lado da minha cama... eu lhe direi: ouça, deixe-me mais um minuto. Só mais um minuto, só mais um minuto". De fato, quanto mais a morte recua, mais ela parece assustadora e insuportável.

A opinião pública penderá muito mais para o lado de Carla Bruni do que de Marie de Hennezel! E isso é ainda mais inelutável porque a filosofia do envelhecer bem faz referência à morte antes da "epidemia da doença de Alzheimer". Essa bela morte cercada pelos seres queridos deu lugar a uma morte pouco desejável que sucede um longo crepúsculo cerebral. A doença de Alzheimer, bem como outras formas de doenças senis, apavora a sociedade e vai dissolver nossas últimas reticências em relação à medicina biotecnológica, que será percebida como a única saída.

Amanhã, a morte não será mais o resultado natural de toda uma vida. Ela se tornará uma doença como outra qualquer, ainda que um pouco mais complexa de erradicar... ou uma escolha para os suicidas. Essa profunda transformação existencial será traumatizante de tanto que o biofatalismo, o mortalismo, isto é, a aceitação da inelutabilidade de vidas curtas, está inscrito em nossas culturas. Compreender que a morte é uma doença como as outras, ou mais exatamente "a última doença", não é evidente.

Precisaremos de anos para aceitar a ideia de que não somos inelutavelmente mortais. Anos para deixar de nos definir pelo slogan derrotista "morro, logo existo"!

História natural da morte

A definição da morte evoluiu muito. Ela pode ser brutal ou chegar como o resultado do processo de envelhecimento. Hoje, ela é constatada quando o cérebro está definitivamente incapacitado. A antiga definição, a parada do funcionamento do coração, não sobreviveu à reanimação cardíaca: é possível reanimar e, portanto, viver após uma parada cardíaca.

---

[12] *L'Express*, 19 de maio de 2010.

O envelhecimento muitas vezes é acompanhado de uma ou de várias doenças crônicas que afetam a saúde ao deteriorar um órgão e, dessa forma, as grandes funções fisiológicas reguladas por esses órgãos (coração e circulação, pulmões e respiração, pâncreas e ciclo glicêmico...). Mas o envelhecimento em si não atinge nenhum órgão, nenhuma função em particular. As pessoas idosas que não sofrem de demências senis como o Alzheimer conservam até mesmo capacidades intelectuais e mnésicas absolutamente corretas.

O envelhecimento é a consequência imediata de uma deterioração do maquinário celular. Todos os componentes da célula se deterioram progressivamente. As mitocôndrias, as usinas energéticas, perdem potência e se desregulam. O núcleo celular que contém nossos cromossomos, eles mesmos portadores de um crescente número de erros de cópia, é afetado por uma deterioração das proteínas essenciais que afetam a divisão celular. Os telômeros,[13] que formam a extremidade dos cromossomos, diminuem de tamanho na quase totalidade das células até bloquear a divisão celular. Paralelamente, nossas células-tronco "naturais" desaparecem ou perdem sua atividade.

O envelhecimento é o fruto da conjugação de vários fenômenos biológicos. O primeiro é a produção de energia que libera uma quantidade crescente de radicais livres tóxicos. Estes têm um efeito deletério sobre a molécula de DNA, as membranas, o esqueleto e o maquinário celular em seu conjunto.[14] O segundo fenômeno é a diminuição da produção das proteínas, as quais, além do mais, apresentam um número crescente de erros de estruturas por causa da saturação dos mecanismos de reparação do DNA.[15]

As proteínas malconformadas por causa dos erros mal reparados da sequência DNA e da saturação dos mecanismos de reparação das proteínas perturbam a regulação dos outros constituintes celulares: os glucídios e os lipídios, que desempenham um papel essencial na organização da célula. Uma sequência de acontecimentos perniciosos se autoalimenta. A célula é

---

[13] Os telômeros são uma sucessão das seis bases DNA "TTAGGG" um número muito elevado de vezes.

[14] O que não significa necessariamente que a redução artificial dos radicais livres freia o envelhecimento. Pelo menos não no *C. elegans*, o verme preferido dos biólogos.

[15] Essas anomalias não são absolutamente transmissíveis e permanecem limitadas à célula em questão. Essas perturbações da sequência dos genes não modificam o genoma dos espermatozoides e dos óvulos.

invadida por dejetos celulares. Os receptores hormonais são perturbados. As comunicações entre células são objetos de desregulagens crescentes. Rapidamente, a acumulação de moléculas deterioradas ultrapassa as capacidades de reparação. Depósitos de colesterol e de cálcio entopem as artérias, inflamações crônicas destroem os tecidos, cânceres aparecem, a renovação dos órgãos é cada vez menos eficiente.

Todos esses fatores se acumulam e deterioram progressivamente o organismo. Algumas patologias ligadas à idade podem se acrescentar, mas não são obrigatórias: a velhice não provoca necessariamente a aparição de doenças. Todavia, na maior parte dos indivíduos, a sucessão de degradações biológica gera patologias bem identificadas, como o diabete tipo 2, cânceres, arteriosclerose, a doença de Alzheimer ou de Parkinson...

Essas desregulagens se combinam para provocar, em toda a escala dos tecidos e do indivíduo, uma diminuição do desempenho dos órgãos, prelúdio à morte...

Tudo isso é bem real, mas não resume a complexidade e a ambiguidade da morte.

Uma visão ultrapassada da morte

Para além dos mecanismos químicos em ação na morte celular, descritos anteriormente, os cientistas têm descoberto que o envelhecimento é um fenômeno extremamente complexo. A velhice não é apenas a consequência de uma acumulação de erros biológicos e de um fenômeno de desgaste. É também uma forma de autodestruição indispensável ao aparecimento da complexidade. Vamos ver que a morte celular programada, o suicídio celular, foi uma inovação considerável e permitiu a emergência de formas de vida complexas, mais bem armadas para se adaptar ao seu entorno. Definitivamente, a morte é ao mesmo tempo uma degradação do programa da vida e um de seus componentes.

Começamos a identificar os genes responsáveis pelo suicídio celular que participam de nosso envelhecimento e de nossa morte, mas também aqueles na origem das formas de vida complexa.[16] Além do mais, modificar esses genes para neutralizar sua ação se anuncia possível – o que não poderá senão provocar debates filosóficos e morais de uma grande intensidade. A com-

---

[16] Chamamos apoptose (ou morte celular programada) o processo pelo qual células desencadeiam seu "suicídio". Essa morte celular é geneticamente programada.

preensão dos mecanismos genéticos das doenças, como a progeria[17] ou a síndrome de Werner,[18] que se acompanham de um envelhecimento precoce e transformam crianças em velhos, também contribui para a decodificação dos mecanismos biológicos do envelhecimento.

O estudo biológico da morte está apenas no início

Os vínculos entre envelhecimento e morte, entre morte celular e envelhecimento, são muito mais complexos do que os cientistas imaginam. O corpo não é uma máquina mecânica, uma vez que suas células se renovam incessantemente, com exceção da maior parte dos neurônios.[19] Na verdade, dois fenômenos estão entrelaçados. O envelhecimento do corpo freia a renovação das células e, paralelamente, a deterioração das células e a redução de sua capacidade para se dividir provoca o envelhecimento do organismo.

A compreensão biológica do envelhecimento e da morte começou timidamente com o francês Elie Metchnikoff e o alemão August Weissmann. Este último teve a intuição de que a imortalidade não tinha grande utilidade aos olhos da evolução e que eram poucas as chances de ser selecionada. O exemplo tomado por Weissmann foi o do desaparecimento dos olhos nos animais cavernícolas. A imortalidade é inútil, pensava ele.

Hayflick demonstrou em 1961 no Instituto Wistar, da Filadélfia, que as células só podem se dividir um número reduzido de vezes: cinquenta vezes para os fibroblastos, cujo declínio é em grande parte responsável por nossas rugas, por exemplo. O excesso de sol fragiliza os fibroblastos e acelera o momento em que eles não podem mais se dividir, o que acelera o envelhecimento da pele.

Os genes implicados no envelhecimento e na morte estão tão entrelaçados com aqueles de todas as funções biológicas que a análise deles levará uma ou duas décadas.

Novos territórios de pesquisa, para além do DNA, começam a surgir. A epigenética, ou seja, a regulação dos genes pelas proteínas e agrupamentos químicos em torno da molécula de DNA, tem um papel crucial no envelheci-

---

[17] A progeria de Hutchinson-Gilford é uma afecção caracterizada por envelhecimento prematuro que começa desde os dezoito ou 24 meses de vida.

[18] A síndrome de Werner se traduz por um envelhecimento prematuro, associado às doenças da velhice (osteoporose, arteriosclerose, catarata).

[19] Contudo, sabemos agora que novos neurônios são produzidos mesmo no adulto, principalmente aqueles implicados nos processos de memorização.

mento. Em especial os genes responsáveis pela síntese das proteínas protetoras são bloqueados quando se envelhece.[20] A síntese das proteínas, base da organização celular, é, dessa forma, profundamente alterada. São modificações desse tipo que explicam que a abelha-rainha viva vários anos e as operárias vivam vinte dias, sendo que elas têm o mesmo DNA. Na abelha, essa regulação é controlada pela alimentação: é a geleia real,[21] com a qual é alimentada a futura rainha, que vai multiplicar por cem sua expectativa de vida.

A idade média da morte depende principalmente da história evolutiva da espécie. A evolução transita implicitamente entre múltiplas exigências: importância dos predadores, recursos alimentares etc. Isso explica as grandes diferenças de expectativa de vida entre as espécies. Um bom número de espécies de salmão morre logo após a desova, por exemplo. Os mecanismos de reparação do DNA poderiam ser muito mais eficazes, mas isso consumiria muita energia, retardaria a velocidade da divisão celular e talvez reduzisse a variabilidade genética, freando, portanto, a loteria genética, cuja importância veremos mais adiante.

A longevidade de cada espécie é um compromisso que resulta do confronto, há milhares de anos,[22] entre os indivíduos e seu meio ambiente. Nossa biologia se construiu pela seleção dos indivíduos que eram portadores das mutações genéticas mais bem adaptadas ao nicho ecológico onde se situavam.

A inconsequência daquilo que nos acontece após a idade da reprodução não tinha nenhuma importância quando se morria poucos anos após a puberdade. Há 50 mil anos, a idade média da morte, por volta dos 25 anos, correspondia ao final do período de reprodução, que se iniciava aos 12 ou 13 anos. Hoje, os primeiros filhos chegam em média aos 27 anos, o que ultrapassa a idade de início do envelhecimento biológico de nossa espécie (entre 20 e 25 anos). Vivemos agora várias décadas após a fase reprodutiva. Nenhuma espécie animal conhece períodos de degradação pós-reprodução tão longos quanto o homem moderno.

---

[20] Algumas sequências da molécula de DNA são então modificadas pelo acréscimo de um radical químico "metil", o que bloqueia a atividade dos genes próximos. A mudança da conformação espacial da molécula de DNA e a modificação desordenada das marcas sobre sua sequência desorganizam a cópia dos ARN mensageiros pela enzima RNA polimerase.

[21] Em contrapartida, no homem, a prescrição da geleia real não tem qualquer fundamento científico.

[22] A vida apareceu na Terra há 4 bilhões de anos.

Como todo compromisso, aquele que determina nossa duração de vida é evolutivo: a longevidade de uma espécie não é intangível, mas, ao contrário, incrivelmente plástica.[23] A modificação de determinados genes já permitiu um aumento radical da duração de vida da minhoca, equivalente a uma duração de vários séculos no homem. Modificações equivalentes foram alcançadas em ratos, que são evidentemente modelos mais convincente do que a minhoca. A aplicação de princípios semelhantes ao homem é apenas uma questão de tempo...

Os três benefícios da morte

Agora a morte se apresenta sob um ângulo inesperado. Ela é ao mesmo tempo um efeito colateral, um produto, um fracasso e uma "escolha" da seleção natural.

Antes de ser uma maldição, ela é, principalmente, uma inovação biológica importante. A morte é um duplo produto da seleção natural. De um lado, foi utilizada pela evolução para esculpir as formas de vida evoluídas e estruturar a competição das gerações pela sobrevivência. De outro, o envelhecimento é a consequência da não pertinência daquilo que acontece após a reprodução sob o ponto de vista da evolução.

A morte é apenas uma opção biológica

Se a morte não é necessária, então por que existe? Essa questão já é em si mesma difícil de colocar, pois fomos educados segundo o postulado tão implícito quanto indiscutível de que a morte dos indivíduos é o corolário indispensável da vida, seu contrapeso de alguma forma. Se abstrairmos essa reticência cultural e buscarmos abordar cientificamente o fenômeno da morte, perceberemos que esta apresenta de fato três faces: ela é simultaneamente escultora do vivo, consequência do modelo de reprodução e ferramenta que permite a evolução.

A teoria da evolução mostra que a morte, tanto a dos indivíduos como a das células que os compõem, e todo processo biológico, realmente desempenha um

---

[23] No interior de uma mesma espécie, a desigualdade na expectativa de vida mostra, assim, o quanto a idade da morte também depende de circunstâncias individuais particulares (estilo de vida, entorno etc.). No homem, a expectativa de vida, em particular, varia segundo as categorias sociais. A de um operário é inferior em sete ou oito anos à de um profissional mais qualificado. O próprio Luís XIV não viveu até os 73 anos em uma época em que a expectativa de vida média não ultrapassava os 30 anos para o comum de seus súditos?

papel. Ela se inscreve em um mecanismo biológico contingente e não necessário. A morte nasceu durante a passagem das formas de vida unicelulares aos organismos complexos: ela é o meio encontrado pela natureza para assegurar a continuidade, a organização e a evolução das espécies vivas complexas.

Se a morte dos indivíduos recua, poderíamos pensar que existe, no entanto, uma barreira "natural" à duração de vida que nenhum estilo de vida, por mais saudável que seja, que nenhuma intervenção médica poderia permitir ultrapassar: a do relógio inscrito em nossos genes. Isso é ao mesmo tempo verdadeiro... e falso.

A morte não é uma fatalidade. Algumas células quase nunca morrem espontaneamente: as células cancerosas[24] e as células que dão origem aos espermatozoides e aos óvulos podem se dividir indefinidamente.

A morte celular, como todos os outros processos biológicos contidos em nossos genes, está sendo decodificada. E essa decodificação nos conduz a mudar radicalmente a imagem da morte: da ceifadora, que intervém do exterior, no final do percurso, passamos a uma escultora, que modifica do interior, todos os dias, a própria forma do ser vivo.

A morte esculpe o vivo

A morte das células prenuncia evidentemente a morte de todo o organismo, mas seu papel é de fato mais ambíguo. A morte celular desempenha antes um papel central na vida do organismo. É ao filósofo e biólogo francês Jean-Claude Ameisen que devemos uma renovação na compreensão do papel da morte. O vivo é comparável a uma escultura cujas formas só emergem pouco a pouco graças ao suicídio de certas células. É ao retirar a matéria do bloco de mármore que o escultor libera a estátua; da mesma forma, é a renúncia de algumas células que permite a vida de outras. Esse processo entra em ação desde o início da vida dos seres vivos. É assim que os dedos da mão se separam, que as veias ou a cavidade bucal são escavadas. Na realidade, a todo instante estamos em parte morrendo e em parte renascendo, os dois processos se equilibrando de maneira sutil e diferente ao longo do envelhecimento até a morte do indivíduo. O suicídio celular é, portanto, necessário à vida. Um desarranjo mínimo do suicídio celular provoca, por exemplo, patologias

---

[24] Bem evidentemente, o tumor acaba por matar o indivíduo que o abriga. Mas as células cancerosas podem se dividir por muito tempo na proveta.

da formação das mãos que são palmadas sem individualização dos diferentes dedos, como se o escultor não tivesse retirado matéria suficiente do bloco de mármore, tornando a estátua imperfeita. O bloqueio das enzimas necessárias ao suicídio celular no rato é catastrófico e o animal não sobrevive. Da mesma maneira, o câncer consiste na sobrevivência e na reprodução de determinadas células que perderam a capacidade de se suicidar.

Compreendemos que esta primeira função da morte seja absolutamente crucial. Sem o suicídio celular organizado não haveria forma de vida complexa. Veremos mais adiante o quanto a sutil pilotagem do suicídio celular dos neurônios molda nosso cérebro. Sem a morte celular programada,[25] não existiríamos como espécie pensante.

A morte, preço a pagar pela reprodução e pela seleção natural

A segunda face da morte está ligada à reprodução sexuada. Esta última corresponde a uma modalidade de existência particular que não é em nada consubstancial ao fato de estar vivo: as bactérias, por exemplo, podem se reproduzir por muito tempo sem morrer.[26]

Se morremos é porque a seleção natural conduziu a um mecanismo de sobrevivência muito particular: o da reprodução sexuada. Colocando de forma esquemática, a degenerescência da velhice é a contrapartida da formidável vitalidade da juventude. Tudo é feito para que estejamos na melhor forma possível até a procriação; em seguida, a evolução não intervém mais: o objetivo é alcançado e a chama da vida transmitida. Todo atleta sabe que um *sprint* e uma maratona correspondem a duas gestões da energia bem diferentes: o corredor de *sprint* dá toda a energia disponível em uma dezena de segundos para ganhar a corrida, mas a manutenção de tal velocidade durante uma longa distância é muito difícil. A natureza escolheu a técnica do *sprint*, pois é vital para a espécie que os indivíduos cheguem bem e o mais rápido possível à puberdade. Até a idade da reprodução, nosso organismo sofre importantes estresses biológicos que desgastam nossas células. Para chegar lá, a evolução privilegiou caminhos metabólicos muito eficazes, mas que geram um estresse oxidativo[27] nocivo para nossas células. Por isso a morte não é um

---

[25] Sinônimo de suicídio celular.

[26] Mas não indefinidamente, ao contrário do que se pensou de forma incorreta.

[27] O maquinário celular produz então elementos químicos da família da água oxigenada que prejudicam os constituintes da célula.

defeito ou uma maldição, mas simplesmente uma de suas dimensões lógicas: o indivíduo não tem importância do ponto de vista biológico; o que conta é apenas a sobrevivência da espécie.

Da mesma forma, a evolução selecionou uma utilização modular dos genes. Um gene participa de múltiplas funções biológicas. Isso se chama pleiotropia. Muitas vezes um gene tem um efeito positivo sobre os organismos na juventude e negativo após a reprodução. Como isso não tem consequência sobre a sobrevivência da espécie, é, portanto, ignorado pela seleção natural. Somos portadores de genes úteis para nos conduzir à reprodução, mas que nos matam depois. Regulações biológicas positivas se voltam contra nós, depois da idade da reprodução. Vários genes que favorecem as doenças graves (o diabete tipo 2, por exemplo) na idade da maturidade teriam um efeito favorável no início da vida e favoreceriam a chegada à puberdade. Essa multifunção dos genes explica por que a ideia da manipulação de um punhado de genes para levar ao recuo da morte é bem ingênua: não podemos simplesmente extirpar os "genes ruins" de nosso organismo para manter somente os "bons", pois os genes "ruins" e os "bons" são muitas vezes os mesmos! A manipulação genética entrará em constante choque com os efeitos múltiplos, e nem todos negativos, dos genes que favorecem nosso envelhecimento. As primeiras manipulações genéticas nos ratos que pretendem agir sobre genes implicados no envelhecimento (*Klotho, SIRT, IGF1, SOD...*) aumentaram bastante a longevidade, mas as linhagens de ratos se tornaram estéreis.

Mesmo assim, o par reprodução-morte é uma opção como outra à qual a natureza poderia ter facilmente preferido outro sistema de garantia da perenidade? Não é bem assim. Ele também é uma astúcia de sobrevivência que permite compensar a probabilidade de acidente mortal do indivíduo. Imaginemos, pois, um organismo que não morresse, e consequentemente não tivesse nenhuma razão de se reproduzir. Ainda que suas chances de ser vítima de um acidente qualquer que colocasse em perigo sua vida (queda de pedra ou de árvore, raio, predador etc.) sejam mínimas, a probabilidade de que tal acontecimento ocorra tenderá inelutavelmente a 100% à medida que sua existência se alonga. Sem reprodução, seria a própria espécie que estaria ameaçada.[28]

---

[28] O cientista americano Steven Austad demonstrou que a mesma raça de lêmures tem um ciclo reprodutivo muito mais curto em um meio ameaçador (por causa de inúmeros predadores) que em um meio mais seguro.

Morrer para melhor evoluir: a grande loteria das mutações genéticas

Terceira e última face da "morte útil": seu papel na evolução darwiniana. Toda a sutileza e a eficácia do mecanismo vêm do fato de que ele permite não apenas a reprodução, mas sobretudo a evolução. Se só tivéssemos nos reproduzido de forma idêntica, ainda seríamos células primitivas[29] banhando-nos na sopa original. Segundo a lógica darwiniana, a evolução se fez por uma marcha ao acaso de acidentes genéticos provocando mutações, sendo que algumas permitem uma melhor adaptação ao meio e, portanto, a sobrevivência do sujeito. A condição desse mecanismo é a sucessão das gerações, cada indivíduo representando um "sorteio" na grande loteria da evolução.

Alguém que joga na loteria tem uma chance em 14 milhões de ganhar o grande prêmio. As chances de se produzir ao acaso uma mutação genética que permitiria enfrentar melhor seu meio e sobreviver são ainda mais frágeis, porque o equilíbrio natural baseia-se em uma duração de vida a mais curta possível, em função das espécies, e em uma sucessão rápida das gerações. Em seguida, ele se baseia em um número de lances de dados elevado por geração: em média, nos últimos 500 milhões de anos, havia um sobrevivente em mil a cada geração, todas as espécies misturadas. Ou seja, um único indivíduo (plantas, cogumelos, animais...) em mil a 2 mil congêneres chegava à idade de reprodução. Os outros correspondem aos testes fracassados. Em duas gerações, esse mecanismo corresponde, portanto, a uma probabilidade de transmissão de um para um milhão (mil vezes mil). Em mil gerações, o sobrevivente é o ganhador de uma loteria em que havia uma chance em $10^{3.000}$ (um com três mil zeros depois) de ganhar. Comparado a isso, ganhar a Mega-Sena é bem fácil. A evolução constituiu-se, portanto, através de um número inimaginável de lances de dados. Ou vai ou racha... E na imensa maioria dos casos... racha. Na maior parte dos casos, ignoramos isso porque, evidentemente, só sobrevivem as mutações favoráveis ou no máximo neutras, pois as outras saíram do jogo. As mutações positivas dependem do acidente feliz, da regulação pelo acaso. Não vemos portanto senão os casos felizes, as mutações desfavoráveis acabaram nas latas de lixo da vida. Existe o mesmo efeito de ótica nos negócios: vemos a Microsoft, a Apple ou o Google, mas não vemos mais as dezenas de milhares de *start-ups* que faliram e desapareceram...

---

[29] Chamadas protocélulas.

A evolução, que dispõe de um tempo muito longo, efetua às escuras um número quase infinito de tentativas, e guarda apenas aquelas bem-sucedidas. Nós que vivemos hoje fazemos todos parte desses vencedores, e mesmo de uma longa linhagem de vencedores. A evolução compra todos os bilhetes de loteria. Há muitos perdedores, mas há muitos bilhetes e muitos sorteios. Para que existíssemos foi realmente necessário que, nesses 4 bilhões de anos, nenhum dentre nós jamais tivesse tido um ancestral morto ainda criança! A cada geração, todos os nossos ancestrais obtiveram um bilhete vencedor.

Por outro lado, os animais acumulam experiência com o tempo. Se a evolução tivesse favorecido as espécies de vidas longas, ela teria desfavorecido os animais jovens portadores de inovações genéticas em face dos velhos, cuja experiência poderia contrariar seu mínimo potencial.

Outro mecanismo poderia ter funcionado? A ausência de reprodução é problemática para as espécies que precisam evoluir, mesmo porque o próprio meio é cambiante. Ao morrer, o indivíduo de uma espécie dá lugar a outros indivíduos, que terão, pelo menos coletivamente, mais chances de enfrentar o mundo de forma eficaz.

O organismo que não é capaz de se adaptar ao seu meio corre um grande perigo. Falando corretamente, não são portanto os mais "fortes" (no sentido de potência física) que são selecionados pelo mecanismo darwiniano, mas aqueles que podem se adaptar mais rapidamente e mais perfeitamente ao seu meio.

Como as NBIC vão eutanasiar a morte

A morte parecia uma evolução biológica inevitável, a lei universal da vida. O corpo se desgasta progressivamente, pois a medicina só pode reduzir modestamente essa degradação inelutável.

No entanto, a biologia moderna traz uma visão diferente. A morte dos indivíduos, como já vimos, parece resultar de um desinteresse da evolução por aquilo que acontece após a procriação. Isso engendra uma regulação dos mecanismos de "suicídio celular", que diminui nossa expectativa de vida. A evolução se abstém de selecionar mecanismos de proteção contra as falhas do organismo.

Sob esse ponto de vista, a morte ocorre em uma idade diferente de acordo com as espécies, mas nada tem de obrigatório nem de inevitável... pelo menos para uma humanidade que domina as tecnologias NBIC.

Uma revolução médica e filosófica está em andamento. O combate contra a morte vai se intensificar, mesmo respeitando as dimensões úteis do suicídio celular. A morte se tornará uma escolha e não mais um destino.

Uma fronteira sempre em recuo

Ainda que aceita como inelutável, a morte sempre foi combatida pela humanidade com todos os meios colocados à sua disposição. Da Idade Média ao século XIX, a expectativa de vida aumentava em média apenas um ano por século. A mortalidade infantil, a fome, as guerras, as grandes epidemias explicam amplamente essa estagnação. A morte estava presente em cada instante, e o domínio do homem sobre ela não era maior do que o de qualquer espécie viva. Tudo começa a mudar com as descobertas médicas, principalmente aquelas de Pasteur e o desenvolvimento das teses higienistas.[30] Estas últimas permitiram formidáveis progressos.

Atualmente, a expectativa de vida já aumenta rapidamente.[31] Mas será que as doenças desapareceram, pelo menos nos países ricos? Claro que não. Apenas na França, em 2010, nove milhões de pessoas sofriam de alguma doença grave (câncer, Alzheimer, AIDS, diabetes etc.), ou seja, quase 15% da população. Essas patologias são a primeira causa de mortalidade entre as pessoas com mais de 75 anos.

Mas a natureza dessas doenças, o impacto delas na vida individual e coletiva evoluem ao longo da História. As doenças de hoje não são mais as de ontem. A peste e a cólera se foram, mas chegaram as doenças cardiovasculares, cânceres e doenças neurodegenerativas, sem esquecer das novas patologias infecciosas como a AIDS, pandemias como a SARS ou as novas formas de gripe.

As grandes epidemias do passado desapareceram porque aprendemos a cuidar delas e, mais ainda, a preveni-las graças às vacinas. Se outras patologias tomaram seu lugar, isso não significa que a doença, como tal, seja impossível de erradicar.

As novas tecnologias vão permitir reparar os genes e os constituintes do maquinário celular no centro mesmo de nossos organismos para lutar contra o envelhecimento.

---

[30] Graças às descobertas de Louis Pasteur sobre o papel das bactérias e dos germes na transmissão das doenças o higienismo desenvolveu-se ao longo do século XIX, priorizando a importância da higiene para a saúde humana.

[31] A expectativa de vida aumenta três meses todo ano. Ou seja, em um ano, nossa morte só se aproxima em nove meses.

Deixar para trás o metrô-trabalho-caixão: viver sem a morte

De fato, a tecnologia médica muda progressivamente a relação dos homens com sua morte. Por muito tempo vivida junto aos familiares, a morte se escondeu e foi "hospitalizada" a partir da década de 1950. Hoje, a cada três pessoas duas morrem no hospital. A hospitalização do final da vida faz da morte a consequência de uma doença, e não o resultado de um processo natural – a vida. Essa tendência ainda vai se acentuar à medida que a última parada da máquina humana puder ser postergada para cada vez mais longe.

Após a morte escondida, assistimos à "biologização" e ao seu retardamento tecnológico. Esse recuo da morte já se iniciou com a substituição de órgãos pelo transplante, ou pela substituição deles por medicamentos, mas também com a medicina da "ressuscitação" (reanimação durante paradas cardíacas, por exemplo). A reanimação cardiorrespiratória nos anos 1960 foi uma etapa fundamental, pois demonstrou que a morte era reversível. Aliás, faz tempo que a reanimação substituiu o padre na cabeceira dos agonizantes.

O processo vai conhecer uma fantástica aceleração com o emprego das tecnologias NBIC, que vão levar ao recuo dos limites da existência. Células-tronco, implantes eletrônicos e nanotecnológicos, geneterapia serão elementos mobilizados para suprimir uma a uma todas as brechas pelas quais a morte se insinua em nossa existência.

Os primeiros sinais dessa aceleração já são visíveis. Os sucessos da nanobiomedicina se multiplicam. Ainda trata-se, é claro, de resultados experimentais, mas que já mostram a extensão das futuras transformações.

Em um ano, progressos surpreendentes e inesperados foram realizados na terapia gênica, principalmente no campo das cegueiras (doenças de Leber)[32] e das doenças degenerativas cerebrais (adrenoleucodistrofia).[33] A

---

[32] A amaurose congênita de Leber (ACL) conduz a uma degenerescência dos receptores luminosos na retina. Desde a tenra infância, as capacidades visuais dos pacientes são diminuídas a ponto de atingir uma cegueira total aos 20 ou 30 anos. Até então, não existia nenhum tratamento, mas tentativas de terapia gênica conduzidas em doze pessoas e reveladas em 2009 tiveram resultados surpreendentes, em particular nas crianças. "Age-dependent effects of RPE65 gene therapy for Leber's congenital amaurosis: a phase 1 dose-escalation Trial", *The Lancet*, V. 374, n. 9701, p. 1597-1605, 2009.

[33] A adrenoleucodistrofia é uma doença rara mas mortal, caracterizada pela destruição progressiva da mielina, o grão protetor dos neurônios do cérebro. Pela primeira vez, duas crianças puderam ser salvas graças a um autoenxerto de medula óssea cujos genes foram reparados. Essa estreia francesa poderia resultar em novas esperanças de tratamento pela

perspectiva de utilização das células-tronco também se aproximou por causa de um avanço significativo na compreensão dos mecanismos de controle genético da diferenciação celular. No campo das neurociências, os implantes cerebrais eletrônicos, que são minúsculos *chips* eletrônicos implantados no cérebro dos pacientes, enfim deram resultados muito encorajadores, e as técnicas que permitem aos tetraplégicos comandar um computador ou uma máquina pelo pensamento, *via* um capacete que analisa as ondas cerebrais,[34] progrediram em proporções inesperadas.

Para além desses exemplos pontuais, os progressos na compreensão biológica do funcionamento de nosso organismo – principalmente no campo genômico –, deixam entrever, pela primeira vez em nossa história, a possibilidade de uma luta global eficaz contra os mecanismos do envelhecimento.

Depois de ter observado e descrito esse processo de morte das células, a biologia torna-se capaz de deter a contagem regressiva do envelhecimento celular, com tudo o que isso implica sobre a aparição – ou melhor, a não aparição – das doenças e a correção das desigualdades do patrimônio genético. A morte da morte é antes a correção das desigualdades diante das doenças e uma espécie de desafio à seleção natural, uma vez que as deficiências biológicas podem ser identificadas e corrigidas.

Para concluir, durante muito tempo, a seleção foi radical: os que não se adaptavam eram "excluídos do jogo" pela morte antes mesmo de atingir a puberdade, isto é, de possuir a capacidade de se reproduzir. Na lei impiedosa dessa natureza original, atingir a puberdade era um sinal de que o indivíduo estava suficientemente adaptado ao meio, o que lhe dava o direito de "relançar os dados" da evolução genética ao se reproduzir. A morte permitia a supressão rápida e suave dessas miríades de ramos da evolução que, em dado meio, não passavam de impasses.[35]

---

terapia gênica para outras doenças. N. Cartier et al., "Hematopoietic stem cell gene therapy with a lentiviral vector in X-linked adrenoleukodystrophy", Cartier N. et al., *Science*, 2009.

[34] Esquematicamente, todas as atividades humanas geram uma atividade cerebral em zonas distintas no cérebro. Ao registrar esses sinais e ao associá-los às ações, é possível converter uma atividade cerebral em um sinal enviado a um computador. O laboratório BrainLab, da Universidade da Geórgia, utiliza esse procedimento para deslocar um cursor ou para pilotar uma cadeira de rodas, sempre pelo pensamento. http://www.brainlab.gatech.edu

[35] Sem a queda do meteorito em Yucatan, há 65 milhões anos, talvez os dinossauros não tivessem desaparecido.

Para além do bloqueio puramente genético de nosso envelhecimento, o que serão dominadas são as diferentes doenças que encurtam a existência ou a tornam mais penosa. A associação da biotecnologia e das nanotecnologias vai nos permitir a eliminação progressiva das patologias existentes, bem como daquelas que aparecerão no futuro. A hibridação do homem com o computador vai ainda ampliar o campos das possibilidades. A morte poderia se reduzir a causas acidentais, criminais ou suicidas. Sempre poderemos ser atropelados por um ônibus ao atravessar a rua, ou assassinados em um estacionamento – se não passarmos paralelamente à civilização da vigilância generalizada que se anuncia –, mas não morreremos mais de câncer ou de infarto.

O sequenciamento integral do DNA pelo preço de um jeans

A primeira etapa da revolução do vivo é a aceleração dos progressos em relação ao nosso conhecimento do genoma e sua manipulação. Esses progressos ocorrerão provavelmente ainda mais rápido e irão ainda mais longe do que podemos imaginar hoje.

A medicina biotecnológica se expandirá verdadeiramente nos próximos anos, com a conjunção da democratização do sequenciamento do DNA, isto é, sua leitura e sua análise – que é um preâmbulo à reescritura de nosso genoma – e a chegada da "cirurgia dos genes".

Os avanços vertiginosos no sequenciamento integral do DNA são um exemplo expressivo da natureza exponencial do progresso tecnológico. Em 1980, os geneticistas consideravam que jamais se poderia sequenciar a integralidade de nosso DNA. Quando o gigantesco programa de pesquisa internacional "Projeto Genoma Humano", destinado a levantar o mapa do DNA de um ser humano, começou em 1990, os mais otimistas estimavam que seriam necessários quinze anos para consegui-lo. Os céticos chegaram a declarar que, por causa da potência dos computadores da época e da técnica de sequenciamento utilizado, seriam necessários de três a cinco séculos.

Na realidade, esse projeto colossal de 3 bilhões de dólares – do qual participaram geneticistas de todo o mundo – alcançou seu objetivo em 2000, com o anúncio de um primeiro esboço[36] do genoma humano feito

---

[36] Em 26 de junho de 2000, o presidente americano Bill Clinton fez esse anúncio na Casa Branca na presença de Tony Blair, primeiro-ministro britânico, e dos dois rivais na corrida da decodificação: Francis Collins, diretor do consórcio público internacional National Human Genome Research Institute, e o dr. Craig Venter, presidente do Celera Genomics

com grande pompa por Bill Clinton e Tony Blair. Uma curiosidade: o presidente americano decretou imediatamente que o fruto dessas pesquisas não podia ser objeto de uma patente, e que cada pesquisador poderia ter acesso gratuitamente aos dados. A consequência foi uma queda das empresas de biotecnologia, cujas ações na bolsa de Nova York caíram 50 bilhões de dólares em dois dias.

A versão definitiva do genoma humano foi publicada em 2003. Uma massa considerável de dados, detalhando cerca de 25 mil genes[37] do DNA, mergulhados nos três bilhões de combinações (os "pares" de base com as letras ATCG) que formam o DNA.[38] Com essa publicação – disponível na internet para livre consulta –, a pesquisa em biologia acelerou-se consideravelmente.

Se o primeiro sequenciamento integral da história custou 3 bilhões de dólares e exigiu milhares de especialistas internacionais durante treze anos, a natureza exponencial dos avanços da informática rapidamente permitiu a queda dos custos. Eram 1,5 milhão de dólares em 2007. Nessa época, o principal especialista nessas questões, o americano Rob Carlson, estimava que só disporíamos do sequenciamento integral ao preço simbólico de mil dólares em 2025... Dois anos depois, os novos métodos de sequenciamento o obrigaram a modificar suas previsões. Por incrível que pareça, provavelmente esse preço ficará abaixo de mil dólares muito antes.

Até onde isso irá? A hipótese mais verossímil é que o sequenciamento integral de nosso DNA deverá custar o preço de um par de jeans – mesmo sem grife! – antes de 2020, e assim permitir uma democratização da medicina biotecnológica.

Jonathan Rothberg, fundador da "454", uma das principais fabricantes de máquinas que realizam o sequenciamento de DNA, observa que cada uma das máquinas sequencia em alguns instantes mais DNA do que ele sequenciou durante os sete anos de seu doutorado em genética.[39] Em dez anos, o

---

Corporation. Os resultados de seus trabalhos foram respectivamente publicados nas revistas *Nature* e *Science*.

[37] Segundo a definição utilizada, existem entre 21 e 25 mil genes.

[38] Sabemos agora que as zonas que não codificam para os 25 mil genes são muito importantes, e não DNA que vai para o lixo, "*junk DNA*", em inglês, como se acreditava em 2003.

[39] Jonathan Rothberg agora deixou a "454" para fundar uma outra sociedade especializada na fabricação de sequenciamento de DNA: a Ion Torrent.

custo do sequenciamento do DNA foi dividido por um milhão. Nunca outra atividade humana, nem mesmo a indústria dos circuitos integrados, conheceu uma evolução tão espetacular.

O 1492 de nosso DNA: um novo mundo ainda a explorar

Graças a esse mapeamento, a medicina começou a compreender os mecanismos e os códigos da vida na escala molecular. Já podemos reprogramar genes, e mesmo fabricar genes artificiais graças à biologia de síntese. E, no entanto, estamos apenas na idade da pedra da medicina biotecnológica.

O final do programa "genoma humano" se compara à descoberta da América em 1492. As mesmas questões, os mesmos problemas e as mesmas consequências devastadoras sobre o nosso Velho Mundo (como a inflação gerada na Europa em decorrência do afluxo de metais preciosos da América do Sul) se perfilam. O que fazer com esse novo continente? Quais recursos retirar dele? Como organizá-lo?

Qual é o interesse em conhecer a integralidade do patrimônio genético de milhares de indivíduos? Com mais de um milhão de pessoas integralmente sequenciadas no mundo, os geneticistas vão se beneficiar de bases de dados colossais para compreender o papel de cada porção de nosso DNA. Por volta de 2022, isso significará um bilhão de homens e de mulheres cujo DNA terá sido integralmente analisado. No momento, apenas uma ínfima parte das sequências de DNA foi associada a patologias. Por volta de 2020, a democratização do sequenciamento integral terá se tornado realidade, e disporemos então de uma excelente capacidade de interpretação dos resultados.

Graças ao aumento muito rápido do número de indivíduos cujo genoma teremos sequenciado inteiramente – permitido pela queda do custo do sequenciamento –, as bases de dados serão, nas próximas décadas, infinitamente mais ricas que hoje. Apesar da imensa complexidade das doenças, a ciência avança a passos largos. Os estudos GWAS (sigla para *genoma wide associations studies* – estudos de associação genômica ampla) pretendem vincular as variações genéticas às patologias.

Para compreender o vínculo entre as doenças e alguns componentes genéticos, é preciso comparar os genomas dos indivíduos atingidos pela doença observada com os dos indivíduos saudáveis. Ora, esse mecanismo é cumulativo. Quanto mais observações, maior é o conhecimento do significado do genoma! No final de 2009, um grupo de 100 mil pacientes foi recrutado na Califórnia pela fundação Kayser para estabelecer as correlações entre suas patologias e seu DNA.[40]

O primeiro homem que viverá mil anos talvez já tenha nascido[41]
Um inacreditável choque tecnológico vai transformar profundamente a medicina e acelerar o recuo da morte. Para além da simples leitura de nosso DNA, ele terá como base quatro principais avanços: a terapia gênica, as nanotecnologias, a biologia de síntese e a clonagem terapêutica.

O despertar da terapia gênica está em andamento. Dez anos após o fracasso das primeiras tentativas, foram obtidos alguns resultados extremamente encorajadores ao longo do ano 2009, principalmente, como já dissemos, no tratamento das cegueiras congênitas. Após as terapias gênicas, que se "contentavam" em introduzir mais ou menos de forma aleatória o DNA reparador na célula, a cirurgia dos genes vai se dedicar a substituir de maneira específica e precisa a sequência do DNA que causa o problema no interior do núcleo de nossas células. A técnica de reparação genética dita dos "meganucleases",[42] elaborada por uma empresa francesa,[43] é um exemplo promissor dos futuros progressos nesse campo.

Um outro setor de pesquisa é primordial no vasto campo das biotecnologias: a "biologia sintética", ou "engenharia genética". Ela tem como principal ambição produzir genomas artificiais mais eficazes do que aquele que a natureza oferece.

---

[40] Batizado de "The Research Program on Genes, Environment and Health", esse programa pretende coletar 500 mil amostras. Mais informações no *site*: http://www.dor.kaiser.org/external/DORExternal/rpgeh/index.aspx

[41] Uma criança que nasce hoje terá 90 anos no início do século XXII. Talvez a tecnologia dessa época permita se alcançar expectativas de vida muito longas.

[42] Os "sistemas de recombinações pelas meganucleases" (ou MRS) não consistem apenas em levar às células um gene saudável, mas sim "reescrever" o texto do gene doente graças a um engenhoso sistema de "copiar-colar". De um lado, as meganucleases cortam o DNA em um lugar muito preciso. Por outro, um pedaço de DNA medicamento (matriz DNA) cercado de sequências homólogas àquelas que envolvem o recorte vai enganar o processo natural de reparação do DNA da célula, que vai recopiá-lo naquele lugar preciso. Vários estudos preliminares que utilizam essa técnica estão em andamento envolvendo as doenças monogênicas.

[43] A empresa francesa Cellectis, por exemplo, trabalha nessas questões. Infelizmente, ela é a árvore que esconde o deserto. Com efeito, a França e a Europa estão pouco presentes nesse gigantesco mercado do futuro.

Trata-se, portanto, de criar algo vivo em laboratório, a partir da matéria inerte, o que não deixa de apresentar terríveis problemas éticos. Essa biologia sintética deve permitir o desenvolvimento de aplicações muito interessantes. A substituição das sequências de DNA responsáveis pelo envelhecimento sobre a qual já falamos poderia ser uma dessas aplicações concretas.

A clonagem terapêutica, que por precaução de linguagem chamamos de "terapia celular" para não chocar ninguém, baseia-se na utilização das células-tronco. Essa técnica também deve se tornar rapidamente um dos pilares da medicina do século XXI.

Para fabricar essas células-tronco, existem hoje vários métodos, que não passam mais necessariamente pela técnica da clonagem, e pela utilização desses embriões como matéria-prima para coletar as preciosas células. As células-tronco, verdadeiras "células da juventude", têm um potencial médico fenomenal, pois têm a possibilidade de se transformar em células adultas dedicadas, e um dia, portanto, estarão aptas a substituir um órgão deficiente. As células-tronco fazem com que a medicina passe de uma lógica de reparação a uma lógica de regeneração. Doenças como Alzheimer, diabete ou doenças cardiovasculares poderiam ser combatidas de forma eficaz graças a essas células "milagrosas".[44] No momento, sabemos utilizar essas células da juventude para fabricar cartilagem, neurônios, músculo ou células cardíacas que podemos implantar no coração. Começamos a compreender como programá-las para formar órgãos inteiros.[45] Apostamos que isso será coisa feita nas duas próximas décadas.

Um nova etapa na medicina biotecnológica será ultrapassada com as nanotecnologias. Entraremos então com os dois pés na era da fabricação em escala molecular, sem dúvida a mais espetacular revolução médica do próximo século. Nossos corpos serão percorridos por inúmeros nanorrobôs capazes de se mover, comunicar e de reparar nossas moléculas e genes defeituosos. Esses robôs serão capazes de detectar a presença de produtos perigosos em nosso meio, de destruir toxinas, de medir a

---

[44] Veremos mais adiante que os pacientes terão de ser protegidos dos efeitos do anúncio prematuro emanando dos pseudocientistas, das falsas promessas e dos charlatães cujo desenvolvimento essas tecnologias vão favorecer.

[45] Nesse caso, o principal desafio é levar em conta a estrutura 3D do órgão. Alguns resultados promissores foram obtidos recentemente com certos órgãos "cultivados em laboratório": osso, bexiga e mesmo um fígado em miniatura.

concentração de proteínas em uma célula, ou de limpar nosso corpo de qualquer presença indesejável...

As nanotecnologias também nos permitirão a fabricação e a substituição de qualquer parte de nosso corpo. Cada um poderá pouco a pouco fazer com que membros ou órgãos julgados defeituosos sejam substituídos. Essas "peças de reposição" serão mais eficazes, mais sólidas, mais duráveis que nossa pele, veias, quadris, ou pernas originais. É absolutamente provável, por exemplo, que possamos um dia substituir nosso esqueleto por um não esqueleto tão sólido quanto leve. O mesmo vale para o coração, os pulmões, e o essencial de nossos órgãos.[46]

Uma caixa de ferramentas NBIC para uma medicina de combate

Fundamentalmente, nossas células são minúsculas usinas cheias de máquinas-ferramentas nanométricas. As enzimas, que são uma das categorias das proteínas, são máquinas admiráveis que reproduzem todos os tipos de máquinas industriais. A RNA polimerase que copia o DNA em ARN é uma fotocopiadora do mundo do bilionésimo de metro. O ribossomo, que traduz as mensagens genéticas em proteínas, se assemelha a uma cadeia de montagem industrial. A mitocôndria é uma central elétrica em miniatura, que produz o ATP,[47] graças a uma enzima que se compara a uma turbina elétrica. As enzimas que abrem os dois pedaços da molécula do DNA se assemelham muito a um zíper.

A vida é uma minúscula usina nanométrica. É por isso que os progressos contínuos nas tecnologias nano vão agora penetrar o mundo da saúde. O médico se tornará então um "nanoengenheiro".

Já está a caminho uma medicina de combate utilizando todas as armas NBIC para manter nossas "usinas celulares". Alguns médicos especialistas em biogerontologia procuram inverter o envelhecimento agindo no nível molecular na célula, e criticam o derrotismo dos geriatras que aceitam passivamente, como pretendem, a chegada da morte.

Compreender os mecanismos fundamentais do envelhecimento e a ele se opor em todos os níveis, lutar contra todas as deteriorações de nossos tecidos, na escala nanométrica: este é o objetivo.

---

[46] Observemos rapidamente que a noção de dopagem esportiva se tornará obsoleta, pois inverificável e não gerenciável...

[47] O ATP é a reserva energética das células.

Algumas ações serão mecânicas e buscarão reconstruir as proteínas e as células lesadas. Outras tentarão agir sobre os mecanismos genéticos do envelhecimento. Isso deverá ser feito com muita prudência, porque os mecanismos do envelhecimento são muito intricados nas grandes funções de nossas células e de nossos tecidos. Lembremo-nos, não há gene da morte.

As nanotecnologias permitem agir diferentemente, uma vez que nessa escala do nanômetro o comportamento e a estrutura das forças físico-químicas da matéria mudam. No nanomundo, as relações entre os objetos são diferentes e permitem, portanto, novas manipulações. A deformação, a tensão de superfície são profundamente transformadas, o que permite intervenções inimagináveis na escala macro. Em 28 de setembro de 1989, os engenheiros da IBM conseguiram escrever IBM ao manipular 35 átomos de xênon, um por um. Em 2005, o texano James Tour[48] conseguiu construir um nanoveículo. As primeiras engrenagens nanométricas de 1,2 nanômetro foram produzidas em Cingapura, em colaboração com o francês Christian Joachin, em 2009.[49] A era das nanomáquinas acaba de começar.

As nanotecnologias vão permitir que se aja de maneira muito focada no coração da célula. Os nanovetores vão transportar as terapêuticas para as boas células, ou mesmo para certos compartimentos da célula (núcleo, mitocôndrias, retículo, ribossomos...). Algumas formas sumárias de nanovetores estão em teste para distribuir a quimioterapia a fim de reduzir as doses e alcançar apenas as células cancerosas. Posteriormente, nanomáquinas, nanomotores ou nanorrobôs poderão reparar ou aperfeiçoar o funcionamento de nossas células de maneira específica e focada. Os nanocaptores nos informarão sobre o estado de funcionamento de nosso organismo e poderão desencadear ou regular a atividade dos nanorrobôs. Uma regeneração mecânica dos tecidos pelas nanomáquinas será complementar das tecnologias de engenharia celular e das terapêuticas à base de células-tronco. É possível que essas nanoferramentas permitam, em associação com a engenharia tecidual, regenerar os dentes em alguns anos.[50]

Uma via original e complementar teorizada pelo geneticista Miroslav Radman considera construir uma medicina da resiliência graças à análise de espécies vivas como as bactérias *Deinococcus radiodurans*, que têm capacida-

---

[48] "Recent Progress on Nanovehicles", *Chem. Soc. Rev.*, 2006.
[49] *Nature Materials*, p. 576-579, 2009.
[50] Trabalhos da equipe Inserm U977, conduzidos pelo dr. Benkirane-Jessel.

des de reparação fora do comum, principalmente de luta contra o estresse oxidativo.[51] Os progressos do imaginário médico – eles próprios ligados aos progressos na análise eletrônica dos sinais e na miniaturização dos óticos – abrem horizontes inesperados há apenas dez anos. Cápsulas em miniatura dotadas de minicâmeras digitais que são engolidas permitem filmar o interior do tubo digestivo mesmo nos lugares inacessíveis aos endoscópios tradicionais. A visualização da atividade cerebral pela tecnologia PET revolucionou a análise das patologias neurológicas.

As células-tronco entraram em uma fase crucial. Novos procedimentos de diferenciação que não utilizam células oriundas de embriões e apresentam poucos riscos de cancerização foram anunciados. Além do mais, a associação de células-tronco às matrizes artificiais torna possível a fabricação de órgãos complexos, o que é o objetivo último da terapia à base de células. Já estão em andamento experimentos para produzir traqueias e mesmo corações.

A manipulação dos tecidos está apenas começando. Em 2009, uma equipe franco-alemã conseguiu reorientar nos ratos as células pancreáticas, que são deficientes no diabetes.[52] No futuro, é possível que se deixem de lado as células-tronco. Marius Wernig, em Stanford, conseguiu transformar um fibroblasto, célula sobretudo de sustentação da pele, em um neurônio.[53] A possibilidade de transformar qualquer célula de nosso organismo em qualquer outra, graças a um bom coquetel bioquímico, está ao alcance da mão.

Claro que, para cada uma dessas tecnologias, os obstáculos são imensos. Mas para cada dificuldade, uma, dez, cem *start-ups* biotecnológicas trabalharão até encontrar uma solução. Em 2002, parecia definitivamente aceito que a internet não estava adaptada ao multimídia e que ela não tinha lugar para o vídeo. Centenas de *start-ups* pensavam o contrário: YouTube e Daily Motion rapidamente provaram que era possível, e agora vários bilhões de vídeos são visualizados todos os dias na *web*.

A lei de Moore invade o vivo

Para compreender a extensão das profundas transformações que nos esperam, é preciso realmente compreender a diferença entre um crescimento

---

[51] O estresse oxidativo é um fator maior de deterioração de nossas proteínas e dos diferentes constituintes celulares.

[52] P. Collombat, A. Mansouri, *Cell Cycle*, 2009.

[53] *Nature*, janeiro de 2010.

"linear" ou "exponencial" da tecnologia. A rapidez de evolução das tecnologias é muito subestimada. O esquema de progressos lineares e regulares é totalmente inadaptado.

Na realidade, em matéria científica e tecnológica, muitas vezes se produzem saltos para a frente que são rupturas de uma curva linear.

O ritmo de aceleração das novas tecnologias aumenta cada vez mais rapidamente. Em um século, ele fez a vida dos homens evoluir mais do que nos três milênios de civilização anteriores.

A largura de banda da internet e a potência de cálculo dos computadores, por exemplo, seguem uma curva exponencial. O aumento em potência da atividade econômica ligada à internet é a consequência direta dessa ruptura, ainda completamente subavaliada no início dos anos 1990.

Ou seja, a tendência exponencial deixa a tendência linear comendo poeira.

A lei de Moore[54] é o reator nuclear de todas essas novas tecnologias. Ela deverá persistir até 2035 ou 2040, graças às novas técnicas de gravura dos circuitos integrados e à otimização de sua arquitetura. A potência dos circuitos integrados deve, portanto, ser multiplicada, com o mesmo preço, por 1 milhão. Ou seja, na subida do "Himalaia informático", nós escalamos apenas 8 mm dos 8.848 metros que nos separam do topo. As coisas sérias ainda não começaram: a revolução informática está apenas em seu início.

Ainda que a lei de Moore se curvasse a partir de 2030, isso não mudaria muita coisa no ritmo das profundas transformações. Na verdade, os especialistas da convergência NBIC concordam em um ponto: chegamos em uma zona de grande turbulência.

Essa democratização da potência informática torna possíveis análises impensáveis em 1995.

Muito filósofos das ciências haviam predito que a complexidade do vivo era tal que a interpretação biológica permaneceria muito limitada. Para reconstituir[55] a estrutura de um genoma humano após seu sequenciamento é necessário, por exemplo, dispor de uma potência de um teraflops, isto é, de servidores informáticos realizando mil bilhões de operações por segundo.[56]

---

[54] Lei enunciada em 1975 por Gordon Moore, um dos fundadores da Intel, segundo a qual a potência dos circuitos eletrônicos dobra a cada dezoito meses.

[55] Essa etapa se chama *alignment mapping*.

[56] Operações chamadas de "vírgula flutuante".

Essa potência – disponível em 2011 para uma *start-up* – não existia em nenhum lugar da terra há quinze anos. As análises biológicas mais complexas precisam hoje dos servidores petaflops (1 milhão de bilhões de operações por segundo); em 2018, os primeiros servidores exaflops[57] serão postos em funcionamento, enquanto uma potência petaflops caberá em um único armário informático – um "*rack*" – e estará ao alcance de qualquer pequena ou média empresa.

Nós nos habituamos à explosão das capacidades informáticas, mas não estamos preparados para a explosão de nossas capacidades de ação sobre a matéria viva. Mas essa contaminação do mundo do vivo pelas leis exponenciais transforma a paisagem.

Isso será feito em duas etapas. Elas já permitem compreender, ler, interpretar a vida. Em seguida, dedicar-se-ão à reescrita, à modificação da vida pelo viés das nanobiotecnologias.

Não faz nem três anos, raros eram os especialistas que compreendiam que a biologia de síntese[58] iria oscilar para o mundo das exponenciais.

O custo de fabricação dos nanorrobôs médicos, dos cromossomos artificiais, dos vetores da terapia gênica vão cair durante décadas e seus desempenhos vão disparar.[59]

As curvas exponenciais são revolucionárias, mas não impressionam no início. Os primeiros microprocessadores passaram de mil a 2 mil circuitos na indiferença geral. Mas, de tanto dobrar a cada dezoito meses, catalogamos agora vários bilhões de transistores sobre um microprocessador do tamanho de uma unha. A violência das exponenciais não salta aos olhos imediatamente.

Primeiro serviço de servidores informáticos para cada patamar de potência medido em número de operações por segundo

Kiloflops	Mil operações por segundo	1950
Megaflops	Um milhão	1964
Gigaflops	Um bilhão	1986

(continua)

---

[57] Um bilhão de bilhões de operações por segundo.

[58] Inclusive a síntese de cromossomos artificiais.

[59] Umas depois das outras, as diferentes facetas da indústria do vivo passam de um crescimento linear (1-2-3-4-5-6-7-8-9-10...) a um crescimento exponencial (1-2-4-8-16-32-64-128-256-512-1.024...).

(continuação)

Teraflops	Mil bilhões	1998
Petaflops	Um milhão de bilhões	2007
Exaflops	Um bilhão de bilhões	2018
Zettaflops	Mil bilhões de bilhões	2029
Yottaflops	Um milhão de bilhões de bilhões	2037?

A maior parte dos especialistas em eletrônica dos anos 1960 era cética em relação às antecipações de Gordon Moore. Nenhum geneticista, a não ser Craig Venter, havia antecipado a queda do custo do sequenciamento do DNA. Vimos que em 1990 a grande maioria dos geneticistas pensava que o sequenciamento integral de nossos cromossomos era tecnicamente impossível.

Os médicos pouco a par dessas dinâmicas subestimam, aliás, o impacto da nanomedicina e da engenharia tecidual e genômica. O crescimento exponencial dos desempenhos ainda não é visível, porque esse processo acaba de ser desencadeado.

Quando uma exponencial inicia, o que era inconcebível "ontem" torna-se realizável "hoje" e será trivial "amanhã". São essas curvas exponenciais que vão vencer a morte. É preciso deixar claro que a lei de Moore não é uma lei "física", ela testemunha apenas que, em certos períodos, o estado da tecnologia e a mobilização dos pesquisadores e dos industriais permite um crescimento exponencial do rendimento de uma produção industrial. Trata-se amplamente de uma profecia autorrealizável: se todo um setor adere a essa visão, os atores vão mobilizar imensos recursos e capitais para permanecer na corrida. Atualmente, todos os atores do mundo do sequenciamento do DNA aderem à ideia de que o custo do sequenciamento vai continuar baixando 50% a cada cinco meses e mobilizam em reação os recursos necessários. A queda dos custos provoca, por sua vez, uma explosão da demanda, que encoraja os industriais a continuar essa diminuição no mesmo ritmo.[60]

A antecipação dessas evoluções é ainda menos evidente para os especialistas porque pode ser desencorajadora. Um sequenciador de última geração

---

[60] Esta dinâmica foi muito bem documentada no caso dos circuitos integrados. O papel da Associação Americana dos Fabricantes de Circuitos Integrados foi crucial. Esse sindicato profissional convenceu constantemente seus membros de que o fato de recuar em relação à lei de Moore lhes seria fatal. Os industriais lutaram dia e noite para respeitar as antecipações da lei de Moore, com sucesso há quarenta anos.

sequencia três bilhões de bases de DNA por hora,[61] o que representa 750 mil bases a cada segundo. Alguns especialistas em sequenciamento consagraram toda uma vida a sequenciar mil bases de DNA... ou seja, um milésimo daquilo que um único autômato sequenciador realizava em um segundo já no Natal de 2011.

Da mesma maneira, as maiores invenções nanobiotecnológicas e as armas mais potentes contra o envelhecimento e a morte surgirão de maneira inesperada e sob formas imprevistas. A *serendipidade*, isto é, o fato de concretizar acidentalmente uma inovação, será plenamente utilizada. A multiplicidade das zonas de fertilização cruzada entre as diferentes tecnologias do universo NBIC favorecerá as "surpresas tecnológicas". As NBIC não serão um céu de brigadeiro!

A imortalidade para amanhã: uma visão ingênua

A medicina biotecnológica não oferecerá uma expectativa de vida de vários séculos do dia para a noite. A biologia dos animais, da qual o homem faz parte, é extremamente complexa. Algumas de nossas fragilidades biológicas são igualmente forças ocultas. Muitas modificações sedutoras em uma primeira abordagem podem ter consequências nocivas. Por isso, a utilização das células-tronco pode favorecer o desenvolvimento de cânceres. Da mesma forma, a manipulação da enzima telomerase, que modula o comprimento dos telômeros,[62] poderia favorecer a proliferação tumoral. Não haverá remédio milagroso e único contra o envelhecimento mas coquetéis terapêuticos associando várias armas oriundas das NBIC, sempre aperfeiçoadas década após década. Como em cada época, tecnologias miraculosas serão apresentadas ao consumidor em busca de imortalidade e despertarão, *a posteriori*, zombarias e incredulidade. Os ricos americanos que compraram um lugar em uma das inúmeras sociedades de criogenia que floresceram por volta de 1970 não correm o risco de ressuscitar amanhã graças à medicina biotecnológica: essas sociedades faliram, e a eletricidade que alimentava as cubas onde repousavam a -196 °C os corpos a espera da "segunda vida" foi cortada... há muito tempo.

Os remédios exóticos contra o envelhecimento marcam nossa história. O dr. Voronoff, do Colégio de França, enxertava testículos de macaco em

---

[61] Cinco bilhões por hora no final de 2011.
[62] Os telômeros são as extremidades dos cromossomos. Seu encurtamento está associado ao envelhecimento, pois isso acaba por bloquear a divisão das células.

pessoas idosas em busca de rejuvenescimento. A hiperexposição da mídia que acompanhou os trabalhos sobre a dehidroepiandrosterona (DHEA), cujo impacto sobre o envelhecimento é extremamente insignificante, mostra a que ponto é preciso ser prudente.[63] Da mesma forma, os suplementos alimentares muitas vezes tiveram resultados opostos ao seu objetivo. Recentemente, um tratamento à base de papaia verde foi apresentado, por um célebre prêmio Nobel de medicina, como um extraordinário remédio contra os efeitos da idade.

Muitos discursos simplistas confundem a opinião pública. As mídias os alimentam com simplificações condenáveis: a pretensa descoberta de um gene da infidelidade ou do altruísmo faz com que se acredite em mecanismos simples ali onde, na realidade, estamos em presença de interações complexas entre variedades de sequências genéticas e o meio. O fato de que uma mudança de uma letra de nosso DNA em 3 bilhões basta para transformar uma criança de 5 anos em um velho[64] não significa que possamos nos tornar imortais restaurando um único gene.

A extrema complexidade de nossa organização biológica não deixa muito espaço para um hipotético remédio universal contra a morte. E, como sempre, os remédios eficazes terão efeitos secundários. A vigilância dos tratamentos será primordial. A compreensão e a manipulação fina de nosso corpo levarão décadas, mas a saída não deixa dúvidas: nenhuma barreira tecnológica nos deterá por muito tempo.

---

[63] Os trabalhos sobre a DHEA não emanam, contudo, de um charlatão qualquer ou guru manipulador, mas de um importante cientista, o prof. Beaulieu, que manifestamente foi ultrapassado pela demanda social de remédios antienvelhecimento.

[64] Na progéria, por exemplo.

Capítulo 2

O tecnopoder ou os fabricantes do futuro

Esses progressos gigantescos não permanecerão por muito tempo restritos aos laboratórios de pesquisa. Impulsionados por uma forte demanda social que lhes abrirá uma a uma todas as portas, eles transformarão profundamente os mecanismos econômicos e sociais que regem as relações entre os seres. Um de seus efeitos principais será o de instituir uma forma de tecnopoder que tentará substituir o poder político.

O poder dos tecnocratas – oriundos das melhores escolas ou universidades – declinará em benefício de uma hegemonia de um novo gênero. Assistiremos a um aumento do poder daqueles que controlam as tecnologias NBIC: este será o reino dos "tecnólogos". Por trás da convergência NBIC, uma filosofia de transformação radical da humanidade – o transumanismo – sonha em mudar o homem.

A fusão da tecnologia e da vida

O projeto transumanista de fusão da tecnologia e da vida se manifesta em três etapas:

- primeiro, a tecnologia penetra a vida graças às próteses médicas e à bioengenharia;
- depois, a tecnologia cria a vida artificial. Os anúncios bombásticos de Craig Venter[1] testemunham o início da corrida;
- por fim, a tecnologia supera, ou mesmo substitui, a vida. O aumento de poder do Google, embrião de inteligência artificial, prova que essa etapa não está mais tão distante.

---

[1] Sobre a criação da primeira célula artificial em julho de 2010.

Enquanto os bioconservadores travam combates de retaguarda, um verdadeiro *lobby* bioprogressista já está em ação, defendendo a adoção entusiasta de todos os progressos NBIC, mesmo mudando a humanidade.

Esse *lobby* é particularmente poderoso nas margens do Pacífico, da Califórnia à China e à Coreia do Sul, ou seja, próximo – e não é um acaso – das indústrias NBIC. É aí que emerge a nova divisa de nosso século: a vida não passa de uma nanomáquina particularmente sofisticada!

Dos "transumanos" aos "pós-humanos"

Noção ainda quase desconhecida na Europa, o transumanismo é um movimento cultural e intelectual, nem religioso nem político. A maioria dos transumanistas que reivindica o humanismo não é crente, rejeita o racismo, o autoritarismo, as pseudociências e as seitas. São cartesianos, muito a par das novas tecnologias, adeptos das liberdades individuais, que vêm de todos os horizontes políticos. A World Transhumanist Association destaca, por exemplo, sua militância por uma "democracia radical, que se apoia não apenas na liberdade, mas na igualdade e na solidariedade (para um acesso universal ao progresso)". Identificamos bem essa reivindicação de igualdade que é, como veremos, um vetor poderoso de progressão das transgressões biotecnológicas. Os transumanistas defendem um controle prudente das novas tecnologias para permitir uma utilização segura. Mas, assim como a democracia radical, os transumanistas apoiam uma visão radical dos direitos do homem. Para eles, pouco importam a raça, o gênero ou a origem: um cidadão é um indivíduo, um ser autônomo que não pertence a ninguém mais do que a si mesmo, e que decide sozinho as modificações que deseja trazer ao seu cérebro, ao seu DNA, ou ao seu corpo. A democracia radical na qual deseja viver o transumanista é uma sociedade que não coloca rédeas nem nas liberdades individuais nem na vontade de cada um de aumentar seu potencial. A tecnologia é um meio de escapar à tirania do destino, da natureza e de sua condição social.

A sociedade humana construída em torno da agricultura nasceu há dez mil anos; a sociedade industrial, há dois séculos; nossa sociedade, fundada nas tecnologias da informação, há uns vinte anos. Os paradigmas da humanidade são cada vez mais curtos. Parece até mesmo que esta última se habitua a essas mudanças incessantemente mais rápidas, as novas gerações estão desenvolvendo uma capacidade inédita para utilizar com habilidade novos artefatos tecnológicos cujo manual nem precisam ler. Mais que uma simples capacidade, a adoção das inovações tecnológicas tornou-se para as jovens gerações um verdadeiro modo de existir; parece que o projeto ético contemporâneo se concentra completamente no simples fato de estar aberto e receptivo à novidade, qualquer que ela seja.

Sob a influência das tecnologias NBIC, o *Homo sapiens* vai se tornar a primeira espécie "livre", na medida em que ele será libertado das incertezas da seleção darwiniana. O fim dessa servidão a uma natureza cruel e brutal que elimina a maior parte dos indivíduos para que alguns sobrevivam começou há muito tempo: chama-se civilização. O que as NBIC vão trazer de novo é a radicalidade da ruptura com o sistema darwiniano. Não seremos mais brinquedos de uma triagem realizada com base em critérios e por forças de seleção cegas que nos são exteriores, mas os decisórios e verdadeiros selecionadores ativos dos atributos de nossa humanidade. O homem biotecnológico terá todas as cartas na mão para "escapar da natureza", como diziam os filósofos do Iluminismo, e decidir o seu futuro.

Segundo os defensores do tecnopoder, o século XXI deverá conhecer, graças às tecnologias NBIC, dois períodos distintos. O primeiro período, que os tecno-otimistas chamam de "transumanidade" (termo utilizado aqui como sinônimo de "humano aperfeiçoado"), já começou. O segundo, a "pós-humanidade", se imporia na segunda metade do século XXI com "o humano-ciborgue", aumentado por uma potente inteligência artificial – principalmente dispositivos eletrônicos implantados no cérebro – que faria dele um ser híbrido, tão máquina quanto ser biológico.

Para serem considerados sérios, os tecnólogos evitam utilizar o vocábulo "super-homem" que é, no entanto, muito tentador a partir do momento em que falamos de humanos com capacidades semelhantes àquelas que as histórias em quadrinhos conferem aos super-heróis. Eles não querem ser vistos como autores de mangás. Primeiro, claro, porque o termo "super-homem" foi objeto de uma utilização específica por Nietzsche, e sua reutilização pelo nazismo acabou deturpando sua significação. Em seguida, e sobretudo, porque o termo "super-homem" sugere uma hierarquia. Pensar que o homem aumentado estará "acima" do homem normal significa dar um julgamento de valor que não deve existir. A única coisa que podemos dizer com certeza é que essa nova humanidade será *diferente* da antiga, e esta é a razão dos termos transumanidade e pós-humanidade.

Se a primeira utilização da palavra "transumanista" remonta aos anos 1950, sua popularização data de meados dos anos 1990. É nesse período que os futurólogos e pesquisadores começam a compreender melhor as promessas da convergência NBIC. A chegada de uma classe transumana, depois pós-humana, germina progressivamente no espírito dos especialistas.

Essa é uma certeza angustiante para os bioconservadores. Francis Fukuyama[2] não duvida do advento dessa nova humanidade. Em seu livro *La fin de l'homme*,[3] ele alerta contra as tecnologias que vão transformar a humanidade em um grau inimaginável, e se preocupa com as consequências políticas dessa revolução. Para ele, a vitória do movimento transumanista, infelizmente, é tão preocupante quanto certa. Fukuyama chega até mesmo a imaginar que os países bioconservadores deveriam recorrer às armas para proteger a humanidade biológica dos "excessos" da ciência...

A tecnologia cria a vida

Acabamos de entrar, muito mais cedo do que o previsto, na segunda fase, a da vida artificial.

Vinte de maio de 2010: Craig Venter anuncia, na revista científica americana *Science*, a criação da primeira célula artificial. Segundo princípios que se aproximam da concepção de um *software*, trata-se de uma etapa essencial na programação da vida, que permanecerá nos livros de História. Dessa forma, a perspectiva de criar a vida a partir de matéria química inerte está se aproximando a uma incrível velocidade, mesmo que a vida integralmente artificial demore um pouco.

Em termos técnicos, Craig Venter conseguiu criar artificialmente um cromossomo bastante longo com cerca de um milhão de bases químicas. Esse cromossomo artificial, constituído das quatro letras do alfabeto genético que temos em comum com o conjunto das espécies vivas sobre a Terra, ATCG (adenina, timina, citosina e guanina), foi inteiramente produzido em proveta seguindo um modelo digital.

Depois, esse cromossomo artificial foi integrado em uma bactéria cujo DNA de origem fora anteriormente suprimido. A equipe conseguiu finalmente "reiniciar", isto é, fazer com que esse organismo de um gênero novo, agora capaz de se reproduzir, recomeçasse. Pela primeira vez, uma forma viva funciona com um programa genético concebido em um computador e

---

[2] *Cf.* Introdução.

[3] Francis Fukuyama, *La Fin de l'homme. Les Conséquences de la révolution biotechnique*, La Table ronde, 2002.

depois construído quimicamente em proveta, e não é mais o produto errático da seleção darwiniana. Isso dá crédito à ideia de que o programa genético é fundamentalmente um programa sutil e a vida, uma nanomáquina, claro que particularmente complexa, mas maleável pela ciência.

Portanto, existem hoje duas linhagens de espécies vivas sobre a Terra:[4] todas aquelas que descendem de LUCA (*Last Unique Cell Ancestor*), a última célula comum antes da separação das diferentes formas naturais de vida, e JCVI-syn 1.0, a criação de Venter.

Nas próximas duas ou três décadas, as revoluções biotecnológicas vão se suceder rapidamente. Células totalmente artificiais serão produzidas provavelmente antes de 2025. Haverá a banalização da reprogramação genética com o objetivo de tratar as patologias mais graves e mais sensíveis aos olhos da opinião: o câncer, as doenças neurodegenerativas, as miopatias... Uma feroz competição industrial mundial conduzirá às tecnologias destinadas a criar "supercélulas", mais eficazes, mais potentes, com duração de vida superior. Será possível testar bilhões de genomas artificiais concebidos no computador ao associar, como pedaços de Lego, blocos genéticos. Craig Venter possui hoje a mais bela coleção desses "bioblocos", que vão permitir que os cromossomos sejam escritos a partir de módulos pré-fabricados.

A passagem dessas tecnologias à medicina cotidiana é apenas uma questão de tempo, que se conta em décadas e não em séculos. Produziremos glóbulos vermelhos reforçados, neurônios menos frágeis. Genes provenientes de espécies animais ou vegetais serão introduzidos em nosso DNA. Uma engenharia da regeneração tecidual utilizando células-tronco modificadas e reforçadas surgirá em breve.

O homem que se considera Deus

Craig Venter está na vanguarda de um programa de transformação radical da humanidade, e talvez vá se tornar o acadêmico mais importante da história.

Assim como Thomas Edison, ele é um dos raríssimos homens a ter conduzido duas revoluções científicas. Entre 1990 e 2003, ele foi incontestavelmente o chefe dos cientistas que conseguiram o primeiro sequenciamento integral do DNA humano. Como vimos, o que em 1985 era considerado impossível pela quase totalidade dos biólogos – sequenciar integralmente nossos cromosso-

---

[4] Inclusive o homem.

mos – foi realizado graças à técnica chamada de *shotgun*, pensada e posta em ação por Venter. Foi ele que compreendeu que a genética era, em primeiro lugar, informática, e que a lei de Moore[5] iria tornar brincadeira de criança amanhã o que parecia impensável hoje. Desde 2005, Venter ousou suprimir o tabu supremo: depois de lido o DNA, ele deseja agora escrever os genomas.

Como sempre, Venter avança mais rápido que o previsto. A vida artificial se aproxima a passos largos, e que isso ocorra em 2020 ou 2025 não muda grande coisa. Transformações fundamentais estão por vir.

A demonstração de que a vida pode ser produzida em proveta conduzirá a calorosos debates sobre os limites do poder do homem. O trabalho de Venter já suscitou questionamentos e inquietudes. O próprio presidente Obama pediu estudos sobre o risco dessas tecnologias caírem nas mãos de terroristas. As religiões também terão de se posicionar diante de uma situação que não tinham previsto; aliás, alguns grupos religiosos se estarreceram com o fato de um pesquisador se acreditar autorizado a "imitar Deus". Eles continuarão a se estarrecer...

O trabalho de Venter vai acelerar as terapias genéticas. Uma melhor compreensão dos mecanismos genéticos permitirá retirar os últimos freios à generalização das mudanças de nosso genoma.

Podemos ter certeza de que, depois de Venter, as tentações demiúrgicas e prometeicas dos engenheiros do vivo vão aumentar. A vida e o homem vão ser percebidos como infinitamente manipuláveis. Algumas vozes tímidas pediram uma moratória nas pesquisas de Venter, depois elas se calaram. Basta dizer que o precedente para tal pedido, decidido na Conferência de Asilomar em 1976 na Califórnia, durou apenas algumas semanas! Quem está hoje em condições de colocar limites? A restauração do genoma está apenas começando. Aliás, Craig Venter anunciou, em 11 de outubro de 2010, ter conseguido fabricar um genoma mitocondrial[6] de rato completamente artificial.

A restauração da vida

Evidente que a reescritura da vida é uma disciplina muito mais complexa do que a aeronáutica ou a mecânica automobilística. A vida não é um simples pro-

---

[5] Que previu, não nos esqueçamos, o dobro de aumento das capacidades de um microprocessador a cada dezoito meses.

[6] A mitocôndria é a usina energética de nossas células. Esse componente desempenha um papel crucial no envelhecimento e nas doenças degenerativas.

grama composto de instruções lineares e sequenciais. O código genético interage de maneira dinâmica com seu meio, o que não é o caso de um programa.

Sabemos voar à velocidade supersônica desde 14 de outubro de 1947, mas a biologia sintética só está começando agora. As tecnologias necessárias para a criação da vida artificial ultrapassaram os limiares indispensáveis há poucos anos. Sua banalização está em andamento. A vida artificial não progride ainda mais rápido porque os desafios financeiros e industriais são imensos. Tornar-se o "Bill Gates da vida artificial" é a fantasia de toda uma geração de especialistas da biologia sintética.

Uma infinidade de *start-ups* genômicas vai nascer nos próximos anos, recriando a dinâmica que acompanhou o início da economia da *web*. Essa biologia sintética vai se tornar um dos pilares da economia mundial. Companhias como a Blue Heron ou DNA 2.0 são apenas a vanguarda dessas futuras "Microsofts da engenharia da vida". Logo veremos os melhores especialistas da *web* desembarcarem nas *start-ups* de biologia sintética, tão comuns são os postos entre a genômica e a internet. Uma excitação comparável à que acompanhou o nascimento da *web* vai se apoderar das biotecnologias sintéticas.

O coração do tecnopoder: o movimento transumanista

A domesticação da vida apaixona os "transumanistas", que apoiam o aumento de nossas capacidades e formam um poderoso *lobby* nos Estados Unidos. Claro que existem alguns grupos folclóricos, às vezes constituídos de excêntricos *new-age*, "neo-hippies" ou de "tecnoprofetas" com o ego superdimensionado. Mas, essencialmente, eles são compostos de pesquisadores, universitários e industriais de alto nível. O movimento transumanista se construiu por oposição à ideologia de resignação diante da natureza e da morte. Evidentemente, "o aperfeiçoamento" do humano levantará debates morais e éticos. Mas, na guerra a favor ou contra a modificação do homem, os transumanistas ganharam a batalha da expertise da influência. A influência dos transumanistas é impressionante. Instituições como a Nasa, a Arpanet[7] ou o Google estão na vanguarda do combate transumanista. A produção dos intelectuais transumanistas é de grande qualidade. Nick Bostrom – diretor do Future of Humanity Institute, na Universidade de Oxford – publicou vários

---

[7] Instituição na origem da internet.

estudos notáveis sobre as relações entre o homem biológico e as formas não biológicas de inteligência.

Para os transumanistas, não há razão para recusar o progresso científico em nome de um obscurantismo ultrapassado. Com a condição, e esta é sua contribuição filosófica a essas questões, de que os perigos induzidos por essas novas tecnologias tenham sido avaliados e medidas defensivas, adotadas.

Os filósofos transumanistas lutam contra as opressões morais, religiosas e políticas, com o intuito de fazer progredir a humanidade. À imagem dos filósofos do Iluminismo, eles se opõem às superstições, ao arbitrário e às manifestações irracionais dos bioconservadores, neoludistas[8] e integristas de todos os tipos.

Para eles, a humanidade não deve ter nenhum escrúpulo na utilização de todas as possibilidades de transformação do humano oferecidas hoje pela ciência. Lançados pelo acaso em um caminho que não leva a lugar algum, os homens finalmente retomam em mãos seu destino ao quebrar de uma vez por todas uma seleção darwiniana já bem questionada pela civilização. Essa morte que a natureza nos impôs, vamos continuar a combatê-la por meio das NBIC e, provavelmente, com mais sucesso do que nunca.

Essa ideologia se apresenta como progressista: ela deseja que o conjunto dos seres humanos aproveite, qualquer que seja sua raça, dos benefícios da tecnologia. Nisso ela se opõe às teorias racistas e eugenistas.

Os transumanistas constituem um *lobby* de esquerda que deseja reforçar ainda mais o Estado de bem-estar social graças aos benefícios da tecnologia. Avaliamos logo a armadilha: se opor ao transumanismo significa legitimar as desigualdades biológicas e defender uma sociedade com várias velocidades em nome de valores conservadores como o respeito da natureza. Os bioconservadores de hoje não defendem mais o slogan *Trabalho, Família, Pátria*, mas *Dignidade, Natureza, Divindade*. A esquerda plural francesa vai acabar se dividindo em relação a esses temas biopolíticos, uma vez que o Partido Comunista é mais bioprogressista que a maioria dos socialistas e os verdes são bioconservadores.

O veículo de referência dos transumanistas é a revista *Wired*, que é quase o órgão oficial do Vale do Silício e promete uma visão radicalmente otimista

---

[8] O ludismo é um movimento operário do início do século XIX que se opunha à mecanização da produção. Seu nome vem o operário John Ludd, que teria destruído dois teares em 1780.

e lúdica da tecnologia. A *Wired* apresenta a sociedade transumanista sob uma luz enternecedora. Mas por trás do escoteiro filosófico-tecnológico se esconde na realidade um potente *lobby* que deseja a rápida ascensão do homem 2.0.

Os transumanistas consideram normal utilizar a tecnologia e as ciências para aumentar as capacidades físicas e mentais dos seres humanos. Fervorosos defensores das tecnologias emergentes, eles consideram principalmente que a doença e o envelhecimento não são uma fatalidade e que é legítimo almejar uma vida mais longa, mais agradável, sem sofrimento nem deficiências. A ideia não é nova. A busca da imortalidade é uma fantasia que remonta à Antiguidade, e que nunca deixou de existir. De Pic de la Mirandola a Condorcet, passando por Benjamin Franklin, muitos intelectuais profetizaram e desejaram uma extensão drástica da longevidade humana e de suas capacidades em geral. Neste início de século XXI, o mito está a ponto de se tornar realidade. E o debate não trata mais da oportunidade de transformar o homem, mas dos meios de garantir a igualdade de todos no acesso a essas técnicas. Até recentemente, um editor de uma prestigiosa revista médica se inquietava não com as tecnologias de aprimoramento do cérebro humano, mas com as condições necessárias para conceder aos estudantes pobres bolsas que lhes permitissem o acesso a esses tratamentos... A questão não é mais a aceitabilidade, mas a igualdade da difusão dessas tecnologias.

Da ficção científica à medicina-realidade: já somos transumanos

Essa é uma realidade distante? Talvez não. Estamos provavelmente muito mais próximos do transumanismo do que pensamos. De fato, podemos até mesmo dizer que neste início do século XXI já somos transumanos. A ciência nos permitiu aumentar suavemente nossa expectativa de vida. Temos medicamentos químicos eficazes para inúmeras patologias, próteses para reparar nossos joelhos, quadris, artérias, veias, válvulas do coração, dentes ou ossos. Sabemos enxertar um braço, um dedo, um coração ou mesmo um rosto. Criamos próteses, como as lentes de contato, ou máquinas, como o marca-passo, para lutar contra nossas imperfeições físicas.

Desse ponto de vista, o transumanismo aparece como a simples continuação de um movimento antigo; a continuação de um esforço para atenuar nossas deficiências físicas iniciado há alguns séculos com a invenção das muletas ou dos óculos...

Por que seria preciso se felicitar pela invenção dos óculos para ver melhor e recusar a utilização da cirurgia ocular que permite suprimir a miopia? E se aceitamos, por que seria preciso recusar uma tecnologia que permite devolver a visão aos cegos? Quem recusa hoje uma prótese de quadril quando a artrose destrói sua autonomia? A fixação de um limite a essas "muletas tecnológicas" é particularmente desconfortável, ou mesmo impossível.

Tudo isso não acontecerá em um dia. A inevitável transumanidade representará um longo período de transição para a pós-humanidade. Passo a passo, ano após ano, pequena transgressão indolor por pequena transgressão indolor, nossa transumanidade sempre mais tecnófila vai se acostumar à ideia da pós-humanidade. É possível que em 2100 já se tenha uma maioria de indivíduos – populações já geneticamente modificadas e "aperfeiçoadas" sob muitos aspectos – para passar para o outro lado da margem.

No final do processo, o pós-humano será dotado de uma inteligência artificial de fenomenal potência, permitindo-lhe principalmente conectar seu cérebro a um universo virtual hiper-realista de sua escolha. Seu corpo não ficaria mais doente, não mais se deterioraria, permitindo conservar um vigor e uma juventude quase eternos. A fadiga física e intelectual não existiria mais.

A extensão do campo de possibilidades reservadas aos pós-humanos atrairá inúmeros transumanos. Os neoludistas, os religiosos e os ecologistas conservadores sem dúvida se manifestarão contra o que consideram o fim da humanidade. Mas não há nenhuma dúvida de que serão minoria.

Quem poderá e, principalmente, quem desejará resistir à "medicina de aperfeiçoamento", conceito definido em 2003 em um relatório do comitê de bioética dos Estados Unidos?[9] Esse documento explica que no futuro não haveria mais fronteira entre a medicina terapêutica e a medicina de manutenção e de prevenção. Na biomedicina de amanhã, os novos medicamentos e as tecnologias terapêuticas se combinarão para aperfeiçoar as capacidades humanas, daí essa noção de "aperfeiçoamento" da raça humana, como antigamente falava-se do aperfeiçoamento da raça equina...

A comparação pode parecer chocante. Sim, mas quem recusará para si mesmo, para seus próximos e seus filhos uma reparação de seu potencial genético, um reforço de suas capacidades cognitivas e emocionais, uma pro-

---

[9] Bioethic Commission, "Beyond Therapy: Biotechnology and the Pursuit of Happiness", outubro de 2003. Relatório disponível no *site*: http://www.bioethics.gov/

gressão exponencial da duração de vida bem como um aumento dos desempenhos esportivos, ou mesmo sexuais?

Esse futuro homem transformado e aumentado leva irresistivelmente a pensar nos heróis das séries americanas dos anos 1970.

A medicina do aperfeiçoamento abre caminho ao homem e à mulher biônicos.

A ficção científica de outrora se torna medicina-realidade.

Será que a perspectiva é aquela de um *remake* tamanho natural de *Admirável mundo novo*, de Aldous Huxley, descrevendo a ascensão de um mundo totalitário?

Segundo os pensadores e os filósofos mais liberais, acontecerá o oposto. Nick Borston declara então: "O transumanismo é o humanismo do Iluminismo mais as tecnologias".[10] Ele considera que a utilização das tecnociências vai permitir ao homem se libertar de seus limites físicos, intelectuais e psíquicos, assim como o Iluminismo permitiu ao homem elevar seu pensamento e se libertar dos esquemas de pensamento tradicionais, o que levou a mudanças profundas e salutares na sociedade e na ordem política.

No entanto, o perigo totalitário não está excluído se o acesso às tecnologias transumanistas permanecer reservado a uma minoria que, por isso mesmo, poderá impor sua lei e seu poderio ao resto da humanidade.

A questão se resume a saber se, em nome desse risco, é preciso – e sobretudo se é possível – se opor à evolução das tecnologias e às convergências das NBIC.

A História mostrou que o homem não resiste jamais à atração da novidade, mesmo quando esta guarda um perigo. Apesar de Hiroshima, a arma nuclear se desenvolveu e se tornou um fator estratégico nas mãos de alguns Estados, a ponto de causar arrepios ao mundo todo. Hoje, alguns países – Coreia do Norte, Irã – fazem chantagem nuclear com o resto do planeta.

O homem resistirá ainda menos à revolução biotecnológica porque esta promete um desenvolvimento de sua própria potência e uma vitória sobre sua morte.

Considerando a evolução ultrarrápida dos costumes, que indivíduo de 2080 desejará permanecer um humano obsoleto, frágil e doente, quando seus vizinhos serão "geniais" e quase imortais? Quem desejará se contentar

---

[10]   Parafraseando Lênin e seu célebre "O comunismo é os sovietes mais a eletricidade".

com um QI banal e com uma simples memória humana, quando os biochips oferecerão uma inteligência artificial superior à de milhões de cérebros humanos acumulados e um acesso imediato a todos os bancos de dados? O instinto gregário, a pressão do grupo e a necessidade de permanecer na norma serão os garantidores da adesão da maioria.

A humanidade: uma perpétua versão beta

Por meio da oposição entre zeladores do transumanismo e adeptos do bioconservadorismo, são de fato duas concepções radicalmente diferentes da humanidade e de seu sentido que se enfrentam.

A visão bioconservadora toma a humanidade como um dado pouco evolutivo. Para os mais fundamentalistas deles, o homem teria até mesmo aparecido desde o início como ele é hoje, a exemplo de Atena saindo toda armada da cabeça de Zeus. Essa versão "criacionista" ainda tem seus adeptos, embora pouco numerosos. Outra versão, mais "suave", faz da humanidade atual o resultado de uma evolução conduzida secretamente por uma "vontade inteligente" de origem divina.

Uma terceira versão sacraliza o corpo humano em seu funcionamento atual sem, no entanto, ver nele uma vontade divina. Para os defensores desta última versão, a crença em uma evolução dos corpos é uma ideia ultraliberal elaborada para desviar as massas de sua submissão. Segundo eles, com efeito, toda tentativa de concentrar a atenção das populações sobre o elemento objetivo do corpo humano não poderia passar de uma armadilha. Pensar em fazer com que o homem evolua não pode ser senão uma astúcia a mais dos poderosos para dominar as massas, ou mesmo criar escravos ainda mais submissos. Em resumo, "o homem está muito bem dessa forma, o que é preciso mudar é a sociedade".

A visão transumanista se situa decididamente em ruptura com as precedentes. Considerando que somos o fruto de uma evolução ao acaso, ela milita resolutamente por uma modificação a bel-prazer do corpo humano. Compreendamos bem o que essa concepção tem de radicalmente diferente: não se trata de resignar-se com um estado novo das coisas, mas de fazer do homem um ser em perpétua evolução e mesmo criar as condições de uma ruptura com a condição humana. O homem torna-se um terreno de experimentação para as tecnologias NBIC: um ser aperfeiçoável, modificável dia após dia por si mesmo.

Os transumanos confessam não ter nenhuma ideia sobre a pós-humanidade que, segundo eles, nos espera. A ideia é que o homem do futuro será como um *site*, uma eterna "versão beta",[11] isto é, um organismo-protótipo destinado a ser continuamente aperfeiçoado.

A humanidade vai entrar em uma era em que sua evolução poderá ser o objeto de uma verdadeira "vontade". Mas esta última não deverá nada a uma hipotética transcendência: ela será o resultado dos próprios homens que tomarão em mãos seu destino. Cessando de fazer da nossa evolução um mecanismo infinitamente lento e submetido aos caprichos do acaso, tomaremos os comandos e a aceleraremos de tal maneira que algumas gerações bastarão para nos transformar radicalmente.

Para os defensores do transumanismo, o homem deve entrar em uma idade em que ele vai se aumentar, se modificar permanentemente, utilizando todos os recursos genéticos, biomecânicos e informáticos que lhe são oferecidos. Não há nenhuma razão, segundo eles, para se fixar um limite qualquer para as nossas capacidades cognitivas, memoriais, nem mesmo físicas.

Os diferentes grupos de transumanistas concordam no essencial: caminhamos direto para a pós-humanidade e uma hibridação cada vez mais íntima com as máquinas. A questão não é mais saber se a tecnologia vai modificar radicalmente o ser humano das próximas décadas, mas fazer com que essas problemáticas sejam conhecidas pela maioria, refletir sobre as consequências e alimentar o debate. Até onde é razoável ir? E, sobretudo, quem decide: há um piloto no avião NBIC?

Ciberparaíso ou ciberinferno?

A inteligência artificial e os mundos virtuais vão se tornar centros da economia e das atividades humanas, profissionais e lúdicas. O incômodo, a depressão e os suicídios provavelmente continuarão a existir, ao menos para os transumanos ainda dotados de uma inteligência biológica. Mas para os outros, transumanos e pós-humanos de amanhã, que se sentirão perfeitamente à vontade no cibermundo, o campo das possibilidades se estenderá até o infinito.

Julgue por si mesmo!

O tempo liberado pelas novas tecnologias será sem dúvida amplamente consagrado às experiências virtuais. A realidade virtual ocupará uma parte

---

[11] Uma versão beta representa uma espécie de esboço de um programa de computador, que tem vocação para ser remanejada.

crescente de nosso tempo. Ela proporá uma variedade de ambientes tão excitantes quanto os da vida real. No final, isso acabará sendo uma fonte de igualdade entre as populações, uma vez que não dependeremos mais de nossa origem geográfica e de nossos meios financeiros para alcançar pontos do globo, reais ou imaginários, e encontrar indivíduos de todos os horizontes. Esses mundos virtuais permitirão viver experiências inéditas, com cenários inimagináveis hoje. Eles contribuirão, dessa forma, ao desenvolvimento pessoal dos transumanos de amanhã. Google Earth é uma etapa premonitória desse mundo futuro.

A vida real logo mais não passará de um mundo entre os outros. Uma realidade nem mais nem menos importante que todos os universos virtuais nos quais estaremos totalmente imersos. Essas experiências serão tão realistas que não haverá nenhuma diferença entre fazer amor na vida real e fazê-lo com um parceiro virtual em uma cama imaginária! A experiência será provavelmente mais interessante para alguns, pois permitirá mudar sua própria aparência (como um avatar de videogame), e encontrar parceiros em lugares tão surpreendentes quanto distantes. Os mundos virtuais não terão outros limites além da imaginação de seus usuários e de seus tecnoartistas, autores e programadores. Pegar o avião para o Rio de Janeiro se tornará inútil, pois poderemos visitar o Pão de Açúcar e beber água de coco em Copacabana ao nos conectar mentalmente com o ciberespaço.

A descrição sucinta dessa vida eterna, imersa no ciberespaço, pode parecer terrivelmente entediante e desumana a um cinquentão de 2017, cujas relações com a internet se limitam a enviar e-mails e pagar suas contas *online*. Mas esta não é a opinião dos adolescentes atuais, que já vivem mais ou menos esse modelo. Basta fazer o teste em torno de si mesmo para se convencer disso. O futuro altamente tecnológico que se anuncia não vai desagradá-los, e os filhos deles serão ainda mais tecnófilos e transumanos que eles próprios. A paixão pela tecnologia demonstrada pelos adolescentes viciados nos videogames não tem limites. Eles são capazes de olhar a televisão com um olho, jogar *online* com amigos nos quatro cantos do mundo, e ainda enviar mensagens no *smartphone* e comer um sorvete. A capacidade deles de realizar multitarefas enfurece os pais, e essa ruptura provoca muitas vezes conflitos geracionais significativos. Esses adolescentes já têm comportamentos e um estilo de vida que os aproximam dos pós-humanos do futuro.

A transumanidade entre negações, medos e desejos

Essas noções de transumanidade e de pós-humanidade podem parecer ficção científica *made in Hollywood*, sobretudo na Europa, onde os progressos futuros das convergências NBIC ainda não são bem conhecidos. Para o cidadão comum, a ideia de que possamos estar a algumas décadas de uma pós-humanidade povoada de humanos híbridos pode parecer mais uma teoria milenarista. Mas é bom não se esquecer de que, em todas as épocas, as pessoas sérias zombaram das utopias. O célebre astrônomo Forest Ray Moulton, da Universidade de Chicago, dizia em 1932: "Não há nenhuma esperança em se alcançar a Lua um dia. É fisicamente impossível. A gravidade terrestre é um obstáculo intransponível!". Mais próximo de nós, em 1956, o cientista inglês *sir* Richard Wooley declarava: "Todos esses artigos a respeito de uma viagem no espaço não passam de besteiras!". E o respeitadíssimo engenheiro Lee De Forest batia o martelo: "Enviar um homem ao espaço em uma nave, depois lançar essa nave em órbita em torno da Lua... Posso dizer a partir de hoje que tal desafio JAMAIS se realizará, quaisquer que sejam os futuros avanços tecnológicos!". Quatro anos mais tarde, o soviético Gagarin flutuava no espaço e oito anos depois, o americano Armstrong andava sobre a Lua e pronunciava a histórica frase: "Um pequeno passo para o homem, um grande salto para a humanidade".

Mesmo os geneticistas mais brilhantes subestimaram completamente a revolução genética. Em 1970, Jacques Monod, prêmio Nobel de medicina pela descoberta do ARN mensageiro, escrevia em *Le Hasard et la Nécessité*:[12] "A escala microscópica do genoma sem dúvida interdita para sempre manipulá-lo". Cinco anos mais tarde já começavam as primeiras manipulações genéticas... Quanto ao sequenciamento do DNA, há apenas 25 anos, os maiores biólogos afirmavam ou que jamais se poderia sequenciar a totalidade de nossos cromossomos, ou que seria preciso esperar até 2300 ou 2500! Isso foi concluído em 2003, e todos nós poderemos ser sequenciados de hoje até 2020. Essa subestimação do progresso tecnológico havia conduzido Werner von Braun a declarar: "Aprendi a não usar a palavra 'impossível' senão com muita precaução...".

Como fazer previsões sobre este século XXI que vai nos ver mudar muito mais do que durante os últimos milênios? Os espíritos não estão preparados

---

[12] J. Monod, *Le Hasard et la Nécessité. Essai sur la philosophie naturelle de la biologie moderne*, Le Seuil, 1970.

para se projetar tão longe, de forma que idealizam ou, ao contrário, "transformam em pesadelo" desmedido a ideia de que a medicina biotecnológica se tornará uma realidade e que a convergência NBIC nos conduzirá diretamente para a pós-humanidade. A primeira reação é predizer o desaparecimento da humanidade: que iremos entrar em um universo frio, hostil, desumanizado, dirigido por cientistas loucos. Segundo eles, um "pós-humano" recoberto de chips eletrônicos não teria nada de humano. Esse futuro que se anuncia lhes parece instintivamente negativo e contranatural.

Mas, no fundo, quem pode dizer hoje se o pós-humano será tão diferente de nós? Em outras palavras, pouco importa que funcionemos com neurônios biológicos ou de silicone, na medida em que nossa consciência não seja afetada. Sempre teremos uma consciência, seja da composta de milhões de pequenos robôs, de matéria mole ou de silicone... Esta é sem dúvida uma das mensagens do filme *Blade Runner*, de Ridley Scott, no qual androides mostram finalmente que, a partir do momento em que também são dotados de consciência e de sentimentos, eles não são diferentes dos homens.

O tecnopoder entre as multinacionais da tecnologia de ponta e os empreendedores filantrópicos

As tecnologias NBIC não serão comparáveis aos progressos da ciência que conhecemos no passado.

São as relações de força, as fontes de poder que vão mudar de mão, escapando talvez para sempre dos detentores legítimos que são os representantes políticos. Com efeito, em parceria com os *lobbies* transumanistas crescem as empresas que serão as Microsoft da idade NBIC, com a pequena diferença de que seu domínio ultrapassará em muito o simples campo dos negócios.

Uma ruptura econômica que não deve nada àquela da internet

A revolução da *web*, percebemos isso hoje, terá sido apenas o prenúncio de rupturas bem mais radicais, um pouco como a guerra de 1870 não terá sido senão um amável ensaio dos dois conflitos mundiais que marcaram o século XX.

Como a *web* nos anos 2000, a genômica vai desorganizar nossas sociedades e nossas economias. A medicina biotecnológica e as NBIC vão provocar uma ruptura profunda, uma descontinuidade da ordem estabelecida. Diversos atores do setor, no entanto, não veem nada chegando, e parecem incapazes de avaliar a revolução que se prepara.

A comparação com a chegada da internet, que as mídias de forma alguma tinham antecipado, é particularmente evidente no exemplo a seguir. Não passa de uma anedota, mas ela mostra como a história está se repetindo: Vinod Khosla, um dos líderes do Vale do Silício (cofundador da Sun Microsystems), lembrou deste episódio quando recebia o prêmio de "Visionário do ano em 2009" na Califórnia. Em 1996, no início da *web*, ele reuniu os dez maiores jornais dos Estados Unidos para preveni-los do perigo que os espreitava. Khosla e seus colegas explicaram aos magnatas da imprensa, fascinados, que seu modelo econômico não poderia durar. A internet iria matá-los pouco a pouco, mas eles tinham ideias para ajudá-los a se adaptar e sobreviver à revolução em andamento. Naquela época estávamos apenas no início da internet, e os magnatas não quiseram saber de nada... Eles se tornaram dinossauros midiáticos. Não há como saber se o plano de Khosla teria funcionado. Mas a recusa, ou a incapacidade das grandes mídias da época, de olhar a realidade de frente acaba lembrando o ceticismo atual sobre a genômica. A grave crise que a imprensa escrita atravessa na maior parte dos países desenvolvidos do globo é a imagem antecipada daquela que amanhã atravessarão aqueles que tiverem dado as costas à revolução NBIC.

A internet provocou o desaparecimento de um número considerável de mercados que ainda pareciam perenes há menos de dez anos. Ela literalmente desvalorizou tudo o que tocou ao propor soluções mais rápidas, menos caras, mais eficazes; suprimiu também muitos intermediários da cadeia de produção. A fonte do valor agregado deslocou-se de maneira radical; vantagens concorrenciais desapareceram, outras emergiram de lugar nenhum.

Ninguém poderia ter imaginado há quinze anos o quanto a *web* transformaria a economia tradicional. É a própria definição de uma tecnologia disruptiva: ela destrói tudo o que se encontra em seu caminho. As mídias e a indústria do entretenimento estão exangues. A telefonia por internet fez com que os preços das comunicações telefônicas caíssem consideravelmente, de forma que os atores tradicionais das telecomunicações tiveram muitas dificuldades para propor tarifas competitivas. A publicidade tradicional entrou em baixa. O mercado dos anúncios classificados migrou para a internet. O ofício de jornalista está em plena mutação. Ninguém mais quer pagar por um programa de computador ou um filme. Poderíamos continuar a engrenar a litania dos mercados que a internet fez voar em pedaços.

A genômica será uma tecnologia ainda mais disruptiva do que a internet: mais do que um simples passo adiante da medicina, ela se anuncia como uma revolução. No médio prazo, a medicina biotecnológica vai transformar completamente nossas sociedades.

No plano econômico, os laboratórios farmacêuticos tradicionais estão ameaçados. Serão eles para a revolução genômica o que a mídia tradicional foi para a internet: aqueles que pagarão o pato? É uma séria hipótese. De fato, a genômica vai provocar menos prescrições de medicamentos, pois os efeitos secundários serão mais bem antecipados e controlados. Conheceremos de antemão os pacientes cujo perfil genético não responderá às moléculas muito caras. O lucro dos laboratórios farmacêuticos tradicionais poderia então cair. Com a genômica, vamos passar de uma medicina de massa – das moléculas químicas vendidas nos milhares de cartelas ao redor do mundo – a um artesanato de luxo, com biomedicamentos feitos sob medida. A indústria farmacêutica deverá evoluir, uma vez que sua atividade primária vai se tornar a personalização dos medicamentos em função do perfil genômico. Para essa indústria, isso corresponde a uma mudança de técnica quase tão radical quanto a do fabricante de máquinas de escrever se voltando para a informática para sobreviver. O modelo econômico das grandes marcas e das grandes patentes (os *blockbusters* da saúde) vai pouco a pouco perder terreno. A genômica permitirá uma infinidade de intervenções personalizadas, isto é, exatamente o contrário do modelo atual. Como para a *web*, os atores do setor não avaliam bem a iminência da mudança de paradigma. Como para a *web*, o princípio da cauda longa[13] – milhões de soluções individuais personalizadas mais do que solução *prêt-à-porter* – vai levar a melhor sobre as grandes marcas.

Esse esquema é bem comparável ao que devasta hoje a publicidade tradicional: uma publicidade ultrafocada na internet graças ao *tracking* do internauta substitui os grandes *spots* difundidos com grandes custos nos canais generalistas, cuja audiência se esgota. Na publicidade hoje, como na medicina amanhã, a palavra-chave é "personalização".

A "geração Y", como conhecida a primeira a ter crescido com a internet, já está totalmente mergulhada na lógica *web* 2.0. Com sua lógica de "maoismo digital" (abaixo as grandes marcas, esses dinossauros do capitalismo selvagem!), ela rapidamente vai recusar a medicina de massa tão pouco eficaz quanto cara.

---

[13] O termo inglês "*the long tail*" foi popularizado por Chris Anderson, especialista das novas tecnologias.

Os *sites* consagrados à genômica já comportam uma parte comunitária que vai favorecer, por exemplo, o surgimento de sindicatos de pacientes *online*, organizados por patologias. Na intersecção da genômica e da *web*, os Ralph Nader[14] da saúde vão emergir. Eles serão capazes de mobilizar consumidores em torno do mundo por intermédio das comunidades virtuais e dominar a terrível arma do *buzz* que faz e desfaz reputações nas sociedades. Essa sinergia crescente entre a genômica e a *web* comunitária será o motor da medicina biotecnológica e marcará uma ruptura profunda que poucos laboratórios antecipam.

Tecnopoder: a nova fundação do capitalismo

A dominação das empresas da era NBIC irá além do mercado de bens e serviços, mesmo que estejam ligados à saúde. Elas não responderão apenas com habilidade às demandas de uma população que reclama a disponibilização das novas biotecnologias. Na realidade, as poderosas multinacionais da era da internet poderão se tornar as organizações hegemônicas da era genômica.

A partir de um recurso sobre o qual possui exclusividade – sua famosa ferramenta de pesquisa funcionando em um algoritmo mais relevante que os outros –, o Google obteve uma vantagem duradoura em relação aos seus concorrentes. A partir dessa simples inovação tecnológica, a empresa conseguiu se tornar a referência quase exclusiva das buscas na *web*, o ponto de passagem obrigatório da "navegação" do internauta. Capitalizando sobre essa situação estratégica ideal, o Google se tornou um especialista na monetização de sua formidável audiência. A empresa soube progredir com as inovações tecnológicas, desenvolvendo uma gama de serviços para os consumidores (e-mail, gestão da publicidade, informações etc.) e as empresas (*tracking* e frequência dos *sites*, principalmente). Ela aumentou dia após dia suas gigantescas capacidades de armazenamento e suas formidáveis bases de dados, repertoriando o conhecimento mundial e os comportamentos dos internautas.

Hoje, o Google apresenta o rosto de uma multinacional cada vez mais tentacular: ela desenvolve o computador virtual (que armazena os dados *online* e dá acesso a todas as informações do internauta); ela desenvolve a maior biblioteca digital do mundo; propõe fotos de satélites precisas de todos os pontos do globo. A internet se torna a mídia universal, e o Google tem as chaves. Cereja do bolo, a empresa se interessa hoje pelo sequenciamento

---

[14] Ralph Nader é um advogado americano fundador do movimento consumista.

genético por meio de sua filial 23andme,[15] dirigida pela esposa de Sergey Brin, cofundador do Google com Larry Page. Ela tem todos os trunfos para rapidamente liderar a corrida pela acumulação de um máximo de dados sobre nosso genoma, uma vez que a capacidade de armazenamento e de tratamento da informação são recursos-chave da medicina genômica.

Entre bioconservadorismo e transumanismo, o Google claramente já escolheu seu campo: ele participa ativamente do *lobby* bioprogressista. Ele realmente poderia se tornar um dos principais arquitetos da revolução NBIC.

Um exemplo? O Google financia, com outras organizações como a Nasa, a Singularity University.[16] Trata-se de um centro americano que organiza cursos e seminários com os melhores especialistas da convergência NBIC. O objetivo: formar os estudantes e os grandes chefes de empresas nos progressos tecnológicos dos quais este século será a testemunha. O termo *singularity* (singularidade), utilizado pelos anglo-saxões, é um conceito que defende a ideia de que a civilização humana será um dia inevitavelmente superada pela inteligência artificial. A partir do ponto preciso da "singularidade", o progresso não será mais o resultado do cérebro humano, mas do das máquinas. Se acrescentarmos que Ray Kurzweil, o papa do transumanismo, dirige em pessoa essa universidade, compreenderemos sob qual ótica esta última se coloca...

Mas é preciso compreender que, para além da demanda popular, a pressão mais forte virá certamente do próprio mundo econômico. Muitas empresas terão interesse em adotar as biotecnologias. Somas absolutamente imensas estão em jogo, superando aquelas que fundam hoje a potência da indústria petroleira ou do automóvel. Toda a economia logo repousará não mais no paradigma da energia, mas no das NBIC.

A reviravolta da "economia verde" poderia bem reforçar esse movimento. Os laços estreitos entre empresas da *web*, da *cleantech*,[17] das biotecnologias e da inteligência artificial formam um ecossistema poderoso que se reforça todos os dias. Não seria uma surpresa se as empresas de biotecnologia se apoderarem da reviravolta do desenvolvimento sustentável para impor com o mesmo movimento seus produtos e serviços. Na desordem e na efervescência, a transgressão poderá progredir em silêncio. Isso será ainda mais

---

[15] https://www.23andme.com/
[16] http://singularityu.org/
[17] A economia verde.

fácil porque a biotecnologia não é uma *big science* controlável, visível e centralizada como a nuclear, a aeroespacial ou a astrofísica. Ela não precisa de grandes máquinas imponentes. A transgressão poderá se desenvolver ainda mais facilmente porque será oculta.

A consequência de tudo isso não será apenas o surgimento de imensos grupos polivalentes nas impressionantes capitalizações da bolsa; será sobretudo o aparecimento de organizações que detêm *de fato* a integralidade das novas formas de poder da era NBIC. O acesso à informação, o conhecimento dos comportamentos de cada um de nós, o domínio das comunicações, da informação: tudo isso estará entre as mãos de um número restrito de interesses privados.

A chegada dos empreendedores filantrópicos

Seria um erro imaginar que o tecnopoder será unicamente constituído de capitalistas obcecados pela rentabilidade de seus investimentos. Os principais bilionários da tecnologia de ponta desenvolvem uma atividade filantrópica ao lado dos negócios. Esse "filantrocapitalismo" é de uma eficácia perigosa: ele associa o profissionalismo desses grandes capitães de indústria e uma visão messiânica que busca fazer com que a medicina e a ciência avancem. Bill Gates e Warren Buffett, os dois homens mais ricos do planeta, deserdaram seus filhos para financiar a pesquisa médica principalmente no campo das doenças infecciosas. A fundação Bill e Melinda Gates[18] ridicularizou a Organização Mundial da Saúde ao garantir, em pouco tempo, uma cobertura vacinal na África julgada impossível. Paul Allen, o cofundador da Microsoft com Bill Gates, abriu um fabuloso centro de pesquisa com tecnologia de ponta consagrado à pesquisa do cérebro.[19] Ele industrializou a pesquisa sobre a genética do cérebro em um quadro filantrópico, sem nenhum objetivo de lucro.

Esses novos centros de pesquisa aumentam a produtividade da pesquisa em proporções tais que a pesquisa tradicional sofre uma terrível concorrência. A ideologia transumanista se apoiará, assim, em dois tipos de companheiros de estrada: os capitalistas NBIC e os empreendedores filantrópicos NBIC. Em 2009, Bill Gates e Warren Buffett lançaram uma iniciativa para

---

[18] www.gatesfoundation.org, cujo lema é *Todas as vidas têm o mesmo valor.*
[19] www.alleninstitute.org

encorajar todos os bilionários do mundo a legar 50% de sua fortuna para obras filantrópicas.[20] Como os bilionários são em sua maioria amantes da tecnologia e próximos da filosofia transumanistas, é provável que uma parte significativa dessas doações seja investida em projetos médicos e científicos NBIC.

Se o controle das empresas com fim lucrativo é concebível, será muito difícil regular a pesquisa desinteressada conduzida pelos empreendedores filantrópicos que se apoiará no *lobby* dos pacientes. E os pacientes irão preferir quase sempre uma pequena ração de tecnologia suplementar à morte ou à deficiência.

O tecnopoder será muito mais poderoso com um ramo com fim lucrativo e idas e vindas de filantropos livres para fazer proselitismo transumanista com fim não lucrativo.

Nesta primeira parte, procuramos fazer um apanhado dos inúmeros progressos previsíveis a curto e médio prazo em relação às biotecnologias. Ao misturar as profundas transformações tecnológicas, econômicas e sociais, é finalmente um novo regime de poder que fará com que as revoluções NBIC aflorem.

Todos temos vocação para ser artesãos de nosso futuro e não devemos entregar essa prerrogativa a nenhum *lobby*, nem mesmo um *lobby* transumanista.

Por essa razão, é urgente que os cidadãos se apoderem dessa questão para tentar manter seu domínio. Um poder cidadão deve se organizar, e contrapoderes são indispensáveis.

Essa biopolítica – que será o objeto de nossa última parte – é nossa melhor chance de ver a reviravolta NBIC negociada para o maior benefício de todos. Não podemos deixar os interesses particulares decidirem os grandes equilíbrios sobre os quais nossa civilização será baseada amanhã. Estamos na hora em que as grandes escolhas devem ser feitas e assumidas: como pilotaremos a modificação da humanidade – e o desenvolvimento de uma inteligência artificial superior à nossa? Das arbitragens que serão realizadas hoje dependerá a maneira pela qual tomaremos o caminho que conduz à transumanidade, e depois à pós-humanidade.

---

[20] A impressionante lista dos empreendedores filantrópicos que responderam positivamente está acessível em www.givingpledge.org.

Antes de aprofundar esse ponto, convém explicar de forma mais precisa a natureza e as lógicas do "tobogã biotecnológico" sobre o qual todos nós já estamos colocados. Um "tobogã" que vai nos levar irresistivelmente a aplicar todas as novas possibilidades para, enfim, nos modificar a nós mesmos profundamente.

Segunda parte

A medicina biotecnológica, uma necessidade mais que uma escolha

O genoma humano não tem nada de um maquinário reluzente e perfeito: é, de fato, uma vasta desorganização ao lado da qual o sistema operacional Windows é um jardim à francesa. Essa construção foi realizada sob a pressão de uma seleção darwiniana muito violenta. E, contrariamente a uma ideia preconcebida, nem sempre para melhor...

O biólogo François Jacob fala da "reforma da evolução". Essa reforma, testemunha de 4 bilhões de anos de evolução, forma no entanto um sistema que funciona aproximadamente na maior parte dos indivíduos. Permitiu até mesmo, ao longo do tempo, que a complexidade cerebral se desenvolvesse. Mas, à maneira de um *software*, tem vocação para "bugar" de tempos em tempos. Até agora, os *bugs* negativos, de longe os mais frequentes, eram eliminados pela seleção natural: os genomas envolvidos não se transmitiam, porque seus "proprietários" não atingiam a idade da reprodução. Agora, graças principalmente à medicina, eles podem se transmitir de uma geração à outra, e os *bugs* negativos podem assim se acumular.

Isso já havia sido compreendido nos anos 1970 pelo importante biólogo e laureado pelo prêmio Nobel Jacques Monod: sem seleção natural, o genoma se degrada. A ideia de uma degenerescência possível da espécie humana está hoje cientificamente fundada, ainda que só deva intervir no longo prazo. Jacques Monod não era um conservador racista ou um partidário do eugenismo de direita, mas, ao contrário, um humanista de esquerda, inquieto com as consequências, no prazo de dez ou quinze gerações, do recuo da seleção natural. Sua inquietação era ainda maior, pois estava convencido de que a humanidade jamais poderia corrigir as anomalias de seu DNA.

A mínima pressão de seleção tem consequências potencialmente dramáticas sobre nosso sistema nervoso central. A parte do genoma que pilota a conexão neural e o funcionamento do cérebro está, com efeito, em equilíbrio precário. É um sistema muito frágil, tão sutil e complexo quanto desordenado, e qualquer erro pode desorganizá-lo profundamente. Dessa forma, descobrimos que uma modificação mínima do DNA no intervalo do gene

MECP2 provoca uma queda maciça do volume cerebral e das capacidades intelectuais.[1] O gene nem precisa ser tocado, basta uma modificação minúscula dos pedaços de DNA que o regulam a distância para desestabilizar de maneira dramática o funcionamento cerebral.

A medicina tradicional, a cultura, a pedagogia, ou outros elementos de civilização permitirão compensar essa degradação durante algum tempo. Já começaram a fazê-lo. Mas esses tratamentos sintomáticos não serão eternamente eficazes diante de uma degradação contínua de genoma. Nosso fardo genético vai crescer gradualmente.

Evidentemente, não é possível nem desejável retornar à seleção natural para "reparar" nosso genoma e recomeçar com o pé direito. É por isso que as novas tecnologias do vivo (a medicina biotecnológica em seu conjunto) são realmente uma necessidade e não uma escolha. Sem seleção natural, o genoma humano está em perigo e precisa da ciência.

Isso não será fácil nem deixará de levantar questões éticas. Se o milho geneticamente modificado é hoje questionado, o debate sobre o homem geneticamente modificado deve provocar tensões particularmente radicais. Mas não fazer nada para proteger – ou reparar – nosso genoma significaria aceitar a ausência de bioequidade. Será preciso deixar as crianças com miopatias em suas cadeiras de rodas? Em nome de qual princípio lhes recusar a cura quando as terapias gênicas estiverem desenvolvidas? A sacralização da natureza – versão "verde"? Uma dignidade humana que se interdita de superar seu criador – versão "crente"?

Devemos aceitar, em nome da intangibilidade da loteria genética – ou seja, do acaso –, o acidente de recópia de uma base química de nosso DNA que nos coloca em uma cadeira de rodas ou nos torna cegos? A esta questão, é provável que a humanidade se prepare para responder: não!

Metamorfoseada pelos progressos das NBIC, a medicina poderá pouco a pouco substituir a marcha errática da natureza por uma pilotagem sistemática da vontade humana. Mas isso poderia também ser a porta de entrada de uma modificação irreversível da humanidade... Esse dilema estará no centro da biopolítica.

---

[1] A síndrome de Rett é uma doença genética caracterizada por um distúrbio grave e global do desenvolvimento do sistema nervoso central que ocorre nas meninas. Ele provoca uma polideficiência com déficit intelectual e enfermidade motora.

Capítulo 1

A evolução, mecanismo errático e cego

Segundo a teoria da "seleção natural" de Darwin, apenas os indivíduos mais bem adaptados ao seu meio sobrevivem e se reproduzem mais que os outros. Esse princípio constitui o fundamento de sua outra teoria, a da evolução das espécies.[1]

Darwin foi o primeiro a compreender que as características dos indivíduos se transmitiam de uma geração à outra, uma vez que são hereditárias.[2] Ele percebeu que o homem era, a exemplo de todas as outras espécies vivas, fruto de uma longa evolução, e que todos no fim das contas têm ancestrais comuns.

O problema é que esse mecanismo – que soube se mostrar eficaz, pois nos produziu – interrompeu-se há muito tempo no homem civilizado. A evolução darwiniana foi apenas um parêntese em nossa história, mas seu desaparecimento não é finalmente uma boa notícia para a espécie humana...

O motor darwiniano

LUCA: *Last Universal Common Ancestor*

Darwin ainda não sabia, mas o ancestral último de todas as formas de vida sobre a Terra se chama LUCA (*Last Universal Common Ancestor* – a "última célula comum"). Descendemos dessa célula, que surgiu há quase 3,5 bilhões de anos. Todo ser vivo sobre a Terra – bactérias, plantas, animais, humanos etc. – compartilha esse código genético original com ínfimas diferenças.

Muito mais perto de nós, há apenas 300 milhões de anos, vivia o tetrápode, o primeiro peixe que "subiu" em terra firme. A análise do DNA mostra que temos genes comuns com o celacanto, um primo do tetrápode, verda-

---

[1] *A origem das espécies por meio da seleção natural, ou a Preservação das raças favorecidas na luta pela vida* (*On the origin of species by means of natural selection, or the Preservation of favoured races in the struggle for life*), publicado por Charles Darwin em 1859.

[2] Quando ele nem mesmo conhecia os trabalhos de Gregor Mendel sobre os genes.

deiro fóssil vivo do qual ainda existem alguns exemplares nas profundezas do oceano Índico.[3]

Eis o que teria confortado Darwin na época em que o mundo o considerava como um herético... O homem descendendo dos primatas? Uma heresia na Inglaterra vitoriana do século XIX! Sua teoria teve de esperar cinquenta anos após sua morte (1882) para ser aceita pela maior parte da comunidade científica. A publicação de seu livro *A origem das espécies*, em 1859, provocou uma onda de hostilidade extraordinária: dos jornais nos quais Darwin foi caricaturado como macaco aos cientistas conservadores, passando pela Igreja anglicana, quase todos os condenaram. O próprio papa tomou a palavra para denunciar suas teorias "extravagantes".[4]

Essa época já foi superada? Quem, hoje, ainda contesta a teoria darwiniana da evolução? O próprio papa João Paulo II acabou, em 1996, por reconhecer seu caráter incontornável: "Hoje, [...] novos conhecimentos levam a reconhecer na teoria da evolução mais que uma hipótese".[5] Meio século depois da encíclica *Humani Generis* de Pio XII, que abria uma primeira brecha na oposição da Igreja católica em relação aos trabalhos de Darwin, o Vaticano colocava oficialmente um fim ao debate doutrinal.

No entanto, ainda existe uma frente antidarwiniana. O criacionismo, em sua acepção literal estrita, tem apenas um pequeno número de adeptos, pelos menos na Europa. Quase ninguém mais ousa afirmar que Deus moldou o homem a partir do barro e que tomou uma de suas costelas para criar a mulher, como no Gênesis. Mas uma posição próxima guardam seus defensores sob o termo *intelligent design* ("projeto inteligente"). Os partidários dessa teoria, principalmente religiosos, mas também cientistas renomados, aceitam a evolução. Estimam, em contrapartida, que essa evolução não aconteceu ao acaso: o genoma humano, segundo eles, não poderia ter produzido resultados tão complexos e tão adaptados às necessidades da espécie se a evolução não tivesse sido guiada por Deus.

---

[3] Verdadeiros fósseis vivos, os celacantos já existiam sobre a terra há 350 milhões de anos. Enquanto se acreditava que estariam desaparecidos há 75 milhões de anos, a descoberta de um espécime em 1938 na África do Sul surpreendeu o mundo. Dessa forma, o celacanto é o exemplo mais famoso de "espécie Lázaro" (termo de paleontologia que designa uma espécie que se acreditava extinta e que reaparece – como Lázaro, que Jesus ressuscita na Bíblia).

[4] O papa Pio IX teria qualificado a teoria darwiniana de "dedo do demônio".

[5] Intervenção do papa João Paulo II diante da Academia Pontifical das Ciências em 22 de outubro de 1996.

Mas essa posição não se adapta muito bem à soma de erros e de energia desperdiçada que, como sabemos agora, acompanhou toda a história da evolução.

Um genoma em permanente mutação

Permanece sólida entre certos bioconservadores a ideia de que o genoma nos foi dado pela natureza e que não seria razoável tocá-lo.

Essa concepção da "perfeição humana" também foi atacada por fatos científicos. Sabemos hoje que o genoma humano evolui permanentemente e, portanto, não pode ser assimilado a uma herança – um santuário genético – recebido de uma vez por todas. A ideia segundo a qual os seres criados pela natureza seriam perfeitos e imutáveis não resiste mais ao estado atual de nossos conhecimentos.

Como explica admiravelmente o eminente médico belga e prêmio Nobel de 1974 Christian Duve, seria idiota deificar a natureza, que é bem indiferente aos nossos interesses: "A natureza não é nem boa nem má; é neutra. A seleção natural é cega; preocupa-se tanto com o vírus da AIDS quanto com o musgo produtor da penicilina, tanto com o escorpião quanto com o poeta",[6] diz ele.

Durante milhões de anos, o homem não passou de uma pequena coisa jogada para lá e para cá pela seleção natural, sem nenhum meio de influenciar seu próprio destino. O homem começou a domar sumariamente a natureza há 10 mil anos com a agricultura. Há apenas algumas décadas começamos a poder intervir sobre o vivo graças à biologia. É uma revolução: nosso domínio sobre a natureza se intensifica um pouco mais todos os dias. É um verdadeiro golpe de Estado do homem sobre o vivo. Logo poderemos ter o poder de substituir o acaso cego da natureza por intervenções objetivas. Em particular nas partes de nosso genoma que se degradam.

O DNA evolui ao sabor dos erros da natureza

Para compreender melhor como o DNA evolui, principalmente graças aos ínfimos defeitos de sua cópia, comecemos por lembrar o que ele é e para que serve.

O DNA (ácido desoxirribonucleico), a "molécula da vida", contém as informações hereditárias nos seres vivos. É uma molécula universal, muito

---

6   Christian de Duve, *Génétique du péché originel*, Odile Jacob, 2009.

estável, que é encontrada tanto nos animais quanto nos vegetais. Carrega o conjunto de nossos genes, estes últimos determinando, em interação com o meio e a cultura, o que somos: características, potencialidades, mas também fraquezas. É nosso "patrimônio" genético. O DNA de cada indivíduo lhe é próprio; está presente em todas as suas células (com exceção dos glóbulos vermelhos), e é, portanto, normalmente recopiado,[7] quase de forma idêntica, a cada divisão celular, desde o início da vida embrionária, isto é, a primeira célula do indivíduo: o ovo.

O DNA contido no ovo provém metade do DNA materno e metade do DNA paterno. O pai e a mãe transmitem cada um uma metade de seu próprio patrimônio genético, diferente em cada filho.[8]

O código genético inscrito em cada molécula de DNA é uma linguagem escrita: ele utiliza apenas quatro letras[9] (ATCG), mas suas palavras são extremamente longas. A molécula de DNA se assemelha a uma escala helicoidal cujo limite é constituído por um par de "bases", seja A e T, seja C e G, cada base estando fixada a uma barra da escala (um pedaço do DNA). São as sequências segundo as quais os pares de bases se sucedem que determinam os genes.

Os genes contêm as instruções que pilotam a fabricação das proteínas em nosso organismo. As proteínas permitem que tecidos vivos sejam fabricados e que funcionem. Têm formas e naturezas diferentes: proteínas no sangue, hormônios ou enzimas. As proteínas também têm um papel importante em nosso sistema imunológico.

O DNA, que conserva os planos, permanece, por sua vez, inteiro e jamais deixa o núcleo da célula, onde está protegido. As instruções são transmitidas caso a caso pelo ARN mensageiro, espécie de cópia parcial e instável do DNA, que deixa o núcleo para chegar até a usina de fabricação das proteínas, o "ribossomo". O ARN mensageiro é, portanto, um intermediário que transporta a informação genética do DNA para que seja traduzida em proteínas: ele é crucial na expressão dos genes.

A replicação do DNA a cada geração celular, graças ao formidável e muito complexo maquinário de fotocópia de nossas células, raramente se enga-

---

[7] O termo biológico é "replicado".

[8] Não nos esqueçamos das quase setenta mutações genéticas que se produzem durante as preparações dos espermatozoides e dos óvulos, que não existiam nos pais.

[9] O termo "letras" é uma figura de linguagem. Trata-se de fato de quatro bases químicas.

na: apenas três erros em média a cada replicação, dentro de mais de 3 bilhões de elementos a serem copiados. Isso corresponde a um único erro a cada cinquenta recopiagens sucessivas do dicionário...

Esses raríssimos erros de cópia, que podem ser mais ou menos extensos,[10] são no entanto os minúsculos interstícios onde nasce a mudança. Se as taxas de erro tivessem sido nulas, nenhuma evolução das espécies teria ocorrido.

Quando uma mutação ocorre em uma célula banal do organismo, isto não provoca modificação transmissível às gerações futuras. Em contrapartida, quando a mutação se produz durante o processo de divisão das células precursoras dos espermatozoides ou dos óvulos, ou ainda no início da formação do embrião, ela se torna um componente do genoma de todas as células da futura criança. E ela própria será transmitida, pois está presente nos espermatozoides ou nos óvulos do futuro adulto. Na espécie humana, contam-se cerca de cinquenta a setenta mutações a cada geração. O acúmulo desses erros provoca uma modificação sutil ao longo das gerações, no seio de uma mesma família.

Como esses erros aleatórios explicam a evolução? Como, em outros termos, o acaso acaba produzindo seres tão formidavelmente adaptados ao seu meio quanto o urso polar ou o camaleão?

Entre esses erros, alguns podem ser neutros para a fabricação das proteínas e/ou, *in fine*, a esperança de chegar à idade da reprodução do indivíduo que os carrega: eles serão transmitidos à geração seguinte, sem mais consequência imediata do que um aumento da desordem aparente do DNA.

Algumas dessas modificações genéticas são, em contrapartida, negativas e provocam uma fragilidade do indivíduo, que pode ser fatal desde o estágio embrionário: são aquelas que a seleção natural tende normalmente a suprimir, o DNA atingido não se transmite, ou pouco. Estima-se, por exemplo, que um terço dos abortos espontâneos esteja ligado a uma anomalia genética muito grave.[11] Vivemos todos os dias, sem sabê-lo, os acasos da evolução e da seleção darwiniana que persiste para algumas anomalias genéticas críticas.

---

[10] Elas podem incluir uma base única, mas também conduzir ao desaparecimento de um pedaço – falamos então de deleção – na multiplicação de um outro – são as duplicações. As modificações mais importantes estão ligadas à atividade dos transposons; voltaremos a isso.

[11] E é aceito que os tratamentos que se opõem aos abortos espontâneos precoces podem impedir o aborto espontâneo de crianças portadoras de anomalias graves.

A terceira categoria de erros (ainda mais raros) traz ao ser vivo um elemento que aperfeiçoa sua adaptação ao meio – por exemplo, uma melhor inserção do tendão de Aquiles no antílope crabra-de-leque que lhe permitirá escapar melhor do leopardo, ou então uma capacidade a se camuflar em um deserto ou uma floresta etc. Então, em um contexto de seleção darwiniana impiedosa, não temperada pela civilização, os indivíduos que tiverem desenvolvido essa nova particularidade sobreviverão melhor que os outros e se reproduzirão. Dessa forma, de geração em geração, essa nova vantagem integrará pouco a pouco o patrimônio comum da espécie, ao se generalizar.

Mecanismos do filtro darwiniano

A vida sobre a Terra nasceu com um mecanismo darwiniano enfraquecido. Durante cerca de 1 milhão de anos, a vida não é mais que um grande sistema cooperativo, uma forma de comunismo genético. Uma grande sopa "primordial", um caldo de cultura na escala planetária, com trocas de genes entre células primitivas. Cada célula se beneficia, assim, das inovações de suas vizinhas. Compartilham os genes sem combater. Todos progridem ao mesmo tempo. Assim que um novo gene[12] é criado em alguma parte da sopa primordial, ele se espalha sem oposição. Esse caldo primordial constitui a primeira etapa na evolução genética. Essa etapa terminou na época de LUCA,[13] o ancestral comum a todas as células que existem hoje.

A segunda etapa de evolução dos genomas, a mais longa, é o parêntese darwiniano. Um período de seleção muito forte que permitiu principalmente chegar até a emergência do cérebro dos primatas superiores e do homem. Durante esse período, que durou cerca de 4 bilhões de anos, a pressão para sobreviver é extrema. Os indivíduos menos adaptados são eliminados antes de poder procriar e não conseguem, portanto, transmitir seu patrimônio genético.

Ao observar a evolução de certas espécies animais no espaço de algumas dezenas de anos, tem-se uma boa percepção de como essa seleção procede. Em um de seus livros, Christian de Duve[14] lembra o famoso caso de borboletas presentes na Inglaterra (as falenas), das quais originalmente existiam

---

[12] Os genes eram então provavelmente constituídos de ARN, e não ainda de DNA.

[13] As trocas de genes entre espécies não desapareceram totalmente, principalmente nas bactérias.

[14] De Duve, *Génétique du péché originel*, Odile Jacob, 2009.

duas variedades: uma branca e a outra preta. No século XIX, a Revolução Industrial cobriu o território inglês de fábricas que expeliam maciçamente fuligem, cobrindo assim os campos ingleses de uma camada negra. Consequência? As falenas brancas, que se tornaram demasiado visíveis para seus predadores, praticamente desapareceram. Quanto às pretas, elas abundam. Assim que a produção industrial deixou de poluir da mesma maneira, as falenas brancas reapareceram pouco a pouco. Belo exemplo do impacto do meio na sobrevivência de uma espécie por causa de uma ínfima diferença... que faz justamente toda a diferença.

Da mesma maneira, foi possível constatar como, em algumas dezenas de anos, as formas dos bicos dos pássaros podem mudar segundo a evolução do meio onde vivem e se alimentam. Durante a última ofensiva do El Niño[15] no oceano Pacífico, a crescente umidade fez com que os pintassilgos de Darwin[16] de bico maleável quase desaparecessem, incapazes de escavar a casca úmida das árvores para nelas buscar seu alimento, constituído de pequenos vermes. Em dez anos, a repartição entre as duas espécies de pintassilgos foi profundamente transformada.

A seleção darwiniana pode ser resumida assim: os fracos ou aqueles que são menos espertos que os outros são mortos na caça. Aqueles que correm menos rápido que os outros caem na armadilha. Uma história contada pelo cientista Richard Dawkins resume bem o princípio: dois mamíferos veem um tiranossauro avançar na direção deles e começam a correr o mais rápido possível. O mais bobo diz ao outro: "Por que se cansar correndo? De todo modo não conseguimos correr mais rápido do que um T-Rex!". O outro lhe responde: "Não quero correr mais rápido que o T-Rex. Quero correr mais rápido que você!".

O fim da seleção darwiniana no homem: para pior?

Exceto por anomalias genéticas graves, a seleção natural está terminando no homem, igualmente na maior parte dos animais domésticos[17] e das plantas

---

[15] El Niño designa um fenômeno climático particular que ocorre pouco após o Natal no oceano Pacífico, marcado por mudanças de temperatura da água, de pressão atmosférica e de zonas de precipitação.

[16] Chamados assim porque foi Darwin quem os descobriu durante sua grande viagem ao redor do mundo.

[17] Um Dachshund abandonado na floresta não tem nenhuma chance de sobreviver.

cultivadas. Contrariamente às aparências, isso não é uma boa notícia para nós, pois, dizendo rapidamente, o fim da seleção natural assinala o início da "degradação natural".

A seleção mata a seleção

Todos somos produtos aleatórios da seleção. Não nos esqueçamos, nenhum de nós teve um ancestral morto em tenra idade desde 4 bilhões de anos. Mas ao eliminar impiedosamente os menos aptos, o processo de seleção conseguiu finalmente suprimir a si mesmo: como nos tornamos capazes, graças ao nosso cérebro, de sobreviver em um meio hostil, reduzimos consideravelmente os rigores da seleção darwiniana, principalmente quando nos organizamos em sociedade humana, forma primeira de entreajuda e de proteção solidárias. Ao fazer emergir nosso cérebro, a evolução darwiniana criou as condições de sua própria erradicação.

Um fato ilustra sozinho esse fim progressivo da seleção natural: a queda da mortalidade infantil observada há alguns séculos. Em torno de duzentas crianças a cada mil no século XVII, ela é hoje de menos de três a cada mil aproximadamente... A diferença entre as duas cifras indica que muitas crianças que sobrevivem hoje não teriam atingido a puberdade e, portanto, a idade da reprodução em tempos mais severos. A medicina e a civilização freiam hoje, muito felizmente, a eliminação dos mais frágeis de nós. A civilização protege aqueles que a natureza teria eliminado sem rodeios. A vacinação e o tratamento anti-infeccioso desempenharam um papel chave nessa profunda transformação. Quantos, dentre nós, teriam sobrevivido à varíola ou à difteria se essas doenças não tivessem sido controladas, ou mesmo erradicadas, graças à vacinação?

Na organização das sociedades, a seleção social tomou rapidamente o lugar ou acompanhou a seleção natural. A eliminação natural dos indivíduos menos aptos a seguir a evolução do mundo e nele encontrar seu lugar era originalmente considerada como normal. Isso ia dos doentes e dos deficientes mentais ou físicos aos inadaptados e àqueles aos quais a força intelectual ou física não garantiam uma vida decente. A civilização, em seguida, reduziu progressivamente a competição eliminatória. O recuo da seleção natural ampliou-se a partir do século XVIII, com o surgimento dos ideais revolucionários que se concretizaram nos séculos XIX e XX pela organização social e política. Esse ideal de correção das desigualdades e de recusa da seleção encontra hoje seu apogeu com o conceito de discriminação positiva e de cotas para esta ou aquela minoria.

Uma leitura darwiniana explica essa evolução como uma regressão dos instintos individuais e uma progressão dos instintos sociais. As condutas altruístas e a solidariedade reduziram o lugar e o impacto do triunfo individual dos mais aptos. Os interesses individuais se anularam particularmente por trás das condutas coletivas.

É neste contexto que muito se investiu na medicina, porque se espera que ela corrija as deficiências, cuide das doenças, salve os prematuros cada vez menores e mais frágeis.

Há o outro lado da moeda: essa mudança radical no modo de seleção – a robustez física e intelectual não é mais uma condição *sine qua non* e cada vez menos doenças são terminais – terá forçosamente um impacto sobre nosso genoma, que só aumentará com o tempo. O fim da seleção darwiniana é uma situação inédita na história do mundo, e faltam-nos pontos de comparação que permitam prever o que vai acontecer.

Devemos realmente nos alegrar com o fim da seleção natural?

A terceira etapa de nossa evolução genética, o período atual de quase "não seleção" natural no homem, tem consequências muito importantes sobre nosso genoma. Alguns autores teorizaram, desde o final do século XIX, sobre o fim da seleção natural. Ambiciosos programas eugenistas foram imaginados nessa época para remediar a ausência de seleção natural induzida por nossa civilização. A principal estratégia propunha o controle da reprodução humana, limitando-a primeiro quantitativamente, mas também – e sobretudo – qualitativamente, ao eliminar aqueles que não respondiam a certos critérios étnicos ou a este ou aquele nível social e mental.

Essas teses estiveram na moda até a Segunda Guerra Mundial para uma boa parte da classe política. Políticos célebres como Winston Churchill defenderam teses eugenistas. Claro, esse gênero de projeto parece hoje singularmente datado e, como os nazistas também a praticaram, agora qualquer ideia de seleção voluntária de indivíduos causa arrepios na espinha.[18]

Contudo, a organização genética do homem é assustadoramente sensível e frágil; sem a intervenção da medicina biotecnológica, nosso genoma vai se degradar progressivamente nos próximos séculos.

---

[18] Mais adiante voltaremos à imagem negativa e caricatural que temos do eugenismo, palavra que assusta, mas por trás da qual se escondem muitas fantasias, pois ele é praticado ativamente e em boa consciência há muito tempo.

Nosso genoma ainda se movimenta...

O recuo da seleção natural não significa que o genoma humano está neste momento imobilizado, mas apenas que as combinações genéticas que outrora não teriam permitido ao proprietário delas atingir a puberdade, hoje em dia não são mais eliminadas. O genoma humano evoluiu muito nos últimos 30 mil anos, graças à multiplicação dos encontros entre grupos de humanos antes isolados. A globalização genética não para de se acelerar. A mistura genética foi maciça com a aceleração das migrações. A mestiçagem é, aliás, benéfica para os indivíduos, pois favorece a difusão mundial das inovações genéticas, enquanto a seleção natural estiver em ação.

Ainda existem sinais visíveis de seleção natural em condições particulares. As populações tibetanas que vivem em uma altitude muito alta apresentam, por exemplo, especificidades genéticas que implicam principalmente os genes *EGLN1* e *PPARA*,[19] as quais permitem uma utilização máxima do oxigênio pelo organismo. Essa adaptação foi feita em aproximadamente 3 mil anos. As populações de origem chinesa Han, que não apresentam essas mutações, se adaptam mal às altitudes superiores a 4.500 metros e seus filhos têm uma taxa de mortalidade infantil três vezes maior que as populações de origem tibetana.[20] Isso freia a "colonização interna" do Tibete que o governo chinês colocou em ação. Hoje, um trem pressurizado, como os aviões, liga a China ao Tibete... a luta contra a seleção natural continua! Podemos apostar que Pequim vai testar a forma dos genes *EGLN1* e *PPARA* nos candidatos à instalação no Tibete, antes de praticar uma modificação dos genes pela engenharia genômica. Infelizmente, a genética a serviço da geopolítica tem muito futuro.

Se nosso genoma ainda se movimenta, ele não segue, contudo, uma marcha comparável às flutuações de um pregão da bolsa. O recuo da seleção natural pode degradar nosso funcionamento biológico, mas não pode nos levar a fazer o caminho inverso. Aliás, na realidade não existe caminho, pois a evolução é o fruto de uma marcha aleatória. Um homem jamais poderá voltar a ser um primata, mas poderia ver seu genoma se deteriorar. Ao longo da evolução surgem efeitos de bloqueio que fecham as opções passadas.[21] O

---

[19] *Science*, junho de 2010.

[20] Esse diferencial de mortalidade infantil considerável conduziu à generalização das variantes genéticas que maximizam a utilização do oxigênio.

[21] Isso foi demonstrado a partir do exemplo do receptor com glicocorticoides. Ver Joseph Thornton, *Nature*, setembro de 2009.

que nos aguarda não é, portanto, uma regressão – no sentido de que reencontraríamos um estado passado ao perder algumas vantagens trazidas pela evolução ao longo dos milênios –, mas uma deterioração dos equilíbrios internos de nosso genoma. Ou seja, se a evolução não pode voltar atrás, nem por isso ela segue inelutavelmente o "bom" sentido.

Evolução sempre positiva? Uma ideia preconcebida

Stephen Jay Gould (1941-2002), importante paleontólogo americano, trabalhou muito para a vulgarização da teoria da evolução. Conseguiu principalmente explicar de forma simples que a evolução "positiva" não é uma necessidade: não há direção privilegiada na evolução da vida, não há projeto.

A evolução não tem sentido: a teoria da Rainha Vermelha

Poderíamos acreditar que existe um sentido obrigatório em direção ao aumento da complexidade desde a bactéria, há 4 bilhões de anos, até o homem moderno. A evolução daria origem a seres cada vez mais complexos, mais belos, mais magníficos até o homem, em toda sua perfeição.

Muitos, e não apenas os criacionistas que não querem ouvir falar de Darwin, estão convencidos de que há uma força "superior" ou "misteriosa" que nos conduz de maneira automática para o melhor. Haveria uma espécie de sopro vital do universo, que torna impossível qualquer passo para trás em direção ao menos eficaz, ao menos estável. Nisso podemos ver a influência da teologia cristã que por muito tempo imprimiu nos espíritos a ideia de um "destino" da humanidade, ou seja, de uma história humana com um sentido lógico, uma progressão identificável e evidentemente conforme um projeto divino predefinido.

Todos vimos essa sucessão de desenhos estilizados que mostram "a evolução": um macaco erguendo-se pouco a pouco sobre seus pés para atingir a posição ereta altiva de um homem (branco) bem barbeado, segurando uma valise... Uma gravura de Epinal da evolução, distante, muito distante da realidade. O perigo mora nessa percepção romântica das coisas, pois o roteiro da evolução não tem nada de um filme com *happy end* obrigatório. Ao contrário, poderia muito bem se tratar de um *dirty end.*

Nossos conhecimentos nos obrigam, com efeito, a reconhecer que a realidade é muito diferente. Muitas espécies animais regridem. Certas bactérias são menos sofisticadas e resistentes que antes. Espécies desaparecem, inclusive inúmeras espécies de homens como o *Homo erectus*, o *Homo heidelber-*

gensis e, bem próximo de nós, o *Homo neanderthalensis*. A seleção darwiniana é impiedosa. Nos últimos 500 milhões de anos, houve até mesmo cinco ondas de extinção maciça de espécies vivas sobre a Terra. A mais antiga, no Cambriano, viu desaparecer a maioria das espécies. As extinções do Ordoviciano, do Devoniano, do Permiano e do Trias também foram aterrorizantes.

A última grande extinção – a do Trias – foi aquela em que os dinossauros desapareceram, há 65 milhões de anos. O mesmo roteiro se repete a cada vez: uma profunda transformação do meio elimina todas as formas de vida cujo genoma não está adaptado às novas circunstâncias. Não são os mais fortes que sobrevivem, mas os mais bem adaptados às novas paisagens ecológicas. O tiranossauro Rex era um animal extraordinário, mas caiu na lata de lixo da evolução porque não estava adaptado ao novo mundo nascido depois da queda do meteorito do Yucatan... Esta é a terrível lei da evolução, que já quase nos levou, pois o *Homo sapiens sapiens* (isto é, nós) escapou por pouco da extinção, há 50 mil anos. E se tivéssemos desaparecido, o Neandertal talvez tivesse sobrevivido e estaria em nosso lugar.

Muito outros foram totalmente riscados da superfície do globo. As espécies mais bem adaptadas a um meio dado são as primeiras a desaparecer quando o meio muda. A evolução reforma[22] sem objetivo, mas com um juiz de paz: a capacidade de chegar à puberdade.

Se a evolução não tem sentido é principalmente porque não tem ponto de chegada. Ela pode se comparar a uma espécie de corrida sem fim aos armamentos: cada espécie evolui em permanência para resistir melhor aos predadores e aos perigos que também evoluem sem parar. Cada um seguindo o outro, o organismo não pode jamais parar de evoluir, com o risco de desaparecer, vencido pelos predadores que tomaram a dianteira. Essa situação é conhecida sob o nome de teoria da Rainha Vermelha, por analogia a um episódio de *Alice no país das maravilhas,* de Lewis Carroll: Alice pergunta à rainha por que a paisagem não se move enquanto elas duas correm; a Rainha Vermelha responde: "Nós corremos para ficar no mesmo lugar!". Como Alice e a Rainha de Copas, devemos correr para não recuar. O organismo que não se transforma continuamente está destinado a desaparecer, pois os organismos concorrentes evoluem. A evolução permite às presas mais velozes que escapem dos predadores, ao passo que as mais lentas acabam sendo comidas, mas, ao mesmo tempo,

---

[22] Nossos ossinhos no ouvido interno são antigos pedaços de maxilares dos répteis.

também favorece os predadores mais rápidos, pois não morrerão de fome! Ao nos adaptar pela evolução, não nos tornamos mais fortes ou mais perfeitos; apenas sobrevivemos. Essa sobrevivência permanece uma aquisição frágil incessantemente questionada. Eis outra imagem: somos comparáveis ao tubarão que deve nadar incessantemente, sob o risco de afundar nas profundezas do oceano. Aliás, todo o problema de nossa modernidade vem do fato de que, cada vez mais, paramos de nadar ao suprimir a seleção darwiniana; apenas a medicina biotecnológica poderá então nos impedir de afundar.

Não apenas a evolução não conhece linha de chegada, como também não garante de forma alguma o "progresso". Gould demonstrou que na realidade existe uma ilusão de ótica na percepção que temos de nossa própria perfeição, uma vez que não pode haver "complexidade" zero, isto é, evolução imobilizada. Na evolução darwiniana, há mutações "brownianas":[23] avança-se, recua-se, avança-se, recua-se etc. Exatamente como a poeira em um raio de sol. Algumas espécies vão recuar um pouquinho e se aproximar da complexidade zero, sem poder atingi-la. Outras vão se distanciar, isto é, ir muito mais em direção à complexidade, pois os movimentos são totalmente aleatórios. É o princípio que Jay Gould chamou de o "muro da complexidade zero".[24]

Mas toda progressão para a complexidade também pode se transformar em regressão ou em estagnação. São muitos os exemplos: alguns vírus não pararam de se simplificar; os animais que vivem nas cavernas perderam os olhos; os pássaros perderam os dentes; as baleias, as patas; o homem, a cauda... sendo mais exato, ela se tornou o minúsculo cóccix.

Na realidade, a imensa maioria das espécies não progrediu. As bactérias, que constituem o essencial da biosfera,[25] praticamente não se mexeram nos últimos 4 bilhões de anos. No entanto, existem milhões de tipos diferentes. Apenas alguns elementos marginais conseguiram evoluir. Desde o desaparecimento dos grandes predadores marítimos, a evolução do golfinho praticamente parou: estima-se que seu cérebro evoluiu apenas um pouco nos últimos 20 milhões de anos.

---

[23] Um movimento browniano é um movimento aleatório, ao acaso, como a poeira em movimento que percebemos na contraluz.

[24] Stephen Jay Gould, *Full house: the spread of excellence from Plato to Darwin*, Harmony Books.

[25] Há em nosso intestino dez vezes mais bactérias do que células. Cada ser humano carrega 1 milhão de bilhões de células.

O homem, como as outras espécies, não está protegido da regressão: ela já começou nos caracteres que não estão mais submetidos à pressão de seleção. Um exemplo entre outros: a perda do olfato. Nosso sentido do olfato é hoje 10 mil vezes menos poderoso que o de um cão. No entanto, há alguns milhões de anos, ele não era menos eficiente do que o de outros mamíferos. Foram os primatas superiores que começaram pouco a pouco a perder seus receptores olfativos. O desenvolvimento do intelecto permitia remediar essa perda de percepção de seu meio: graças à inteligência, era possível capturar a caça que não se farejava mais. Em alguns milhões de anos, mais de trezentos de nossos setecentos receptores olfativos tornaram-se não funcionais, por causa das mutações deletérias dos genes que os codificam. Isso não tem muita importância uma vez que, lembremos, o fato de ter um olfato menos desenvolvido não tem consequências sobre nossa capacidade de chegar à puberdade, de nos reproduzir e de criar nossa descendência.

A evolução serve-se muito do acaso

Variações aleatórias da molécula da hereditariedade são selecionadas ou não pelo meio. Claro que jamais se parte do zero em cada geração: as mutações aleatórias atingem alguns pedaços do DNA, mas conservam os 4 bilhões de anos de evolução do rascunho genético que são nossos cromossomos. A hereditariedade garante as aquisições: as variações só jogam na margem. Não reinventamos o genoma a cada geração!

Nunca as inovações biológicas poderiam ter aparecido sem a utilização máxima do acaso. Depois, a seleção natural filtra incansável e cegamente as mudanças caóticas.

Essa geração de diversidade e de seleção é produzida em inúmeras etapas da vida: em nossos neurônios durante a formação do cérebro, pela produção de centenas de milhões de espermatozoides dos quais apenas um fecundará o óvulo durante determinado ciclo.

Mas o essencial das mutações surge durante a meiose. Essa operação genética garante a mistura[26] dos genes e garante, portanto, nossa unicidade na matéria. A célula na origem de nossos espermatozoides e de nossos óvulos

---

[26] Paralelamente a essa mistura, mutações acidentais se produzem e estão na origem de novas sequências genéticas que não estavam presentes em nenhum dos dois pais. Trata-se da mudança de uma única ou de várias bases químicas, ou mesmo do desaparecimento de pedaços de cromossomos.

passa de 46 a 23 cromossomos e estes são produzidos por uma mescla entre os dois pares de cromossomos. Isso garante a mistura das sequências entre os cromossomos paternos e maternos.[27]

A seleção também ocorre por meio da determinação do ritmo e da estrutura das mutações intergeracionais. Os mecanismos de reparação do DNA em nossos testículos e em nossos ovários, o grau de luta contra os "antigos vírus" que se movimentam em nosso DNA bem como a estrutura das recombinações são geneticamente determinados. Se ocorrerem mutações em demasia, a espécie morre; se não forem suficientes, ela não evolui. A seleção natural fez até mesmo emergirem mecanismos de aceleração transitória das mutações. Isso permite que os mapas genéticos sejam repetidos mais rapidamente, o que é vital quando o meio muda brutalmente. Foi possível observar esse mecanismo na mosca drosófila. Quando o meio muda, constata-se uma ampliação das mutações genéticas.[28] Concretamente, isso se traduz por um aumento do número de erros cromossômicos: algumas moscas pequenas morrem, outras não têm mais olhos ou patas, outras não conseguem mais produzir certas enzimas etc. Na massa das pequenas moscas procriadas, um número extremamente reduzido vai finalmente se encontrar mais bem adaptado ao novo paradigma ambiental, ao passo que a imensa maioria não sobreviverá; depois o mecanismo de mutações vai retornar à sua baixa, esperando o próximo "estresse genético".

A evolução selecionou, cegamente, mecanismos que geram o aleatório e, portanto, a diversidade. A beleza e a ordem são frutos do acaso. Em seguida, a seleção faz a triagem sem nenhuma compaixão. Com tais mecanismos, e muito tempo, o muito improvável tem muitas chances de se produzir. As estruturas biológicas, por mais maravilhosas que sejam, como o olho, emergiram em vários milhares de microetapas espalhadas em várias centenas de milhões de anos.

Nosso sistema imunológico é igualmente um magnífico exemplo do uso do acaso feito pela evolução. Um punhado de genes produz 100 milhões de anticorpos[29] diferentes. Os linfócitos que produzem os anticorpos são objeto de rearranjos aleatórios de pequenos pedaços de nossos genes.

---

[27] Os cromossomos que transmitimos a uma criança são uma mistura dos cromossomos de seus avós.

[28] B. van Heerwaarden, V. M. Kellermann e A. A. Hoffmann, "Environmental Stress and Evolutionary Changes" *Encyclopedia of Ecology*.

[29] Os receptores dos linfócitos T são produzidos de maneira similar.

Se cada anticorpo fosse produzido por um gene específico, seria necessário pelo menos uma centena de milhões de genes, ou seja, 40 mil vezes mais que os 25 mil que de fato carregamos. Isso obstruiria o maquinário celular. O genoma seria gigante, frágil, muito demorado para ser recopiado. O acaso é aqui a única solução para gerar uma grande diversidade de anticorpos adaptados a todos os tipos de agressão possíveis.

A expressão dos genes obedece a múltiplas regulações, mas traz também uma dose de acaso, que é todavia parcialmente regulada pelos genes.

Nosso genoma, cemitério abarrotado e maternidade efervescente

Nosso genoma reflete, portanto, nossa história desde a primeira célula. Contém assim mais de 3 bilhões de elementos (os nucleotídeos ATCG), mas menos de 2% desses elementos servem para produzir proteínas específicas ao nosso funcionamento. A maioria das sequências de nosso DNA serve para pilotar sutis mecanismos reguladores do próprio DNA e da vida celular.

Por que essa complexidade do genoma, que não é em nada específico ao homem? Desde o primeiro sequenciamento integral do genoma humano no início dos anos 2000, progredimos consideravelmente na compreensão dos mecanismos universais de evolução dos genes.

Sendo assim, o DNA é ao mesmo tempo o cemitério dos elefantes e uma maternidade efervescente. As inovações, positivas ou negativas, nele são permanentes. Múltiplos sistemas de regulação se sobrepõem como bonecas russas. As diferentes inovações genéticas se repercutem de maneira desordenada, tendo como único árbitro a adaptação ao meio: ou vai ou racha... O relojoeiro está cego, para retomar a bela expressão de Richard Dawkins.[30] Finalmente, a evolução se comporta como os programadores: reparam o código, adicionam novas camadas de programa, duplicam ao copiar e colar alguns pedaços de código que vão modificar para criar novas instruções... e, sobretudo, jamais limpam o código. Na vida, há um juiz de paz muito simples: se o código é menos favorável à sobrevivência em determinado meio, o portador desse genoma não conseguirá transmitir seus genes... Portanto, um código mal adaptado (e seu portador) tendem a ficar para trás.

No interior de 98% de nosso genoma, que atualmente não tem um papel direto na fabricação das proteínas, se encontram inúmeras carcaças de genes,

---

[30] Richard Dawkins, *L'Horloger aveugle*, Robert Laffont, 1999.

dos "pseudogenes", que se desativaram ao longo da evolução, sem criar uma excessiva dificuldade ao seu portador. Os genes codificantes para os mecanismos olfativos se inscrevem nessa categoria: a maioria deles se desativou no homem, sem que essa evolução o colocasse realmente em perigo. Em resumo, os genes inativos são quase tão numerosos quanto os genes ativos. Alguns desses pseudogenes[31] são muito antigos e deteriorados, e não têm mais potencial de expressão. Outros são mais recentes, portanto menos deteriorados, e poderiam por um efeito de mutação se tornar ativos no futuro.

A expansão do material genético também se explica em parte por duplicações de genes: por um mecanismo *"reverso"*, um mesmo gene foi reintroduzido no DNA em vários exemplares, que divergem naturalmente ao longo do tempo, alguns se desativam, outros podem permanecer ativos e mesmo adquirir funções diferentes do gene original: é graças a tal duplicação/divergência que vemos em tricromia, por exemplo. Chamamos essas famílias de gene de genes parálogos. No homem, a metade dos genes pertence a esses últimos.

As duplicações se devem com frequência aos transposons,[32] que são pequenas sequências de DNA que podem se integrar a um genoma e se multiplicar.[33] Temos cerca de um milhão e meio em nosso DNA, e eles desempenharam um papel-chave na evolução. Perto da metade de nosso DNA é constituído por tais sequências.[34]

A extraordinária complexidade do genoma humano não tem, portanto, outra causa que este empilhamento formidável, fruto da evolução nos últimos 4 bilhões de anos. O que muda, em compensação, é a intensidade da pressão de seleção natural, que se reduz, de forma que mesmo as modificações desastrosas de nosso genoma têm agora uma grande chance de se transmitir, e de se acumular.

Sob o efeito desse enfraquecimento da seleção natural, a degradação de nosso genoma vai afetar particularmente nosso sistema nervoso central e

---

[31] Em 2010, descobriu-se que os pseudogenes exerciam um sutil papel regulador cujas disfunções podiam provocar doenças. A miopatia facioescapular é uma delas.

[32] São, simplificando, sequências de DNA que se comportam como "retrovírus" da família da AIDS.

[33] De forma resumida, reagrupamos sob o termo transposons todas as sequências de DNA de origem retroviral ou que obedecem a mecanismos próximos.

[34] N. Bannert N. e R. Kurth, "Retroelements and the Human Genome: New Perspectives on an Old Relation", *Proc. Natl. Acad. Sci. USA*, 2004.

nossa conexão neuronal. Eis por que a medicina biotecnológica que se anuncia não é uma escolha, mas sim uma necessidade. De fato, o risco é certo, em um longo período: a replicação do DNA não conhece o "defeito zero", e o sentido dos defeitos é imprevisível.

Capítulo 2

O cérebro, primeira vítima da degradação de nosso genoma

Por que o declínio da seleção natural é particularmente preocupante para o cérebro humano? Porque o pensamento, a consciência, a especificidade do ser humano baseiam-se na organização formidavelmente sutil e frágil de seu sistema nervoso central, cuja regulação genética é particularmente complexa.

Sem seleção, não há mais motivo para que nossas capacidades intelectuais se mantenham do que havia motivo para os animais que se tornaram cavernícolas conservarem olhos funcionais.[1]

A batalha no coração de nosso cérebro: quando nossos neurônios fazem haraquiri

A construção do cérebro, antes e depois do nascimento, não é um longo rio tranquilo. À seleção darwiniana do DNA entre os indivíduos se superpõe a seleção dos neurônios. Com efeito, reina no interior do sistema nervoso central uma batalha feroz entre grupos de neurônios que se traduz sempre por uma hecatombe: muitos de nossos neurônios se suicidam antes mesmo de nosso nascimento. Apenas os mais bem conectados aos outros, os mais bem integrados aos grandes cruzamentos do cérebro sobrevivem.

O cérebro e a economia liberal: os mesmos combates

Encontramos no cérebro dois níveis de regulação/seleção. Esse duplo sistema de regulação, forma de darwinismo neuronal, tem muitos pontos em comum com a economia liberal, na qual o direito define as grandes linhas da organização econômica e favorece a concorrência entre as empresas. Estas lutam para sobreviver com uma grande latitude de escolhas sobre os meios, a partir do momento que respeitam o quadro geral... e existe, além do mais, uma poderosa legislação sobre a falência – *Chapter Eleven* nos Estados Unidos – para

---

[1] Os animais que vivem na escuridão perdem suas capacidades visuais em alguns milênios. Como as mutações deletérias sobre os genes implicados na visão não têm consequências sobre sua capacidade de se reproduzir... elas se acumulam rapidamente.

retirar os ramos mortos. O primeiro nível de regulação/seleção é fixado pelos genes, e determina as instruções gerais de funcionamento dos neurônios e de suas conexões (o direito da concorrência), mas também as ferramentas de suicídio celular (o qual assinala a falência do neurônio...). O segundo reflete as interações entre os neurônios e o meio (a adaptação ao mercado). Claro, não é um mecanismo consciente: um neurônio não pensa.

Essa batalha implacável entre neurônios no interior de nosso cérebro nos molda. Da mesma forma que a maior parte das espécies que viveu sobre a Terra desapareceu, uma grande parte[2] de nossos neurônios vai morrer antes mesmo de nosso nascimento: a seleção é impiedosa!

O DNA dá ao neurônio um plano de ação: estabelecer o maior número de conexões de qualidade com outros neurônios que pertencem aos "mapas cognitivos", aos quais está ligado. No fim das contas, um mecanismo celular avalia a qualidade dessas conexões. Um "bom neurônio" deve estabelecer cerca de mil conexões, com a ajuda de prolongamentos chamados axones que resultam em interfaces, as sinapses. A criação de sinapses se faz em um ritmo vertiginoso de 30 mil a 50 mil por segundo. Se não há conexões suficientes ou se estas são instáveis, o neurônio, como um verdadeiro kamikaze, aciona as bombas do "cinto de explosivos" que carrega com ele. Os neurônios que fracassaram na construção de uma bela rede de sinapses fazem haraquiri. Uma cascata bioquímica complexa e magnificamente orquestrada desencadeia, de fato, reações químicas mortais[3] para o neurônio que é destruído e cujos fragmentos são absorvidos por neurônios vizinhos.[4]

As interações do cérebro com seu meio estabilizam certas conexões sinápticas em detrimento de outras. Os principais fatores que determinam o sucesso ou o fracasso de um neurônio (sua sobrevivência ou seu suicídio, na prática) são, de fato, o acaso e a adequação do dito neurônio aos estímulos a que ele está submetido, isto é, ao meio. Assim, os neurônios encarregados da visão não sobrevivem se o animal recém-nascido for colocado no escuro. Um neurônio que não é submetido aos estímulos desaparece.[5] A seleção neuronal

---

[2] Até 90% em certas zonas do cérebro do embrião.

[3] As enzimas ditas caspases desempenham um papel essencial nesse processo.

[4] Definitivamente, os neurônios são células nas quais os mecanismos de suicídio celular, teorizados pelo prof. Ameisen, são os mais potentes.

[5] Os orfanatos romenos, onde as crianças eram abandonadas à própria sorte, sem estimulação intelectual ou sensorial, são um exemplo trágico dessa lógica: as crianças ali

é a primeira etapa do confronto entre nossos genes e o meio, e começa bem antes da ação da educação parental e do ensino.

A conexão cerebral se constrói portanto progressivamente, desde a concepção até a morte, por meio dessa alquimia entre o potencial trazido por nossos genes e o meio. Esta é a razão pela qual mesmo os verdadeiros gêmeos têm uma conexão neuronal distinta. Todavia, o programa genético desempenha um papel fundamental na construção de nosso cérebro: um chimpanzé[6] jamais fará estudos superiores porque seu patrimônio genético não o permite.

O cérebro emerge progressivamente de uma variedade de tentativas que são selecionadas ou não por uma concorrência impiedosa entre nossos neurônios. A regulação do suicídio dos neurônios torna-se cada vez mais complexa ao longo da evolução e atinge seu nível máximo no homem, condição *sine qua non* para produzir um cérebro mais plástico, mais reativo ao meio. A inteligência provém, de fato, em grande parte da capacidade genética de nosso cérebro para se construir em função dos estímulos a que está submetido.

A biologia da consciência não é portanto construída exclusivamente segundo instruções de nossos genes. Nosso cérebro não se constrói a partir de um programa genético rígido e engessado, mas pela seleção das conexões cerebrais que são pertinentes em determinado meio.[7] Seus "programas" se desenvolveram ao longo do tempo por um processo interativo. Os mecanismos de regulação (de primeiro nível) que geram as conexões pertinentes (de segundo nível) em relação ao meio foram selecionados, contrariamente aos outros. Os dois níveis de seleção são sinérgicos. Ou seja, a seleção darwiniana fez emergir os melhores mecanismos de auto-organização da conexão neuronal porque os indivíduos cuja conexão é otimizada pela relação com seu meio têm uma forte probabilidade de se reproduzir, por causa de suas capacidades cognitivas superiores.[8]

---

sofriam de deficiências intelectuais importantes com uma idade mental muito baixa. E esse atraso é praticamente irrecuperável.

[6] Com exceção de um chimpanzé cujo genoma teria sido modificado. É preferível que a produção de quimeras homem-primata seja universalmente proibida.

[7] Esta é a razão pela qual cada um é único e não é o produto determinista de seus genes, ainda que sem estes últimos não haja cérebro.

[8] E de transmitir os bons mecanismos genéticos de auto-organização do cérebro.

Evidentemente, essa superioridade só se materializa se o cérebro for submetido aos estímulos que permitem uma boa expressão dos mecanismos reguladores da seleção neuronal!

O papel dos genes

Nosso DNA desempenha nessa biologia da consciência o papel de organizador. Ele não entra nos pormenores da conexão de nosso cérebro, mas sua participação permanece fundamental porque dá as instruções gerais de funcionamento dos neurônios, as que permitem a pilotagem axonal e a criação das sinapses. Os genes também permitem a produção das moléculas responsáveis pelos sinais eletromagnéticos responsáveis pela transmissão do influxo nervoso. Dão, além do mais, as instruções que permitem ao neurônio avaliar a qualidade dos vínculos que teceu com as outras células e a coerência das redes neuronais (os mapas cognitivos) aos quais se integrou. Por fim, o DNA dá aos neurônios as ferramentas biológicas que lhes permitem se suicidar, o que, como já compreendemos, é crucial na organização do tecido cerebral.[9]

Os genes realmente desempenham um papel crucial ao comandar a migração e a diferenciação dos neurônios, mas também o tipo daqueles com os quais é necessário privilegiar as conexões sinápticas, ainda que seu poder sempre deva ser equilibrado com o do meio.

Os genes organizam a criação de inúmeros neurônios que estabelecem conexões sob o domínio do acaso e de um plano de ação geral. E depois os neurônios que foram pouco solicitados pelo meio e que, portanto, se integram mal às redes neuronais desaparecem.

De onde vêm a inteligência e a consciência?

Como esses mecanismos que, no homem, resultaram na emergência da consciência e na civilização puderam emergir do acaso genético? Como a matéria se torna pensante?

Estas questões inquietaram gerações de cientistas e encontraram as primeiras respostas há apenas trinta anos. Jean-Pierre Changeux[10] e Gerald Edelman, principalmente, foram os primeiros a compreender que o darwinismo das sinapses se soma ao darwinismo dos genes.

---

[9] Além disso, as funções de base do neurônio, como para todas as células, são pilotadas por genes ditos "de limpeza", "*house keeping genes*", em inglês.

[10] Em seu rastro, Stanislas Dehaene, Lionel Naccache e Laurent Cohen.

Construiu-se, desde os anos 1990, uma biologia da consciência. Os pesquisadores ainda não dispõem de uma compreensão perfeita do funcionamento do cérebro, mas o quadro geral se delineia rapidamente.

O cérebro é fruto de uma lenta seleção darwiniana, que produziu o segundo nível de seleção e pilota a plasticidade cerebral. Os mecanismos bioquímicos e eletroquímicos que produzem o pensamento e a consciência vêm de longe. A evolução "inventou" o neurônio há 500 milhões de anos. Esta célula especializada na produção de influxos elétricos transmitidos de neurônio a neurônio integrou-se ao longo da evolução em conjuntos de neurônios que geram respostas mais e mais sutis aos estímulos externos.

Em uma primeira fase, os neurônios não estavam agrupados sob a forma de um cérebro centralizado, mas serviam de interface entre o organismo e seu meio. Esse tipo de neurônio ainda existe, são os nervos periféricos que nos permitem sentir o mundo, mas o essencial das células nervosas concentrou-se progressivamente no cérebro.

O plano exato da conexão cerebral não existe em nenhum lugar e certamente não nos cromossomos. O DNA tem uma ação mais sutil: dá a nossos neurônios uma caixa de ferramentas que lhes permite construir uma rede de conexões plásticas e dinâmicas. O gene dá à rede neuronal a capacidade de se reconectar em função da evolução do meio. O estímulo ativa certas conexões neuronais que vão em reação se reforçar. A sinapse se torna então perene.

O cérebro possui, portanto, a capacidade genética de se reconectar em reação à experiência. Mas o cérebro dos animais superiores, principalmente dos primatas e do homem, adquiriu a capacidade de se modificar sob a influência não mais apenas de reações ao meio, mas também de experiências cognitivas internas: a consciência e os sonhos são a tradução disso. É esta faculdade que está na origem do pensamento.

O cérebro se constrói, portanto, graças a uma mistura de determinismo genético, de resposta ao meio e de acaso. Esses três componentes são indispensáveis à emergência da consciência. No arcabouço genético, a rede de neurônios e de sinapses se constrói em resposta aos estímulos do meio.[11]

---

[11] Outra categoria de células, as células gliais, que auxiliam o funcionamento dos neurônios, desempenha um papel essencial na atividade cerebral. Existem dez vezes mais células gliais do que neurônios.

O funcionamento e a organização física do cérebro são intricados.[12] É nosso cérebro que pensa, mas pensar o modifica a cada instante. Pensar modifica a conexão neuronal, que em resposta orienta nossa atividade cerebral futura. Nosso cérebro é, portanto, mais que um microprocessador: trata-se mais de um circuito integrado cujo design eletrônico se modificaria em função das tarefas efetuadas e das experiências acumuladas. A memorização de uma lembrança corresponde, por exemplo, à criação de novas sinapses entre os neurônios do hipocampo, que é uma zona do cérebro crucial na memorização. Essa sinapse vai modificar nossa atividade cerebral e nossa maneira de pensar. O cérebro se reconstrói a todo momento. É um órgão profundamente plástico e dinâmico. Foi sobre essa base que a inteligência se desenvolveu.

O cérebro é o órgão que está submetido à mais forte pressão de seleção: uma pequena variação das capacidades cognitivas se traduz em uma forte diferença na probabilidade de chegar à idade da reprodução. Isto é ainda mais verdadeiro na espécie humana, que era relativamente frágil de um ponto de vista físico em comparação aos predadores e que rapidamente pôde contar apenas com sua inteligência para sobreviver em um mundo hostil. O homem, animal muito generalista (sem orientação particular, corredor medíocre, pífio nadador, mau escalador, pouco potente) sobreviveu graças à sua plasticidade comportamental ligada à originalidade de seu desenvolvimento cerebral.

Os geradores de complexidade

Se a plasticidade está na fonte da inteligência, a questão que se coloca então é a da origem genética de suas regras de organização. Esta questão é ainda mais apaixonante porque a emergência do homem moderno foi extremamente rápida, na escala dos tempos geológicos. Os centros cerebrais da linguagem foram moldados em menos de 200 mil anos, ao passo que foi necessário mais de um bilhão de anos para passar das bactérias às formas de vida multicelulares.

De fato, essa aceleração se explica por uma espécie de entusiasmo de certos mecanismos genéticos a partir de uns 10 milhões de anos, na linhagem dos primatas. E esse entusiasmo foi ainda mais espetacular para o controle genético de nosso cérebro que para o resto da regulação biológica.

---

[12] O *hardware* e o *software* são apenas um.

Do macaco ao homem: um emaranhado de regulações

A linhagem que deu o homem separou-se do ramo conduzindo aos chimpanzés há cerca de 7 milhões de anos. Entre os chimpanzés e nós, pouca diferença aparentemente: apenas 1% de DNA, é o que se explica na mídia.

Mas as aparências enganam. Claro, poucos genes nos distinguem,[13] mesmo que se possa citar algumas zonas e genes importantes para a organização do cérebro: *HAR1*, *HAR2*, *FOXP2* ou ainda *ASPM*... Mas as principais variações residem nas sequências de DNA reguladoras dos genes, e ali, há muito mais que 1% de diferenças. Por outro lado, algumas modificações modestas de nosso DNA podem ter consequências consideráveis, uma vez que se trata de um sistema "fractal"[14] capaz de gerar muita diversidade a partir de poucas informações.

Há alguns milhões de anos a máquina darwiniana se entusiasmou um pouco nos primatas superiores de nossa linhagem, principalmente sob a influência de uma atividade crescente dos transposons, que geraram inúmeras inovações celulares – e muitos prejuízos. As mudanças mais cruciais trazem nomes ou acrônimos relativamente obscuros: *Editing A-I*, RNAi, *alternative splicing*, sequências ALU, exonização de transposons etc.

Esses mecanismos genéticos permitem uma sutil "regulagem" de nossas proteínas, principalmente no nível neuronal. Essas regulações são muito, muito mais complexas em nós do que nos chimpanzés.

Entre o chimpanzé e o homem, as principais diferenças residem tanto na expressão quanto na estrutura dos genes. Em que momento do desenvolvimento do cérebro tal rede de genes se expressará e qual sua duração? A partir de genes muito semelhantes, é possível gerar enormes diferenças. A evolução jamais parte do zero: ela reforma, ela rearranja.[15]

O pensamento conceitual e a consciência no homem se desenvolveram principalmente a partir dos genes já existentes nos primatas, mas coordenados, regulados por um número reduzido de sequências de DNA específicas à nossa espécie.

---

[13] Isso é igualmente verdade em relação ao camundongo e mesmo à mosca drosófila.

[14] Um sistema fractal se constitui a partir de uma informação mínima. É um sistema econômico em informações, mas que pode desviar de forma muito violenta e rápida.

[15] O gene *FOXP2* que desempenha um papel essencial na linguagem humana é o pivô da ecolocalização no morcego.

Esta diferença neuronal própria da configuração do homem bem como sua adaptação ao sistema de exploração são, portanto, absolutamente essenciais. Mas, precisamente, esse sistema constitui o elo frágil, e o recuo da seleção favorece o aparecimento de mutações com consequências graves nas sequências de DNA que pilotam nosso funcionamento cerebral. Essa degenerescência pode ser apenas funcional – ela atinge algumas funções – ou sistêmica, o que significa que ela deteriora o conjunto do sistema de exploração, provocando a pane de todos os programas.

O papel crucial dos transposons e dos retrovírus nos primatas superiores

Os transposons[16] estão na origem de muitas inovações importantes no genoma dos animais superiores. A luta entre os policiais (nossos sistemas de luta contra os transposons) e os ladrões (os transposons) dura pelo menos 100 milhões de anos. Devemos muito a esse combate, que fez um número incalculável de vítimas nas gerações precedentes: a sutileza genética constituiu-se sobre os escombros dessas batalhas. Se você consegue ler estas linhas hoje é porque seus ancestrais conseguiram se adaptar aos transposons e "domesticá-los" sem se dar conta.

A saída para esses combatentes na maioria das vezes consistiu em um compromisso genético e em uma cooperação entre os antigos inimigos. Essa colaboração entre os animais ou as plantas e os retrovírus foi extremamente fértil. E é na organização do cérebro que se encontra a maioria dos traços dessa internalização dos transposons e retrovírus.[17]

Muitas das sequências de nosso DNA que permitiram a sofisticação do cérebro dos primatas superiores e do homem moderno são, com efeito, oriundas de material genético "viral".[18] São os transposons, estes vírus particulares que entre 300 milhões e 500 milhões de anos atrás invadiram o DNA de nossos ancestrais. Ondas sucessivas desses elementos genéticos remodelaram nosso genoma, principalmente por sua capacidade de cortar

---

[16] Nota para os especialistas: por comodidade, englobamos sob o termo os HERV, os transposons, retrotransposons e todas as outras sequências retroides.

[17] É o que torna as modalidades da conexão neuronal e a formação de nosso cérebro filosoficamente fascinantes.

[18] A origem dos transposons permaneceu por muito tempo desconhecida. No início de 2011 um notável estudo mostrou que se trata efetivamente de antigos vírus, ditos "virófagos", porque têm a capacidade de atacar outros vírus.

(ou colar) um pedaço de cromossomo para colá-lo mais adiante. Os transposons são "cleptomaníacos" que roubam genes contíguos quando se deslocam no interior do genoma. Esta é uma das razões pelas quais temos famílias de proteínas que "descendem" de um gene comum que foi duplicado[19] pelos transposons.[20] Esse ponto é essencial para o funcionamento cerebral, pois isso permitiu o aparecimento de múltiplos pares neurotransmissores e receptores nas sinapses. Por meio de mecanismos de associação complexos, esses "acréscimos" ao nosso genoma tiveram consequências bem diferentes.

Na maior parte do tempo, o transposon ou retrovírus matou o animal atingido. Mas, às vezes – raramente –, essas introduções acidentais de pedaços de DNA, que fizeram uma inacreditável bagunça no interior do genoma de nossos ancestrais, trouxeram melhorias fundamentais.[21] Por exemplo, em uma pequena parte da conexão que permitiu ao individuo progredir em conceitualização, ou na função cognitiva. Essa melhoria da conexão neuronal permitiu a esse indivíduo aumentar sua chance de atingir a puberdade e, portanto, de se reproduzir. Assim funcionou, de maneira bem aleatória, a evolução em direção ao homem.

Nos últimos 200 mil ou 300 mil anos houve aceleradores de mudança na pilotagem genética de nosso sistema nervoso central. Esse mecanismo muito acelerado das mutações, o equivalente do espírito *start-up* nos negócios, permitiu que as inovações emergissem.

Progressivamente, a evolução desativou as funcionalidades mais perigosas dos transposons integrados ao nosso DNA, um pouco como quando se cortam as asas dos patos domésticos. Existem hoje em nosso DNA dezenas de mecanismos de controle e de regulação da atividade dos transposons.

Mais forte que o imposto sobre a herança: o retrotransposon

Descobriu-se recentemente que a evolução utiliza os transposons de uma maneira ainda mais radical. Os "retrotransposons L1"[22] têm uma capacidade reforçada de se deslocar durante as etapas precoces da formação do cérebro. Uma parte dos 500 mil retrotransposons L1 que o DNA de cada uma dessas células

---

[19] O termo genético é "duplicado".

[20] Existem outros mecanismos de duplicação dos genes, mas parecem mais raros.

[21] Descobriu-se, por exemplo, que a placenta dos mamíferos tem sua origem em um retrovírus.

[22] O retrotransposon é um tipo particular de transposon.

aloja tem, portanto, o poder de modificar o genoma de nossos neurônios de maneira aleatória.[23] Isso reforça o caráter único de cada um de nossos cérebros. Esse processo gera uma nova camada de diversidade e explica por que a análise do DNA de nossas células gengivais ou de nossos glóbulos brancos[24] não pode predizer de maneira perfeita a estrutura dos cromossomos de nossos neurônios. Este mecanismo participa na geração de uma grande variedade de células cerebrais: existiriam pelo menos 10 mil tipos distintos! Os retrotransposons, ao transformar profundamente a estrutura genética de um grupo de neurônios, mudam suas características eletroquímicas e, portanto, seu destino. Se essa modificação favorecer a qualidade das conexões desses neurônios, a probabilidade de sobreviverem ou se suicidarem é profundamente afetada.

Desse modo, os retrotransposons têm um papel importante na evolução do genoma no longo prazo, mas igualmente na escala de cada geração. Muito evidentemente, a modificação do genoma deste ou daquele grupo de neurônios em nosso cérebro não será transmitida à geração seguinte porque essa variação não diz respeito aos nossos espermatozoides ou nossos óvulos.[25] Em contrapartida, essas intervenções desorganizadoras modificam a probabilidade de se chegar à puberdade e de se ter uma descendência.

O fenômeno chamado retrotransposição não se deve ao acaso: ele é pilotado por nosso DNA. Uma vez mais, descobrimos que nosso genoma gera o acaso para criar diversidade e plasticidade. Como vimos mais acima, a atividade dos transposons é enquadrada por inúmeros mecanismos genéticos. Parece que essas limitações são suprimidas de maneira ativa durante alguns dias no decorrer das fases precoces da construção do cérebro do embrião: a "polícia dos retrotransposons" então abandona a cena.[26] Além do mais, tais inserções de retrotransposons parecem se produzir de maneira privilegiada na proximidade dos genes implicados na formação do cérebro. A "polícia dos retrotransposons" abandona os bairros essenciais, o que maximiza o impacto sobre o destino neuronal.

---

[23] Essa descoberta é recente porque as técnicas tradicionais não permitiam estudar o genoma em largas amostras celulares.

[24] Na maioria das vezes, o sequenciamento do DNA é realizado a partir de uma amostra salivar ou de um exame de sangue.

[25] Existem algumas modificações do genoma induzidas pelos elementos L1 nas células precursoras dos espermatozoides e óvulos, mas é um fenômeno bastante marginal.

[26] A proteína Sox2 poderia desempenhar um papel crucial nesse mecanismo.

Como vimos, esse mecanismo repete parcialmente os mapas entre gerações. Sua participação na igualdade das oportunidades é mais vigorosa que a taxação das heranças. Não apenas somos únicos, mas o genoma de nossos neurônios não é unicamente uma mistura dos genomas de nossos pais. De fato, os filhos de gênios só raramente também são gênios.

A falha desse sistema, até aqui mais ou menos eficaz, é o declínio da seleção natural na humanidade. As consequências são, no fim, cataclísmicas para nosso genoma.

O paradoxo político de nosso cérebro

No passado, duas grandes visões da relação entre nosso cérebro e nossos genes se opunham.

Certos homens de esquerda minimizavam a importância da genética e enfatizavam o papel do meio na constituição de nossas capacidades intelectuais; em oposição, uma corrente conservadora defendia uma visão geneticamente determinada de nossa consciência. Os primeiros negavam os genes, e os segundos tinham tendência a nos acreditar determinados por nossos cromossomos.

Como vimos, nossos genes não determinam o funcionamento individual de nossos neurônios... 25 mil genes teriam realmente dificuldade para pilotar sem interrupções 100 bilhões de neurônios, sendo que cada um está conectado de mil a 10 mil outros. Nosso cérebro não poderia de forma alguma ser configurado de maneira tão fina a partir de tão poucos genes. Mas o genoma possui um poder organizacional muito superior ao volume de informações que ele comporta: assemelha-se a um *software* comprimido. As células se comportam como se descomprimissem o programa DNA. O gene *DSCAM*, que participa da pilotagem dos neurônios na mosca drosófila, pode gerar, por exemplo, mais de 38 mil proteínas diferentes que são expressas segundo as circunstâncias e os períodos do desenvolvimento da mosca.[27] Por outro lado, os genes são ativados por grupo, o que cria um número muito elevado de combinações (mais uma vez trata-se de um fractal: produzir muita diversidade a partir de poucas informações de partida). É por isso que nossos genes não determinam senão um quadro geral de organização de nosso cérebro, enquanto o papel do meio cultural e educativo é crucial na construção de nosso ser.

---

[27] O equivalente humano é bem menos conhecido.

Aqui está o paradoxo "político": é porque nossos genes organizam apenas um esquema diretor que nosso cérebro é tão sensível às mutações genéticas. Se fosse organizado de maneira fina e direta por nossos genes, se cada um de nossos neurônios fosse pilotado sem interrupções por um gene (o que é, como vimos, impossível), uma mutação em um dos genes teria apenas poucas consequências: um neurônio a cada 100 bilhões seria defeituoso, o que permaneceria administrável. Mas este não é o caso.

Sistema nervoso: a ameaça fantasma

Nosso genoma é, portanto, bem frágil. É animado por dezenas de mecanismos mais sutis uns que os outros, e uma modificação mínima em um deles pode ter consequência catastróficas.

Em compensação, o cérebro humano desenvolveu-se sob uma dupla imposição evolucionista. O volume cerebral do bebê coloca um problema durante o parto por via baixa, ao passo que nenhuma outra espécie de mamíferos encontra esta dificuldade. Houve duas pressões contraditórias: um maior volume cerebral permite uma melhor adaptação ao meio, o que é positivo para o pequeno homem, mas, ao mesmo tempo, a marcha bípede de nossa espécie não permite que a angulação da bacia se distancie de 127°. Nosso cérebro foi, portanto, submetido a uma forte pressão para ser compacto: ter uma cabeça grande pode levar a mãe à morte durante o parto[28] caso o bebê fique bloqueado no canal obstétrico.

Além disso, os genes que empurram para um maior ou menor volume craniano são freados e ativados de maneira diferencial pelo pai e pela mãe. A mãe bloqueia geneticamente os genes que favorecem um grande volume craniano, ao passo que o pai faz o oposto.[29] Considera-se que este conflito poderia ser uma explicação para a origem da esquizofrenia.

Para compreender melhor a amplitude e a natureza da ameaça, é preciso repetir o que dissemos sobre o cérebro: é uma máquina formidável cujo funcionamento muito particular reúne ao mesmo tempo grande força (ele produz nossa consciência) e impressionante fraqueza.

---

[28] Antes do desenvolvimento da cesariana, é claro.

[29] Essa regulação diferencial dos genes segundo os dois genitores se chama *imprinting*. A biologia materna procura reduzir o risco de que um feto com cabeça grande "mate" a mãe durante o parto. De um ponto de vista darwiniano é de uma lógica implacável.

À imagem de todos os seres vivos, o cérebro não é fruto de um "projeto" que teria gerado um aperfeiçoamento ao longo dos milênios, mas de uma marcha ao acaso totalmente errática. A consciência não é resultado de uma mecânica racional (como o motor que "funciona perfeitamente", por exemplo), mas de uma emergência progressiva que a cada fase ameaça desabar. Lembremo-nos da imagem da loteria: são bilhões e bilhões de sorteios, em que todas as vezes a natureza tenta ao acaso uma combinação particular, que permitiram a evolução darwiniana. Resultado: em vez de um princípio regulador preciso, nosso cérebro possui milhares de sequências genéticas reguladoras. As sequências de nosso genoma que regulam nosso cérebro podem ser tudo menos logicamente ordenadas: são encavaladas, superpostas, cegas, sem objetivo e muitas vezes contraditórias. O resultado disso é que o recuo da seleção natural degrada tendencial e lentamente as bases biológicas de nossa consciência.

Essa degradação é, contudo, mascarada porque a civilização, a cultura e a educação substituem rapidamente a evolução darwiniana, bem mais lenta.

O plano diretor é terrivelmente complexo

Portanto, nosso genoma se contenta em definir o plano diretor de nossa organização cerebral, sem organizar o pormenor do funcionamento de cada um de nossos bilhões de neurônios. Mas o plano diretor já é ele mesmo de uma complexidade assustadora.[30]

O grande problema de tal mecanismo (que, em compensação, é diabolicamente eficaz, pois permite que eu escreva estas linhas e que você as leia) é que seu equilíbrio geral é dependente da mínima variação. Para bem compreendê-lo, comparemos o funcionamento do cérebro com a hierarquia das normas jurídicas: no alto, a Constituição, norma fundamental a que são subordinadas as leis, e depois os regulamentos. Uma vírgula mudada na Constituição pode ter consequências fundamentais sobre todas as normas colocadas sob ela: uma lei pode se tornar anticonstitucional, por exemplo. Basta uma vírgula ou uma palavra alterada no art. 16 da Constituição francesa para que se passe à ditadura... Mas a Constituição não regula no pormenor a vida de cada um de nós. As regras que regem a estrutura do cérebro são comparáveis à Constituição; a capacidade delas de deterioração de seu funcionamento é imensa.

---

[30] A grande dificuldade não é gerar complexidade... é enquadrá-la! É realmente aqui que reside o papel mais crucial do DNA na organização de nosso cérebro.

O famoso "efeito borboleta" meteorológico em virtude do qual um batimento de asas de borboleta em Nova York pode provocar um cataclismo em Sydney também se aplica à genética.

Um artigo publicado na revista *Science* demonstra que nosso DNA tem uma organização espacial ainda mais complexa do que se acreditava: nossos cromossomos não são um fio tenso, mas formam uma espécie de bola de lã, que se aproxima dos genes e dos pedaços de DNA reguladores linearmente muito distantes uns dos outros. Mutações de uma única letra do DNA em 3 bilhões podem modificar a forma em três dimensões do DNA e distanciar genes que precisam estar próximos para "trabalhar juntos sob forma de redes". Mas tais modificações se produzem a cada geração.[31] Uma única letra do DNA alterada pode realmente conduzir à debilidade profunda do sujeito... ou não alterar absolutamente nada.

Por outro lado, um estudo recente,[32] realizado na Universidade de Nimega, nos Países Baixos, traz uma visão inquietante do papel das mutações espontâneas de nosso genoma no retardo mental. Os especialistas holandeses atribuem a essas cinquenta a setenta mutações intergeracionais uma responsabilidade importante na deficiência mental. Ou seja, esses trabalhos levam a crer que as variações espontâneas das sequências cromossômicas[33] podem ser responsáveis por um bom número de deficiências mentais. As formas mais graves não se transmitem, uma vez que a sociedade não encoraja a procriação desse tipo de deficiente. Em contrapartida, as deteriorações menos graves se transmitem e se acumulam.

A ameaça que o declínio quase completo da seleção darwiniana faz pairar é ainda invisível porque a alteração do patrimônio de um indivíduo é marginal[34] em um primeiro tempo. É no momento uma ameaça fantasma; por isso é ainda mais perigosa.

---

[31] Mas a cada geração, não menos do que setenta letras mudam em nosso genoma... setenta mutações em 3 bilhões de bases químicas que o nosso DNA tem parece pouco, mas é preciso lembrar que uma parte importante de nossos genes, bem como vastas zonas reguladoras, estão implicadas no funcionamento cerebral.

[32] *Nature Genetics*, novembro de 2010.

[33] Lembremo-nos, por outro lado, que uma modificação marginal da sequência do DNA pode provocar consequências graves unicamente por uma mudança da forma tridimensional dos cromossomos.

[34] Se excluirmos os 2% de deficiências intelectuais graves.

A cultura, o ensino e as técnicas pedagógicas permitem até certo ponto compensar a degradação de nosso patrimônio, e nem todos são afetados ao mesmo tempo por uma mutação desfavorável. Se minha descendência é portadora de uma mutação desfavorável sobre a organização de um centro importante do sistema nervoso central, toda a população não está envolvida no médio prazo. Não estamos coletivamente condenados a nos tornar amanhã de manhã "mutantes débeis".

Esta degenerescência – uma vez que realmente é preciso chamá-la assim – levará séculos e milênios; progredirá apenas por ínfimos movimentos silenciosos. Mas isso se produzirá bem mais rapidamente que o ritmo anterior do movimento que nos fez evoluir "positivamente". Imaginemos que nosso corpo seja um motor de carro. Um único cabo desligado pode provocar uma pane; em compensação é preciso muito tempo para transformar um carro de passeio em um carro de corrida... Lembremo-nos de que foram necessárias 300 mil gerações para passar do australopiteco ao homem contemporâneo, principalmente graças ao entusiasmo da ação dos retrovírus sobre nosso código genético!

O fim da seleção darwiniana muda radicalmente o jogo, pois os indivíduos que têm um patrimônio genético ruim não saíram da partida. Com o tempo – mesmo assim algumas dezenas de milênios –, a consequência será uma degradação geral de nosso genoma. A degradação é inelutável? Não, pode ser parcialmente combatida pela medicina tradicional atual e futura, mas apenas até certo ponto.

A genética depois de Auschwitz

Não faz muito tempo que saímos de um século em que a genética foi instrumentalizada para justificar o racismo, o Holocausto, ou ainda as opiniões conservadoras e coloniais. Auschwitz foi construído com base em teorias raciais que se inspiravam em um desarranjo da genética. Dois prêmios Nobel franceses, Charles Richet e Alexis Carrel, que construíram uma visão racista e desigual da sociedade, inspiraram vários teóricos do Terceiro Reich e o círculo de Philippe Pétain.

A biologia deve, portanto, ser extremamente prudente e jamais esquecer que foi instrumentalizada para colocar em ação as piores loucuras raciais. O desvio da genética para fins totalitários foi uma das grandes características do século XX. Os piores horrores foram cometidos em seu nome. A tentativa de singularizar a história dos povos pelo recurso a análises genéticas é um terreno escorregadio.[35]

Esses desvios testemunham, aliás, a extrema modernidade de Darwin. Contrariamente a uma ideia preconcebida, este último jamais defendeu um modelo social conservador, submetido à lei do mais forte e autorizando a supressão dos indivíduos frágeis. Jamais legitimou teses racistas, mesmo quando a sociedade inglesa do século XIX estava convencida da superioridade do "homem branco". Aliás, em 1925, homens de esquerda, unanimemente respeitados hoje por seu humanismo, ainda falavam de raças superiores e inferiores, como Léon Blum no congresso da Seção Francesa da Internacional Operária (SFIO).

Todo discurso sobre a degradação genômica da humanidade logo evoca essas sombrias lembranças. Não se trata hoje de promover uma ideologia desigual, mas, pelo contrário, estabelecer medidas que protejam nosso patrimônio genético no futuro.

A indispensável intervenção da medicina biotecnológica

Desde o recuo da seleção darwiniana, a organização da sociedade moderna permite que as pessoas portadoras de ínfimas modificações acidentais de DNA sobrevivam. Geração após geração, essas modificações vão se combinar e se acumular. É ainda mais difícil prever o ritmo de degradação,[36] mas o que parece provável é que a derrocada seja relativamente rápida em relação à duração do parêntese darwiniano. O fenômeno de degradação de nosso genoma será progressivo, irregular, e isto na escala de alguns milênios. A variabilidade do patrimônio genético vai aumentar consideravelmente. Teremos, portanto, de intervir, graças à ciência, para impedir esse declínio.

Não poderemos evidentemente voltar para trás e reintroduzir mecanismos darwinianos. Muito felizmente eles desapareceram de nossas sociedades modernas, e isto é uma boa coisa.

Quais são então as soluções?

---

[35] David B. Goldstein, *L'Héritage de Jacob: Une vision génétique de l'histoire juive*, Yale University Press, 2008.

[36] Os mecanismos genéticos que regulam o funcionamento cerebral ainda não são perfeitamente conhecidos.

Primeira possibilidade: não fazer nada. Os pais, os educadores, os médicos, os fonoaudiólogos conseguirão remediar a ligeira queda[37] de capacidade do cérebro. É a solução mais simples. Mas, ao longo das gerações, o fosso se tornará intransponível.

Segunda possibilidade: os "encontros genéticos". Cada casal que tem a intenção de procriar faz um teste genético antes da concepção para descobrir as doenças "heterozigotas recessivas",[38] e em seguida garante que depois da concepção seu filho não apresente traços de risco de doenças graves. Veremos mais adiante o caso exemplar da erradicação da doença de Tay-Sachs em Israel por um simples teste estabelecendo o risco de transmissão pelo casal; em caso de risco, o rabino dedicava-se a desencorajar o casamento entre os futuros esposos. Esse gênero de prática evidentemente se aproxima muito do eugenismo, conceito que pode recobrir práticas extremamente diversas mas cujo ponto em comum é, segundo a raiz etimológica do termo, o "bem nascer". Ao substituir a seleção darwiniana pela seleção racional por meio da previsão genética, o eugenismo poderia ser um paliativo.[39] Veremos o quanto essa solução, que hoje provoca indignação (embora ela já exista oficialmente), será, segundo toda probabilidade, muito amplamente utilizada no futuro. No caso israelita, ela quase permitiu a erradicação de uma doença incurável extremamente cruel para aquele que é afetado. Quem ousaria sugerir que teria sido melhor ela continuar existindo?

Terceira solução: a recriação de uma seleção social se encarnando em um novo sistema de "castas genéticas" em que a qualidade genética será preciosamente conservada e mantida. O resultado disso ao fim de algumas dezenas de gerações seria uma sociedade com várias velocidades genéticas. Essa perspectiva não é muito mais agradável que a reativação da seleção darwiniana no modo *struggle for life...*

Resta uma solução, a menos moralmente problemática de todas: desenvolver a engenharia genética, e de forma mais geral as diferentes facetas da medicina biotecnológica.

---

[37] Não falamos aqui dos 2% de humanos portadores de mutações que provocam problemas mentais muito graves.

[38] São doenças que não afetam senão os portadores do gene defeituoso em duplo exemplar, isto é, a cada dois exemplares do cromossomo portador do gene.

[39] Claro, essa solução não regula o problema das mutações surgidas durante a criação dos espermatozoides e óvulos.

Está claro que, para remediar a futura "deterioração" de nossa espécie, vai se tornar necessário no fim que nós mesmos ajamos sobre nossos genes. Este é o desafio atual para o futuro do genoma humano. É realmente a única maneira de preservar a bioequidade e evitar uma sociedade com várias velocidades genéticas.

A engenharia genética à qual se deve recorrer coloca imediatamente, no entanto, uma questão democrática fundamental: podemos aceitar um sistema desigual no qual haveria de um lado os ricos, cujos genes ruins[40] seriam tratados, e de outro lado os outros, abandonados ao seu destino genético? Será possível aceitar esta fratura médico-genética que significaria recriar uma seleção darwiniana à maneira NBIC?

Seria preciso deixar as populações se degradarem por obscurantismo genético, por causa de um *lobby* bioconservador que se colocaria no meio da estrada do progresso protestando ruidosamente?

Esses temas vão se tornar muito sensíveis nos anos vindouros. O papel da medicina biotecnológica promete despertar os ânimos, ou mesmo as piores violências.

Contudo, veremos que o resultado do combate será mais provavelmente uma vitória da biotransgressão.

Antes de mostrar sua provável evolução e de discutir suas consequências, é preciso explicitar de que maneira a medicina vai se transformar radicalmente para tomar o lugar da errática seleção darwiniana. Esse é o dilema dos humanistas do século XXI: como administrar a "pós-seleção natural" sem cair em uma modificação irreversível da humanidade?

---

[40] "Gene ruim" é um abuso de linguagem. São, com efeito, as diferentes variantes de um gene que são positivas ou negativas. E ainda, segundo as circunstâncias, a mesma variante de um gene pode ser favorável ou desfavorável.

Capítulo 3

Uma medicina que não cuida mais... transforma

A medicina praticada até o século XX ainda era a de Hipócrates. Baseava-se nas noções de saúde e de doença, de normal e de patologia, de paciente, de diagnóstico, de sintomas etc. As novas tecnologias NBIC vão tornar obsoleto esse método clássico. O objetivo não será cuidar dos doentes quando um problema surgir, mas administrar nosso capital de saúde em uma visão de longo prazo, integrando o projeto personalizado do indivíduo. Curar indivíduos antes que fiquem doentes é uma mudança radical de perspectiva.

A futura medicina será a dos "4P":[1] Preditiva, Preventiva, Personalizada e Participativa. Será também transversal, isto é, tratará o organismo de forma global em vez de tratar órgão por órgão. A medicina segmentada por especialidades está condenada.

Essa medicina global que podemos qualificar de darwiniana integrará igualmente a história da vida, para compreender nossas doenças à luz de nossa evolução e da origem de nossos genes.

Medicina 2050: da medicina de massa à medicina personalizada

A expectativa de vida não vai dobrar do dia para a noite. Se hoje podemos antecipar que a convergência NBIC permitirá viver muito tempo em boa saúde, as tecnologias necessárias só estarão disponíveis progressivamente. Disporemos de remédios mais específicos, que serão, portanto, mais eficazes e mais bem suportados pelos pacientes, que inaugurarão a era da medicina personalizada. Essas são as primeiras etapas da expansão da medicina biotecnológica.

Mecanização e integração da medicina

A medicina contemporânea funciona de acordo com uma abordagem reducionista herdada de Descartes: para estudar fenômenos complexos, ela os de-

---

[1] O termo "medicina dos 4P" foi patenteado pelo Institute for Systems Biology.

compõe em elementos individuais,[2] e considera assim cada órgão de maneira isolada, estudando, por exemplo, a maneira como tal molécula age sobre ele.

Essa abordagem é ditada por imperativos práticos porque a medicina não dispõe da possibilidade de medir finamente o conjunto das interações entre órgãos e moléculas. Mas essa abordagem negligencia – por insuficiência de conhecimentos – o fato de que o corpo é um sistema cujos diferentes elementos interagem entre eles, isto é, que não é possível explicar as funções biológicas a partir apenas de seus componentes.

Até agora, o conhecimento das patologias e dos efeitos dos tratamentos era realmente muito superficial, parcial. A parte da intuição do médico era importante, pois não havia meios de conhecer as interações e as interdependências entre os diferentes elementos do organismo. A explosão das capacidades tecnológicas, ao permitir o tratamento de uma quantidade gigantesca de dados, abre caminho para a biologia integrativa, que estuda o organismo como um sistema. Abre a porta a uma medicina totalmente diferente. Torna-se possível estudar o comportamento de milhares de moléculas diferentes, interagindo, por meio de sistemas de regulação bem complexos. Graças às formidáveis bases de dados constituídas pela industrialização das decodificações genéticas e analisadas pelas técnicas de *data mining*,[3] iremos aceder a uma compreensão absolutamente inédita do funcionamento de nosso corpo.

Isso tem, principalmente, consequências imediatas para a pesquisa médica. Esta se torna inseparável da informática e da estatística, e necessita de importantes investimentos em material, entrando assim no campo da "Peta-Ciência": a ciência dos milhões de bilhões de octetos.

Nesse contexto, a pesquisa não pode mais ser resultado de equipes restritas de doutorandos reunidos em torno de um professor em um laboratório de universidade. Doravante, os resultados científicos são produzidos por grandes equipes com necessidades de financiamento consideráveis.

O método científico não é mais o mesmo. Ao raciocínio dedutivo tradicional – uma hipótese é verificada pela experiência – substitui-se um raciocínio puramente indutivo que consiste em acumular um máximo de dados que em seguida são interpretados. Os biólogos praticam cada vez mais uma

---

[2] *Discurso do método*, segunda parte: "[...] Dividir cada uma das dificuldades que examinarei em tantas partes quanto possível, e que seria requisito para resolvê-las de uma maneira melhor".

[3] O *data mining* consiste em analisar grandes bases de dados sem prejuízo.

pesquisa "pilotada pela ignorância". Por isso, torna-se desnecessário elaborar modelos para tentar compreender o vivo: "basta" fazer falar os imensos dados gerados pelas máquinas destinadas a análises industriais do vivo.

Mas, além disso, é a própria concepção da medicina, de seus objetivos e de seus princípios que vai mudar. A noção de "paciente" ou de "doente" vai acabar. Com efeito, estar "em boa saúde" designa hoje o fato de se encontrar na norma de funcionamento médio de nossa espécie. Somos considerados "doentes" quando nos encontramos fora deste quadro. A medicina hoje só se ocupa dos indivíduos fora da norma, isto é, dedica-se essencialmente a curar. Mas essa noção de "norma", que delimitava a linha nítida da "saúde" e da "doença", vai duplamente desaparecer. Primeiro porque a biologia molecular torna inadequada essa distinção no sentido de que a doença é uma interação como outra qualquer, e a saúde carrega em si a doença futura. Em seguida, e sobretudo, porque não será mais possível se referir a um funcionamento "normal" de um organismo na medida em que cada organismo é particular. É por isso que personalização, participação, previsão e prevenção se impõem como as quatro faces da medicina futura.

Em direção a uma medicina personalizada

A medicina clássica funciona a maior parte do tempo segundo protocolos padrões aplicados da mesma maneira a cada indivíduo. Esses métodos de cuidados são resultado de estudos clínicos realizados a partir de dezenas de milhares de casos: a medicina era avaliada, até aqui, com base na média dos resultados obtidos pelos tratamentos e escolhia-se o resultado menos ruim para aplicá-lo ao conjunto dos doentes.

Na realidade, um médico não possuía sobre cada paciente senão um conhecimento estereotipado "médio" do funcionamento de seus órgãos. Com a ajuda de indicadores elementares – pressão, escuta estetoscópica etc.[4] –, ele deduzia a causa deste ou daquele sinal clínico considerado como patológico. É um método um pouco aleatório, pois se reduz a aplicar um medicamento médio a indivíduos sempre diferentes. A medicina de hoje é uma roupa mal cortada, uma aproximação feita a olho, um pouco como roupas prontas que, por definição, jamais se adaptam perfeitamente à nossa singularidade (salvo raro golpe de sorte).

---

[4] Progressivamente enriquecidos por novos instrumentos.

O conhecimento do fardo genético de cada paciente, graças à industrialização do sequenciamento de seu DNA, vai permitir riscar progressivamente essa medicina padronizada.

A medicina personalizada vai se impor pouco a pouco nos próximos dez anos, ao levar em conta as particularidades de cada indivíduo e, principalmente, as variações na sequência de DNA ou na organização das proteínas que o cercam.

Estamos apenas nas premissas desse processo: na era do Zeppelin da genética... O Boeing ainda não é fabricado em série, longe disso, mas milhares de laboratórios estão trabalhando nisso. Os geneticistas estão hoje mobilizados para compreender uma a uma todas as peças do maquinário genético humano. Tudo, ou quase tudo, está por ser descoberto. No entanto, as coisas vão mais rápido do que se imagina.

Como identificar os riscos de doenças por meio dos genes? Graças aos *chips* de DNA (*gene chips*), os conhecimentos sobre os polimorfismos de nucleotídeos únicos (do inglês *single nucleotide polymorphism* – SNP) progrediram muito. Os SNP são pequenas variações, em relação ao genoma de referência, na sequência DNA de um indivíduo.[5] É isto que se persegue quando se busca o vínculo entre o DNA e as doenças. Os *chips* de DNA permitem analisar um milhão de lugares[6] no DNA para perseguir essas famosas variações, que assinalam uma predisposição às doenças ou uma alteração de sua reação a um medicamento.

Com isso, aperfeiçoa-se o diagnóstico de inúmeras doenças. Para criar testes de descoberta, os cientistas coletam amostras sanguíneas ou de saliva dos doentes que sofrem da mesma doença, depois analisam seu DNA. O objetivo é simples: encontrar variantes compartilhadas pelos doentes. Eles comparam esses motivos aos dos indivíduos saudáveis, para identificar o motivo associado à doença. Resultado? No médio prazo, iremos dispor das variações características de todas as doenças que têm um componente genético. E os médicos poderão descobrir esses riscos de patologia em seus pacientes por meio de um simples teste de DNA.

---

[5] O código genético, não nos esqueçamos, é especificado pelas quatro letras químicas ATCG. Uma variação se produz quando, por exemplo, a letra A é substituída por C, G ou T em uma sequência.

[6] Considerados como estratégicos.

Um exemplo entre tantos outros: em agosto de 2009, um importante estudo permitiu identificar os "marcadores" genéticos do câncer dos ovários.[7] Esse trabalho titânico incluiu cerca de 10 mil mulheres com câncer de ovário e 13 mil casos controle. Identificou-se uma variante genética frequente que aumenta de 20% a 40% a ocorrência desses tumores. A partir desses resultados, será possível dizer às mulheres se elas apresentam esse risco adicional ou não, e consequentemente acompanhá-las.

No entanto, esse tipo de estudo ainda é rudimentar. A potência dos "*chips* informáticos de DNA" ainda é irrisória: eles só são capazes de perceber de 500 mil a 2 milhões de marcadores sobre os 3 bilhões de bases de DNA. Imaginem as descobertas que poderão ser feitas uma vez que agora é possível realizar esses estudos a partir dos dados saídos do sequenciamento da totalidade dos 3 bilhões de letras do DNA. Com o desenvolvimento da potência informática, nosso conhecimento do genoma humano vai explodir. Mais uma curva exponencial.

Em um primeiro momento, os geneticistas se dedicaram a encontrar as variações frequentes do genoma humano. Mas é provável que a responsabilidade das variações raras seja mais importante do que se pensa. Persegui-las exige enormes amostragens de pacientes e potentes meios de processamento. É provável que as doenças frequentes se devam, em conjunção com o meio, a múltiplas causas. Uma vez que as funções biológicas são reguladas por inúmeros genes, talvez se possa estar doente por causa das variações em um ou vários genes que cooperam. Por fim, a associação de inúmeras variações que, isoladamente, não deixariam o organismo doente, poderia ser responsável pelas patologias. Este é principalmente o caso das variações que residem não nas sequências que codificam a estrutura das proteínas, mas naquelas que regulam sua produção.

A identificação dos marcadores genéticos implicados na suscetibilidade às doenças vai progredir ao longo da década. O gene do diabete, por exemplo, não existe: há, na realidade, centenas (talvez milhares) de variações genéticas que aumentam a suscetibilidade a essa doença. Será possível determinar um número de risco ao integrar os fatores de risco genético, as

---

[7] Honglin Song *et al.*,"A Genome-wide Association Study Identifies a New Ovarian Cancer Susceptibility Locus on 9p22.2", *Nature Genetics*, n. 41, 2009.

informações clínicas biológicas e radiológicas bem como um conhecimento do meio e do comportamento do paciente.

Trinta mil novas variantes por dia

A democratização do sequenciamento integral do DNA conduz à descoberta de um crescente número de variantes genéticas, isto é, de sequências diferentes entre os indivíduos.[8] Essas variações podem compreender uma mudança de uma única base DNA (ATTATC em vez de ATTATG, por exemplo), que se chama SNP. Isso também pode ser um "Indel", isto é, uma Inserção ou Deleção – o acréscimo ou a retirada de uma sequência –, um CNV, que é uma variação do número de cópias de certas sequências DNA que são repetidas, mas em número variável nos indivíduos. Mais raramente,[9] encontram-se falhas de cromossomos, inversões de sequências ou cromossomos excedentes (a trissomia 21 é o exemplo mais conhecido). Pode também faltar um cromossomo completo, como na síndrome de Turner.

Todos os dias, os sequenciadores revelam milhares de sequências ainda desconhecidas no genoma humano. O aumento do sequenciamento já elevou esse número para um milhão por dia. A genômica procura encontrar correlações entre essas variações de sequências e nossas características biológicas e físicas, bem como nossas doenças.[10] Os especialistas em genômica sequenciam o DNA que foi cortado em pequenos pedaços para facilitar essa operação nas máquinas especializadas. Em seguida, reconstituem a sequência completa graças a algoritmos específicos: isso se chama *alignement-mapping*. Por fim, as variações em relação ao HuRef19 são anotadas e depois interpretadas.

---

[8] Existe um genoma médio, padrão ouro do genoma humano. No início do sequenciamento, essa amostra genômica provinha principalmente de Craig Venter, o primeiro homem integralmente sequenciado. Ele conseguiu que o genoma selecionado fosse o seu. Um pouco como se o presidente Kennedy tivesse se designado para ir à Lua durante o lançamento do programa espacial Apollo. A referência atual se chama "HuRef19" para Human Reference versão 19. As variações são, portanto, anotadas em relação a HuRef19.

[9] Salvo no genoma das células cancerosas, em que essas grandes variantes são extremamente numerosas, principalmente nos cânceres evoluídos.

[10] Diz-se que se relaciona o genótipo (nossa sequência de DNA) com o fenótipo (o estado de nosso corpo e seu funcionamento).

Por muito tempo a etapa de alinhamento foi considerada quase intransponível: por esta razão muitos especialistas se convenceram de que o sequenciamento integral era um impasse. Na realidade, o tempo necessário para mapear e analisar um genoma cai pela metade a cada cem dias.

O desabamento do custo do sequenciamento integral do DNA provoca um aumento fulgurante de seres humanos sequenciados. Com o desenvolvimento de uma potente informática, nosso conhecimento vai explodir de hoje até o fim deste século.

Efetivos acumulados dos seres humanos integralmente sequenciados	
2003	1
2007	2
2008	8
2009	100
2010	4.500
2011	50.000
2013	2.000.000
2022	1.000.000.000

A partir de 2015, a genética passou a progredir muito mais em um ano que em todo o período desde 1850.

Vários mecanismos explicam esta aceleração. Primeiro, a potência dos sequenciadores permite ler a íntegra de nosso DNA e não mais apenas algumas sequências curtas (com os antigos sequenciadores, era muito demorado e difícil analisar mais de 5 a 10 mil bases de DNA dos 3 bilhões que um genoma humano tem). Agora, analisa-se a totalidade do genoma e não mais apenas um número limitado de sequências de nosso DNA. Isto permite a compreensão do papel dos genes mas, sobretudo, das zonas reguladoras que não codificam diretamente para as proteínas. Com efeito, as doenças complexas como o diabetes ou as doenças psiquiátricas não se devem mais à ação de um único gene, mas à associação de inúmeros genes, sequências que regulam a expressão dos genes com marcas epigenéticas que cercam os cromossomos e modulam sua atividade e a do meio (alimentação, modo de vida, atividade física, educação...).

Até agora, a análise de todo o genoma era tecnicamente impossível. Contentava-se, portanto, em estudar um número reduzido de marcadores indiretos das doenças. E depois se decifravam pequenas sequências de DNA na proximidade desses marcadores para tentar encontrar a mutação causal. Isso funcionava razoavelmente bem para as raras patologias ligadas a um único gene, como a mucoviscidose, mas muito mal para as doenças frequentes que são multifatoriais.

Assim, o aumento do poder de processamento permite tratar cada vez mais finamente esses gigantescos fluxos de dados, compartilhar os novos conhecimentos entre pesquisadores de todo o mundo por meio de bases de dados gigantes acessíveis via internet e com livre acesso.[11] Para compreender as doenças mais complexas, estima-se, por exemplo, que seria necessário dispor de um poder de processamento da ordem do Exaflops (um bilhão de bilhões de operações por segundo), bem como de arquivos médicos eletrônicos completos. Essa capacidade estará disponível a partir de 2018.

Por fim, a explosão do número de genomas sequenciados permite a descoberta dos esquemas gerais de organização do genoma (os *patterns*, em inglês), o que contribui para uma visão global que acelera a compreensão.

A medicina personalizada logo estará nos trilhos.

O medicamento de amanhã: feito "sob medida"
A revolução da farmácia acompanhará a do medicamento.

Hoje, as companhias farmacêuticas produzem medicamentos médios não focalizados. O resultado é pouco satisfatório: alguns pacientes reagem bem à molécula, outros muito mal. Ao contrário, moléculas que poderiam ajudar um pequeno número de doentes não são jamais comercializadas, ou porque a maioria deles não as toleraria, ou porque o número de pacientes envolvidos é insuficiente; nos dois casos, produzir medicamentos em pequena quantidade não é rentável para os laboratórios farmacêuticos.

Atualmente, é melhor ter a doença de todos do que uma afecção excepcional. Fala-se de doenças órfãs, mas, na realidade, são os doentes que são órfãos, abandonados à sua doença por razões econômicas. Talvez isto mude em breve. Graças às gigantescas bases de dados correlacionando as doenças e os marcadores genéticos, os geneticistas poderão compreender melhor o "quebra-cabeça do DNA humano" e, portanto, conceber tratamentos personalizados adaptados ao paciente. No futuro, o perfil genô-

---

[11] dbSNP, ENCODE, OMIM...

mico deste será levado em conta, e um tratamento sob medida lhe será prescrito pelo seu médico.

Como isso será possível? Ao modelizar o vivo. A modelização informática se impôs nos campos onde a experimentação é difícil, ou mesmo impossível, como a reconstrução do início do universo, por exemplo.

Dessa forma, agora é possível estabelecer o efeito de uma carga atômica sem fazer testes nucleares. É o que se faz no centro informático do Commissariat de l'Énergie Atomique (CEA), de Bruyères-le-Châtel. Com o fim dos testes nucleares franceses no Pacífico, em 1995, a França adotou um programa de simulação dos efeitos das armas atômicas. Desde essa data, a capacidade de processamento de que dispõe o CEA foi multiplicada por vinte mil. Em 1995, ainda não existiam servidores Teraflops;[12] o CEA dispõe hoje de um Petaflops de potência.[13] O que era inconcebível há quinze anos torna-se rotineiro.

Esses novos limiares tecnológicos vão agora permitir a simulação do vivo, o que é uma tarefa bem mais complexa do que a modelização de um míssil atômico. Em uma ou duas décadas, os tratamentos serão testados no computador. A simulação de seus efeitos sobre os milhões de interações celulares e intercelulares se fará em alguns instantes, ao passo que hoje um teste clínico para avaliar um medicamento dura entre cinco e dez anos. A simulação acelerará em proporções inimagináveis a velocidade de estabelecimento e de teste dos tratamentos.

Para os médicos de 2011, testar um medicamento no computador parece tão incongruente quanto o era, aos olhos dos engenheiros de 1985, a simulação das armas atômicas sem realizar explosões.

No entanto... A primeira simulação médica convincente foi concluída em 2010, em La Jolla.[14] A equipe do dr. Matthias von Herrath simulou no computador alguns efeitos de um tratamento destinado aos diabéticos insulinodependentes, reduzindo sensivelmente os prazos de seu aperfeiçoamento.

Bilhões de parâmetros biológicos, captados no paciente, serão injetados nos sistemas de simulação que permitirão testar o efeito da terapêutica. Para isso, certamente será preciso uma capacidade de processamento de

---

[12] Mil bilhões de operações por segundo.
[13] Um milhão de bilhões de operações por segundo.
[14] *Diabetes*, 2010.

vários Zettaflops (mil bilhões de bilhões de operações por segundo), mas isso será absolutamente banal.

Ao entrar no mundo da estimulação informática com altíssima capacidade, a medicina se aproxima da astrofísica e da física nuclear, que já trabalham assim há muito tempo. A utilização das supercalculadoras na medicina está apenas começando!

Medicina darwiniana: ano zero

Essa medicina global e preventiva se integra em uma visão não ideológica do papel dos genes, da parte do inato e do adquirido. A medicina de amanhã não se constrói com base em um esquema simplista em que todo o nosso destino seria ditado por nossos genes. Muito pelo contrário, ela analisa as interações permanentes e complexas entre nosso DNA, a maneira como nossas redes de genes interagem em três dimensões e o meio. A medicina resultante da revolução NBIC não se apoia, portanto, em determinismo genético, mas integra plenamente a lógica ambiental.

O DNA não explica tudo

Nem tudo se resume à sequência de nossos cromossomos. O progresso também passa pela compreensão do papel do meio *combinado com nossas predisposições genéticas*: gene e tabaco, gene e alimentação, gene e poluição, gene e educação etc.

Vamos perceber melhor o funcionamento da célula e então poder melhorar as terapias gênicas, mas também tradicionais. A maioria das doenças é complexa; são muitas vezes multifatoriais, multigênicas, com inúmeras interações. Muito mais do que se imaginava nos anos 1990-2005, quando o desejo de dar esperança aos pacientes levou a fazer promessas insustentáveis. Os estudos da época eram grosseiros, fundados em hipóteses genéticas simplificadoras, e a corrida pela patente[15] levou a atalhos intelectuais que pulsões mercantis explicam muito mais do que as desculpam...

Para cada doença, o papel respectivo dos genes e do meio é variável. Se, em certos casos, tal anomalia genética dará *forçosamente* tal doença (é o caso da

---

[15] Desde essa época, o pedido de patente sobre as sequências de DNA é proibido.

mucoviscidose[16] ou da doença de Huntington,[17] que provoca uma demência a partir da idade de 35 ou 40 anos), na maior parte dos outros, vários genes estão em causa e se associam com fatores ambientais. Os marcadores genéticos indicam, portanto, uma probabilidade de desenvolver esta ou aquela doença, avaliada por um método de observação estatístico. Isso não presume, nesse estágio, mecanismos que conduzem do marcador à doença eventual. Vamos repetir: observação não é determinismo. Trata-se simplesmente de observar as correlações, das quais se podem deduzir as probabilidades. A posse de um gene de predisposição ao diabetes tipo 2 não se expressará da mesma maneira em um americano obeso adepto da trilogia "manteiga de amendoim-televisão-videogame" e em um esportista magro amante de legumes, verduras e peixes...

Medicina biotecnológica e ecologia são complementares

A favor do desenvolvimento (ainda balbuciante) da medicina biotecnológica, surgem novas aplicações no campo da ecologia. Ao nos fornecer novas e potentes ferramentas para compreender de que maneiras nosso meio interage conosco, as novas tecnologias do vivo colaboram para fundar uma ecologia mais exata e eficaz.

Por exemplo, um estudo americano de junho de 2009[18] sobre o DNA de camundongos de laboratório estabeleceu o impacto sobre a fertilidade do bisfenol, que é o plástico duro com o qual se fabricam principalmente as mamadeiras ou as fontes de água. A exposição dos camundongos fêmeas prenhes ao bisfenol afeta um gene responsável pelo desenvolvimento do útero, e em consequência pode afetar a fertilidade nos camundongos fêmeas, mas também no homem. Graças à genética, o que não passava de uma suspeita agora está

---

[16] A mucoviscidose é uma doença genética e hereditária que atinge as células que forram diferentes órgãos como as vias respiratórias, o tubo digestivo, as glândulas sudorais ao alterar suas secreções (muco, suor...). A mucoviscidose é a mais frequente das doenças genéticas desde a idade pediátrica nas populações ocidentais (uma criança a cada 4.500 nascimentos na França). Ela se deve à alteração (mutação) de um gene chamado CFTR e localizado no cromossomo 7. Fonte: Orphanet.

[17] A doença de Huntington, igualmente chamada coreia de Huntington, é uma afecção genética e hereditária que leva à destruição dos neurônios de certas regiões cerebrais. Ela se traduz por movimentos anormais e problemas de comportamento. Deve-se a uma anomalia (mutação) de um gene chamado IT15 e situado no braço curto do cromossomo 4. Fonte: Orphanet.

[18] Estudo apresentado no âmbito do Congresso da Sociedade de Endocrinologia em Washington (10-13 de junho de 2009).

provado. E, as mamadeiras com bisfenol[19] foram imediatamente proibidas em inúmeras creches. Quem se lamentará de tal descoberta, quem vai permitir a diminuição da exposição de nossas crianças às substâncias nocivas?

Ao contrário, a genética também pode conduzir à busca das causas não genéticas das doenças. Um estudo recente sobre a esclerose múltipla mostrou que essa doença não parecia ter determinações genéticas importantes: a corrida pela busca de causas ambientais está relançada. A genômica não serve apenas para encontrar as causas genéticas das doenças. Nossa atenção ao meio e, portanto, nossa vontade de protegê-lo para que possamos viver em harmonia com ele são consequências diretas de uma medicina fundada na genética.

Da medicina preventiva e preditiva ao indivíduo arquiteto de sua saúde

A medicina que conhecemos logo fará parte da História: parecerá aos nossos descendentes tão barroca e aleatória quanto a dos médicos de Molière. Pensarão que as sangrias e purgações não eram receitadas mais cegamente que nossos medicamentos, que administram uma molécula da qual conhecemos somente os efeitos "médios".

Mais vale prevenir que curar: a caminho de uma medicina de predição e de prevenção

A personalização da medicina caminhará com uma mudança radical da prática terapêutica. Não se tratará mais de remediar uma doença declarada, mas de predizer e de prevenir as disfunções para que não se produzam. Os progressos da genômica permitirão que se estabeleça para cada paciente um programa global e personalizado de saúde. Este integrará todas as suas particularidades genéticas e levará em conta seu modo de vida bem como os esforços que está disposto a realizar. Tratar-se-á de determinar em que frentes é necessário lutar para garantir o futuro do paciente. O médico estabelecerá então um "genoprograma" sob medida, destinado a tornar o mais "inofensivo" possível o fardo genético de seu paciente. Será possível, por exemplo, lutar bem cedo contra uma doença de Parkinson, décadas antes de ela se manifestar.

---

[19] A polêmica sobre o bisfenol não desapareceu. Alguns especialistas consideram que o risco é superestimado.

Foi o caminho que se abriu ao cofundador do Google, Sergey Brin, que realizou seu exame genético. Ao utilizar os serviços da 23andme, uma das empresas-satélite do famoso mecanismo de buscas, ele descobriu que mais tarde tinha grandes riscos de desenvolver a doença de Parkinson, sendo portador de uma mutação no gene *LRRK2*.[20] Poderia, portanto, começar a seguir um tratamento preventivo... caso existisse um para essa patologia. Calcula-se o necessário acompanhamento psicológico dos "pacientes potenciais", a quem se poderia anunciar um diagnóstico grave, que não terá consequências senão no longuíssimo prazo, mas para o qual ainda não se dispõe de tratamento.

O segundo homem cujo DNA foi sequenciado é o prof. James Watson, o codescobridor, com Francis Crick, da molécula de DNA em 1953. Ele aceitou ser sequenciado e que seu DNA fosse de livre acesso na internet, com a condição expressa de que o gene *ApoE* não fosse lido.[21] As diferentes variantes desse gene informam sobre a probabilidade de desenvolver a doença de Alzheimer, e James Watson não queria cair em depressão... Mesmo os prêmios Nobel precisam de um pouco de tempo para digerir as consequências do genotsunami. Esse tipo de problema vai se colocar para cada um de nós nos próximos anos! Não será somente o codescobridor do DNA que terá "genotabus"...

A medicina personalizada, em seu estágio de maturidade, será uma medicina de predição. Não trataremos mais as doenças: tentaremos matá-las no ovo, bem antes que possam se desenvolver ou mesmo se manifestar. Estaremos em uma lógica de "prevenção" e não mais de "reação". Graças aos testes genéticos, poderemos predizer, e isto desde o estágio do embrião, as patologias que poderiam atingir um indivíduo ao longo de sua vida. Nosso genoma estará inscrito em nossa ficha médica eletrônica, de maneira segura, graças a uma espécie de cartão do sistema de saúde, e seu conhecimento permitirá a pilotagem preventiva de nosso estado de saúde. O DMP – dossiê médico personalizado – que faz seus primeiros passos na França será indispensável para pilotar a medicina personalizada, pois dificilmente se imagina que os médicos administrarão manualmente os três bilhões de dados de nossos cromossomos.

---

[20] Isto foi revelado pelo próprio Sergey Brin em seu blog em 2009.
[21] A sequência completa do DNA de Watson pode ser consultada em: http://jimwatson-sequence.cshl.edu/cgi-perl/gbrowse/jwsequence/

Definitivamente, a mudança de paradigma da medicina repousará em uma mudança de foco: não combateremos mais a doença quando ela se revelar, mas iremos persegui-la no mais profundo de nosso DNA. Passaremos da guerra médica de reação à guerra preventiva, que visa eliminar a ameaça antes que esta se forme. Para a medicina de amanhã, o desencadeamento da doença será um fracasso, enquanto hoje é apenas o ponto de partida.

Para uma medicina regenerativa

A utilização das células-tronco – fabricadas ou não graças à clonagem terapêutica – sobre a qual já falamos vai dar origem a uma medicina de regeneração.

As células-tronco têm a possibilidade de se diferenciar em células adultas e, portanto, de formar tecidos e órgãos novos (coração, pâncreas, tecido cerebral, fígado...), aptos a substituir os órgãos deficientes. Esquematicamente, existem três tipos: as células-tronco provenientes do embrião, que podem ser obtidas de embriões excedentes e que têm um poder regenerador máximo; as células-tronco existentes no adulto, recuperadas em diferentes tecidos (ou no sangue do cordão umbilical, no nascimento), que têm potencialidades mais limitadas, ainda que, no médio prazo, talvez seja possível lhes conferir um potencial equivalente às células embrionárias, reprogramando-as; por fim, as IPS (sigla para *induced pluripotent stem* – células-tronco pluripotentes induzidas), que são células-tronco produzidas a partir de células humanas banais, reprogramadas por terapia gênica em células-tronco, e em seguida diferenciadas em células dos órgãos que se quer regenerar. Esta última tecnologia é *a priori* muito sedutora, mas sua utilização poderia trazer riscos cancerosos ligados à fase de reprogramação. Todavia, os trabalhos de James Thomson publicados na *Science*, em 2009,[22] deixam entrever a possibilidade de reprogramar células humanas banais sem utilizar vetores virais e, portanto, desenvolver essa tecnologia com menos temores que no caso das IPS.

As células-tronco vão fazer com que a medicina passe progressivamente de uma lógica de reparação a uma lógica de regeneração. O domínio de tal medicina regenerativa é agora uma perspectiva realista.

---

[22] J. A. Thomson et al., "Human Induced Pluripotent Stem Cells Free of Vector and Transgene Sequences", *Science*, 2009.

Os grandes flagelos médicos, como o diabetes e as doenças cardiovasculares, que afetam milhões de pacientes, poderiam encontrar assim uma resposta radical, evitando as múltiplas complicações dessas patologias. Armas poderosas contra as piores doenças humanas deverão estar acessíveis a partir da década de 2010-2020: a utilização conjunta da genômica e das células--tronco representa um potencial médico revolucionário.

No entanto, não se trata de minimizar os possíveis efeitos secundários das células-tronco, principalmente das células IPS: a inocuidade delas deverá ser verificada antes da generalização dos tratamentos, salvo talvez para as patologias mortais no curtíssimo prazo, em função das quais os pacientes não podem esperar.

Em julho de 2009, uma equipe da Universidade da Flórida anunciava que conseguiu reprogramar células-tronco da medula óssea de um camundongo para que reparassem a retina prejudicada do animal.[23] Era a primeira vez que se reprogramava uma célula adulta por meio da manipulação genética focalizada para se tornar uma célula de um novo tipo.

Os trabalhos da equipe do prof. Marc Peschanski, publicados no *The Lancet* em novembro de 2009,[24] vão ainda mais longe. Os pesquisadores conseguiram produzir uma epiderme completa a partir das células-tronco. Pela primeira vez, um órgão complexo – de um ponto de vista biológico, a pele é um órgão – foi reconstruído a partir de células-tronco. É uma etapa essencial, pois é necessário produzir tecidos completos para tratar os pacientes. Curar as insuficiências renais supõe, por exemplo, reproduzir toda a complexidade tecidual do rim a partir das células-tronco, e não simplesmente um amontoado informe de células renais desorganizadas e não funcionais. Os trabalhos da equipe Peschanski provam a credibilidade do objetivo de fabricação de órgãos completos a partir das células-tronco. Aí está o potencial fantástico dessas células.

Mas a medicina reparadora não se limita às células-tronco. As terapias gênicas que pretendem modificar a sequência do DNA ou modular sua expressão conhecem uma impressionante renovação desde o início de 2009, como testemunham os êxitos recentes. Uma equipe da Universidade da

---

[23] Atsushi Otani et al., "Rescue of Retinal Degeneration by Intravitreally Injected Adult Bone Marrow – Derived Lineage-negative Hematopoietic Stem Cells", *J. Clin. Invest.*, 2004.

[24] Hind Guenou et al., "Human Embryonic Stem Cells Derivatives Enable Full Reconstruction of the Pluristratified Epidermis", *The Lancet*, v. 374, n. 9703, novembro de 2009.

Califórnia anunciou em agosto de 2009 que conseguiu devolver um pouco de visão a pessoas cegas de nascimento. Essas pessoas sofrem de uma doença genética chamada doença de Leber, que consiste, para simplificar, na presença de uma proteína anormal que impede o funcionamento dos fotorreceptores do olho. Ao instilar um vírus portador de um gene "reparador" na retina, a maioria dos pacientes conseguiu, após alguns meses, reconhecer fontes de luz. Em uma das pacientes, a melhora foi mesmo espetacular, permitindo-lhe ler as horas em um relógio eletrônico algumas semanas mais tarde.

Esse gênero de progresso traz imensas esperanças... que será preciso limitar.

A robotização da medicina: o homem biônico

A ação regeneradora da medicina será igualmente permitida pelos progressos realizados em matéria de hibridação homem-máquina. O prof. Daniel Cohen – autor do primeiro mapa genético humano em 1992, uma das etapas preparatórias ao sequenciamento da molécula de DNA – está convencido de que o impacto da medicina eletrônica será até mesmo superior ao da genômica. Se ainda estamos longe da pós-humanidade, a medicina de hoje já ultrapassou a era digital. A hibridação é ainda sumária, mas os progressos são vertiginosos. Sabemos casar elementos eletrônicos aos tecidos vivos (marca-passos, implantes cocleares ou retinas artificiais), obtendo resultados já espetaculares. Uma nova etapa foi superada em fevereiro de 2009. A FDA, a agência governamental que autoriza a comercialização dos medicamentos e das técnicas médicas nos EUA, deu sinal verde aos implantes intracerebrais para tratar das depressões graves.

A biônica está apenas no início. Graças à eletroestimulação, paraplégicos poderão um dia voltar a andar. O braço artificial, inteiramente motorizado, que permite aos amputados dirigir sua(s) prótese(s) pelo pensamento, progride incessantemente.

Em 2009, um pesquisador da Universidade de Berkeley anunciou o êxito de uma experiência totalmente nova em matéria de controle de uma máquina pelo cérebro. O dr. Carmena e sua equipe conseguiram que um macaco aprendesse de maneira permanente a mexer pelo pensamento um cursor sobre uma tela, e utilizando, além do mais, um número anormalmente restrito de células no cérebro.[25] Isto é, o macaco aprendeu a manipular um objeto pelo pensamento exatamente como aprendemos a jogar tênis ou andar de bicicleta. "É a primeira demonstração do fato de que o cérebro é capaz de formar uma memória de um modo comparável à maneira como se controla seu próprio corpo", destaca o pesquisador. Com o tempo, é possível imaginar que paralíticos poderão aprender a acionar braços ou pernas artificiais exatamente como aprenderam a utilizar seus membros biológicos.

Os primeiros corações totalmente artificiais também se projetam no horizonte de alguns anos e permitirão salvar pacientes que não podem se beneficiar de um transplante. A biônica salvará vidas, mas permitirá sobretudo que certos deficientes recuperem uma parte de sua integridade. Quem pensaria em lamentá-la? Mais ainda, quem pensaria em impedi-la?

O desenvolvimento da biônica caminha com a robotização da cirurgia.

Sendo assim, a cirurgia poderia realmente ser uma profissão em vias de mutação. Os centros cirúrgicos não atravessarão a revolução digital sem profundas mudanças. Essa revolução da cirurgia foi antecipada desde os anos 1990, pelo prof. Guy Vallancien, um cirurgião francês de reputação mundial que primeiro compreendeu o sentido da História. Amanhã, robôs cirurgiões, ultraeficientes e incansáveis, substituirão os homens, nitidamente mais falíveis e caros. Paralelamente, os primeiros implantes cirúrgicos, que se chamam Medbots, saem dos laboratórios. São minúsculos aparelhos de alguns milímetros, comandados por controle remoto ou autônomos que graças a um micromotor atingem sua zona-alvo. Quando chegam ao lugar definido, aplicam um medicamento no centro de um órgão onde efetuam um microato cirúrgico. Há vários protótipos, como o Virobot ou Heartlander.[26] Com os progressos nanotecnológicos previsíveis de hoje a 2025, eles serão dez mil vezes menores e penetrarão nos mais ínfimos vasos, e depois no próprio interior de nossas células. Com o tempo, não haverá muita diferença entre a nanocirurgia e um medicamento: os dois intervirão na escala do infinitamente pequeno.

No momento, os cirurgiões ainda são seres biológicos. À maneira dos pilotos de linha, eles se formam na realidade virtual para aprender e pro-

---

[25] JM Carmena, et al., "Learning to Control a Brain-machine Interface for Reaching and Grasping by Primates", *PLoS biology*, v. 1, n. 2, p. E42, 2003.

[26] http://www.heartlandersurgical.com/

gredir. Como logo mais terão novos bisturis inteligentes, capazes de sentir a resistência e a composição das matérias que alcançam, os homens de verdade ainda têm alguns anos diante deles. Antes de substituir definitivamente os bisturis pelos robôs! Palavra de cirurgião.

O indivíduo arquiteto de sua saúde

O advento de uma medicina personalizada e preventiva certamente favorecerá o desenvolvimento de uma nova atitude dos pacientes diante de sua saúde. Em vez de esperar que uma doença se manifeste para tratá-la, terão uma atitude de permanente gestão de seu estado biológico. Em função de suas predisposições a esta ou aquela doença, desenvolverão estratégias de "pré-tratamento" para impedir o aparecimento da patologia. No fundo será apenas o prolongamento da lógica preventiva que faz com que hoje seja plenamente aceito que é saudável fazer esporte, evitar comer sal ou açúcar em demasia, a fim de prevenir futuras desordens fisiológicas. Salvo que, em vez de ser coletiva e fundada em recomendações gerais, essa prevenção será *à la carte*.

O negócio da medicina personalizada já está em ação nos Estados Unidos. Empresas americanas como 23andme[27] ou Navigenics[28] propõem a seus clientes um estudo muito sumário de seu DNA (isso se chama DTC: *direct to consumer testing – teste direto ao consumidor*). O pedido se faz diretamente pela internet, como para a compra de um bilhete de avião ou de trem, sem mesmo a intervenção de um médico. A empresa envia pelo correio um kit de coleta de DNA, e o cliente precisa apenas cuspir em um tubo de ensaio e devolver a amostra pelo correio. A empresa procede a uma análise parcial de seu DNA e realiza as pesquisas. Depois, o cliente acessa seus dados pessoais na internet, com atualizações regulares, tendo em conta os progressos da ciência na "leitura" do genoma.

Como sempre nos setores inovadores, muitas dessas empresas acabarão por falir, mas a dinâmica que terão impulsionado continuará.

Os resultados, no momento bastante sumários,[29] permitem localizar, por exemplo, predisposições para esta ou aquela doença. De forma alguma garantem que o indivíduo vai desenvolver um câncer, doença de Alzheimer,

---

[27] https://www.23andme.com

[28] http://www.navigenics.com

[29] Estes kits analisam alguns marcadores indiretos. O estudo de todo o genoma permanece caro demais para testes destinados ao grande público.

sofrer de diabetes ou desenvolver uma doença cardiovascular. Mas dão uma pequena ideia do fardo genético de um indivíduo e lhe permitem eventualmente mudar as coisas ao adaptar seu modo de vida. Totalmente proibidos na França – mas disponíveis para todos os franceses por meio da internet –, esses testes, no momento, despertam muitas questões nos clientes e só oferecem poucas respostas. Até mesmo a ausência de um médico pode se revelar perigosa para uma pessoa psicologicamente frágil, que aprende sem mais nem menos aos 60 anos, clicando na internet, que tem certa probabilidade de desenvolver uma patologia como a doença de Alzheimer ou a degeneração macular relacionada à idade (DMRI). Patologias para as quais ainda não existem tratamentos realmente eficazes...

Enquanto a França ainda freia a medicina personalizada, na Grã-Bretanha o poder público já aborda essa questão com seriedade e pragmatismo. A Comissão da Genética Humana britânica editou, em setembro de 2009, regras de conduta em relação à medicina personalizada.[30] A ideia é desenvolver normas de qualidade que compreendam o acompanhamento em caso de diagnóstico de doença grave, a informação sobre o alcance e os limites dos resultados, a verificação do consentimento da pessoa testada.

Geração Doctissimo

Informações genéticas de milhares de indivíduos que decidissem formar uma comunidade poderiam muito bem ser disponibilizadas em redes sociais como o Facebook. A noção de compartilhamento dos dados médicos é hoje considerada uma heresia. A saúde é um campo altamente privado, e os médicos como os pacientes tradicionais não veem essa manifestação com bons olhos. No entanto, o compartilhamento de informações genéticas na internet, revelando ou não sua verdadeira identidade, pode ter efeitos psicológicos muito benéficos ao permitir que se compreenda e, portanto, se assuma melhor seu próprio fardo genético. Sob esse plano como sob outros mais, as mentalidades poderiam evoluir...

O "paciente-cliente transumanista" deseja visivelmente se tornar um ator de sua saúde. A imensa maioria se informa pela internet (*blogs* de pacientes, de pesquisadores etc.) à mínima doença. O sucesso de *sites* de saúde para

---

[30] Human Genetics Commission, "A Common Framework of Principles for Direct-to--consumer Genetic Testing Services. Principles and Consultation Questions", 8 de setembro de 2009.

o grande público como o Doctissimo[31] é uma prova disso: ele se aproxima dos dois milhões de visitantes por dia. Os fóruns de discussão médicas são o cadinho de um consumismo médico "*hard*", que modifica o equilíbrio de poder entre os médicos e os pacientes. Não se trata mais de ficar no escuro no intervalo entre duas consultas médicas. O novo paciente não está mais na posição do ignorante que obedece ao médico todo-poderoso. É como se todos os motoristas começassem a consertar seus carros sem a ajuda do mecânico. Uma mudança de comportamento que evidentemente tem o dom de exasperar os médicos... inclusive o autor deste livro. Ver chegar um paciente-internauta que pretende saber mais que você sobre sua patologia é francamente irritante. Apesar de tudo, um consumismo médico emerge sob nossos olhos. O médico de amanhã não poderá mais se contentar com um levantar de ombros. Foi isso que aconteceu com a Igreja, que, obrigada e forçada, teve de aceitar a reivindicação dos fiéis de uma relação direta com Deus (o protestantismo iniciou uma reviravolta decisiva nesse sentido) e deixar de utilizar os padres como intermediários exclusivos, mas, no melhor dos casos, como conselheiros acompanhantes. Da mesma forma, o médico de amanhã será uma espécie de *coach* que intervém como complemento de um percurso de saúde autônomo.

Tais redes, que já estão se desenvolvendo nos Estados Unidos, vão rapidamente se tornar verdadeiras minas de conhecimentos e de *lobbies* poderosos militando pela aceleração das pesquisas relativas à sua própria patologia. Assim, a 23andme criou grupos de pacientes para conduzir estudos epidemiológicos destinados a acelerar a compreensão das doenças genéticas.[32] Os pacientes podem se inscrever no *site* da empresa... E isto é apenas o começo. Em paralelo às comunidades de *hackers,* se desenvolvem atualmente grupos cujo objetivo é o "bio-hacking", ou seja, a experimentação biológica completamente livre de toda vigilância ou coerção. Um grupo nascido na internet como o *Do-it-yourself Biology* reúne jovens diplomados decididos a se autoapropriar das novas biotecnologias e a utilizá-las de acordo com sua conveniência, no segredo de seus laboratórios pessoais construídos com meios muito modestos. No curtíssimo prazo, a genômica pessoal e as redes

---

[31] Site da internet que criamos em 2000.

[32] Com uma tônica particular sobre a doença de Parkinson, para a qual, como vimos, o cofundador do Google e marido de uma das fundadoras do 23andme tem uma predisposição.

sociais vão fazer dos simples cidadãos aprendizes de geneticistas. A noção "de exercício ilegal da medicina", que atualmente serve para condenar charlatães, realmente poderia explodir diante do aumento rápido das práticas médicas individuais e das novas comunidades de pacientes.

Os profissionais da saúde têm todo interesse em acompanhar essa revolução em andamento, e as escolas de medicina devem formar os futuros médicos. No entanto, pensamos que o papel do médico vai permanecer preponderante. Os testes genéticos em venda direta pela internet vão continuar se desenvolvendo, mas as terapias gênicas elaboradas na internet ou na cozinha têm seu limite. O papel do médico cada vez menos se assemelhará àquele que conhecemos, mas permanecerá no centro do sistema de saúde.

O médico de amanhã deverá utilizar ferramentas informáticas para se responsabilizar pelos pacientes, fazendo a síntese dos dados que a genômica e a biologia de sistema vai gerar para cada paciente. O economista Jean de Kervasdoué, antigo diretor dos Hospitais da França e professor de economia da saúde no Conservatoire National des Arts et Métiers de Paris, havia predito, já há muito tempo,[33] a aliança entre o *chip* (o microprocessador) e o estetoscópio. O dilúvio de dados novos por paciente torna urgente a expansão razoável das fichas médicas compartilhadas, permitindo uma coordenação perfeita entre os diferentes profissionais que colaboram no cuidado de um paciente.[34] A medicina genômica é multidisciplinar, e todo um ecossistema informático está surgindo em seus rastros. Aliás, a Microsoft e o Google desenvolveram ofertas específicas para favorecer a coordenação informática dos cuidados.

Bertalan Meskó: o médico da era NBIC

Esta medicina 2.0 global e participativa já tem seu herói: Bertalan Meskó, um jovem médico húngaro. Com 27 anos, ele já era considerado como um dos melhores especialistas dessa medicina em gestação. Seu blog[35] é a referência mundial sobre esses temas. É regularmente citado nas mais prestigiosas revistas médicas internacionais.

---

[33] Jean de Kervasdoué, Relatório ao ministro da Saúde.

[34] Na França, desde 5 de janeiro de 2011 os médicos podem abrir para seus pacientes um dossiê médico pessoal, totalmente desmaterializado. A partir do mês de abril, os próprios pacientes poderão acessar esse dossiê, *via* um novo *site* na internet.

[35] www.scienceroll.com

Mais que ninguém, ele tem analisado as consequências das tecnologias genômicas e informáticas sobre o exercício da medicina. Desenvolveu inúmeros aplicativos médicos em torno das plataformas iOS, Twitter, Second Life e Facebook. Sua contribuição para a integração das ferramentas comunitárias no cuidado dos pacientes faz dele o protótipo do futuro tecnomédico.

Sua visão oferece perspectivas muito interessantes sobre a organização das redes de cuidados dos pacientes na era da medicina genômica. Paralelamente, uma nova geração de *sites* médicos comunitários[36] ajudam os pacientes a se localizar nesses novos universos médicos. O corpo médico deverá velar para que não cruzem ali com "genocharlatães" sem escrúpulos. Voltaremos a isso.

No fim desta segunda parte, esboçamos em grandes linhas a primeira razão que nos conduzirá a integrar o conjunto das biotecnologias ao nosso cotidiano. A degradação de nosso genoma exigirá que nos encarreguemos de forma racional de nossa evolução biológica, com o risco de uma deterioração progressiva de nosso patrimônio genético.

Essa razão "técnica" talvez seja a mais implacável, mas certamente não é a única das razões que vão conduzir à vitória das posições bioprogressivas. A humanidade está entre a cruz e a espada: a revolução NBIC comporta riscos importantes de transformação não controlada da humanidade, mas, ao mesmo tempo, é uma necessidade em um mundo felizmente cada vez menos submetido à lei natural da selva darwiniana.

Nosso prognóstico, desenvolvido na terceira parte, é de que os atrativos irão se sobressair aos riscos, pois as próprias populações serão ainda mais reivindicadoras de biotransgressões.

---

[36] www.patientslikeme.com, www.patientsknowbest.com

Terceira parte

Crônica de uma vitória anunciada da biotransgressão

As ferramentas que permitem a remodelagem da humanidade começam a ser operacionais. Produzidas incessantemente pela grande convergência NBIC, essas ferramentas são ao mesmo tempo fascinantes e inquietantes, pois darão ao homem, cuja sabedoria não é a primeira qualidade, a possibilidade de ele mesmo decidir sobre sua evolução futura.

O progresso permitido pelo controle do vivo parece evidente: quem pode defender que a loteria é preferível à razão? Não poderíamos professar um otimismo sereno, contudo. Isto seria confiar demais em uma sabedoria humana que no passado demonstrou muitas vezes seus (grandes limites). Mesmo o prêmio Nobel Christian de Duve, entusiasta do progresso da ciência, faz esta observação, e também se preocupa com as consequências no médio prazo. Será que o homem é realmente confiável o bastante para controlar o genotsunami que está chegando? "Há uma hipertrofia da inteligência no homem que não foi acompanhada de um desenvolvimento semelhante de nossa sabedoria".

E Duve deseja uma mutação rápida e necessária da humanidade para evitar uma autodestruição causada por esse desequilíbrio entre engenharia e sabedoria...

A disponibilidade das ferramentas não implica, poderão objetar, a necessidade de se servir delas. Isto é exato, mas nem assim deve nos tranquilizar. A História nos prova que o homem jamais resiste ao desejo de utilizar as novas tecnologias e que não pode "desaprender" um saber.

Já destacamos o quanto o recurso à medicina biotecnológica será no médio prazo indispensável, pois precisaremos remediar a degradação de nosso genoma. Muito tempo antes de chegar lá, contudo, utilizaremos plenamente a maior parte das possibilidades oferecidas pelas novas tecnologias do vivo. Vamos mostrar nesta parte por quais mecanismos essa aplicação vai progredir discretamente, dia após dia.

Não restam muitas dúvidas de que o direito às nanobiotecnologias vai rapidamente se tornar uma reivindicação dos segurados sociais dos países democráticos. A leitura e depois a modificação de nosso DNA e de nosso funcionamento biológico causarão evidentes problemas morais, e em alguns momentos profundas tensões políticas e sociais. Nossa convicção é que os bioconservadores não conseguirão, contudo, amordaçar por muito tempo esta revolução tecnológica e médica em andamento.

Capítulo 1

Transgressão de alta velocidade

O DNA é uma parte de nossa identidade, mas não é mais um santuário intocável. Alguns bioconservadores ainda esperam excluir a modificação do DNA da comunidade internacional, considerando que se trata de um "crime contra a humanidade". Nada menos. Eis uma expressão bem grandiloquente e excessiva, para não dizer desesperada. Não é de surpreender que as Igrejas se oponham às futuras transgressões biotecnológicas, pois a medicina de amanhã se apoiará no fato de o homem se encarregar do seu próprio destino, o que está em contradição com a ideia de sua dependência diante da transcendência. Mas a influência dos bioconservadores será sem dúvida inversamente proporcional ao barulho midiático que provocam. A filosofia dos extropianos,[1] que pregam a melhoria do homem "por todos os meios técnicos e médicos à disposição", talvez esteja em vias de se tornar o novo catecismo dessa humanidade em formação.

Os progressos científicos fenomenais que se anunciam por meio da grande convergência NBIC serão acompanhados de inúmeras transgressões. Com o tempo, essa convergência levará a uma hibridação entre o natural e o artificial, isto é, entre o homem biológico e a máquina. Essa humanidade 2.0 poderia evoluir em duas velocidades, com humanos "aumentados" de um lado, e "simples" humanos biológicos do outro. O prof. Nick Bostrom, filósofo transumanista, prega até mesmo um direito à construção de "sua própria humanidade" graças a uma gestão libertária das tecnologias NBIC.[2] É a humanidade personalizada, em que cada um realiza seu próprio coquetel de modificações tecnológicas em seu corpo e em sua consciência. As transgressões que se anunciam, no curto ou no médio prazo, são inúmeras. Problemas éticos consideráveis estão à nossa porta.

---

[1] Os extropianos são um subgrupo dos transumanistas.

[2] http://www.nickbostrom.com

Crônica de um desvio há muito tempo desencadeado

As fronteiras do aceitável começaram a se deslocar já há muito tempo. Estranhamente, ainda não estamos conscientes dessas mudanças, precisamente porque ocorrem a pequenos passos.

Transgressões hoje consideradas normais

Sem sombra de dúvida, a primeira grande transgressão biológica foi a vacinação contra a varíola, que se chocou frontalmente com as convicções religiosas do fim do século XVIII. O fundador da prestigiosa Universidade de Yale, Timothy Dwight, que era um teólogo renomado, lutou toda sua vida contra a vacinação antivaríola quando a varíola dizimava as populações ocidentais.[3]

O pastor Dwight tinha palavras definitivas para condenar a vacinação: "Se Deus decidiu que uma determinada pessoa deve morrer de varíola, seria um pecado terrível contornar e anular esta decisão pelo artifício da vacinação".[4] Para ele, esta era uma bela transgressão da ordem natural e da lei divina.

Quem se lembra que no século XIX alguns imprudentes que ousaram falar em favor de um "planejamento familiar", entre os quais um certo John Stuart Mill, foram jogados na prisão? Não se admitia que as mulheres pudessem procurar impedir "a obra de Deus" de se realizar. A contracepção era diabólica, pois era "contranatural" e, além do mais, encorajava o prazer sexual, fora de qualquer pensamento procriador. Hoje, parece normal e saudável para um casal determinar o número de filhos que deseja ter e o momento de concebê-los. A grande maioria dos filhos que nasce hoje é desejada, inscrita em um projeto. Instituições públicas têm como vocação oficial organizar e desenvolver o planejamento familiar. Ao contrário, o fato de aceitar sem freio todas as gravidezes que a natureza quer dar é geralmente interpretado como uma loucura malsã que tem como consequência uma família desproporcional. Reviravolta completa, portanto, daquilo que era considerado não apenas aceitável, mas sobretudo bom e recomendável.

---

[3] Luís XV era o neto e não filho de Luís XIV, por causa da varíola que dizimava todos os herdeiros do rei Sol.

[4] Christopher Hitchens, *Dieu n'est pas grand: Comment la religion empoisonne tout*, Belfond, 2009.

E, no entanto, a lei que autoriza a contracepção na França[5] – o uso da pílula – data apenas de 1967 e só foi votada depois de um debate caloroso que viu a aliança objetiva entre a Igreja católica e o... Partido Comunista.

Um membro eminente do Partido Comunista Francês (PCF), Jeannette Vermeersch-Thorez, declarou sobre a pílula contraceptiva: "Desde quando as mulheres trabalhadoras exigem o direito de aceder aos vícios da burguesia? Nunca!". O PCF, os conservadores e a Igreja católica consideravam uma transgressão inaceitável fazer amor com outro objetivo que não a procriação. O general de Gaulle – que acabou sendo convencido pelo senador Lucien Neuwirth – observava desdenhosamente que com a pílula "daremos o direito à libertinagem a todas as mulheres". Foram necessárias duas gerações para que a contracepção entrasse nos costumes dos países desenvolvidos.

A partir dos anos 1950, as transgressões biomédicas se multiplicaram. Os violentos conflitos filosóficos foram esquecidos... O parto sem dor, uma novidade vinda da União Soviética, defendido em plena guerra fria pelo PCF e a CGT (Confederação Geral do Trabalho), agitou a opinião. Um conforto julgado, em compensação, inaceitável pela Igreja por razões bíblicas. O famoso: "Tu darás à luz na dor", é a punição a Eva por ter comido a maçã. A Igreja ameaçou excomungar os médicos que o praticassem. É preciso ver, a esse respeito, um excelente filme dos anos 1950 – *Le cas du docteur Laurent*[6] – em que Jean Gabin encarna um médico que se instala em um vilarejo do interior da França e explica às mulheres os princípios do parto sem dor sob o olhar reprovador da população – masculina – local e da Ordem dos Médicos.

Essa oposição é percebida hoje como realmente absurda... prova de que as mentalidades evoluíram radicalmente! Os debates foram turbulentos, depois o bom senso venceu progressivamente.

Outro combate, ainda mais violento, foi o da interrupção voluntária da gravidez (IVG) nos anos 1970. Mesmo que grupos pró-vida ultraconservadores ainda não tenham desistido (ainda se assassinam médicos de clínicas que realizam abortos, principalmente nos Estados Unidos), o IVG está legalizado e é amplamente praticado nos países desenvolvidos. Esse procedimento

---

[5] Votada na Assembleia Nacional em 28 de dezembro de 1967, a lei proposta pelo deputado Lucien Neuwirth só foi finalmente aplicada em 1972 por causa de inúmeras dificuldades postas pela administração. Ela invalidava a lei de 31 de julho de 1920, que impedia qualquer contracepção.

[6] *Le cas du docteur Laurent*, filme de Jean-Paul Le Chanois (1957).

é agora considerado por uma larga maioria como um aspecto fundamental da emancipação das mulheres.

O roteiro foi quase o mesmo com o divórcio, a fecundação *in vitro* ou o Pacto Civil de Solidariedade e Concubinato (PACS). As críticas inflamadas pronunciadas por certos parlamentares durante o projeto do PACS ainda estão em todas as memórias. Dez anos mas tarde, nenhum governo pensaria mais em suprimir o que se tornou um modo banal de união entre pessoas do mesmo sexo – para as quais o PACS foi imaginado – ou de sexo diferente. Diante do obscurantismo e dos conservadores de todos os naipes, a transgressão acaba sempre por se impor, e cada vez mais rapidamente. Nessa lógica, a legalização da gestação por outro (o recurso às barrigas de aluguel) e o acesso às tecnologias de procriação assistida, inclusive para os homossexuais, deveriam ter êxito, como já é o caso em certos países.

A História mostrou que, diante dos progressos da ciência e das evoluções da sociedade, os interditos não resistem e se assemelham a linhas Maginot...

Dois novos elementos deveriam acentuar esse fenômeno: a rapidez das evoluções e seu vínculo com novas técnicas médicas.

Primeiro elemento: o ritmo das evoluções é historicamente inédito. Se os costumes sempre mudaram ao longo da História, as evoluções eram extremamente lentas. Hoje, as fronteiras se deslocam com a rapidez de um trem de alta velocidade.

Segundo elemento: são as novas tecnologias biomédicas que conduzem as mudanças e impõem seu ritmo. O deslizamento do "proibido" ao "tolerado" e depois ao "permitido" e enfim ao "obrigatório" se opera em um ritmo ditado pelas descobertas científicas.

Com a explosão dos progressos científicos, a transgressão acontece sempre mais rapidamente, passo a passo, sem dor. Claro que há algumas explosões de vozes aqui e ali, mas a atualidade caminha velozmente e a atenção recai rapidamente sobre outra coisa.

O entusiasmo começou. Violentos debates ocorreram nos anos 1990 sobre os implantes cocleares. Esse aparelho devolve a audição aos pacientes surdos graças ao implante de um dispositivo eletrônico no ouvido interno. Um captor eletrônico é fixado sobre o crânio, e transmite os sons ao ouvido interno, após tratamento por um microprocessador. Claro que a ideia de ligar eletrodos ao crânio de uma criança foi considerada na época um ato cirúrgico insuportável pelos bioconservadores, mas também por personalidades surdas, entre elas a atriz Emmanuelle Laborit, que exigia o "direito à diferença dos surdos"[7] e recriminava o método pelo seu caráter experimental. Rapidamente, a técnica se aperfeiçoou, e milhares de surdos se beneficiam hoje de uma operação reembolsada na maior parte dos países desenvolvidos. A revolta conservadora, uma vez mais, foi fogo de palha. Os bioconservadores não conseguiram... se fazer ouvir!

Dez anos após os implantes cocleares, uma nova etapa foi ultrapassada: os implantes na retina. E os protestos praticamente se calaram. É verdade que nada mais parece chocar a opinião pública, mais concentrada na crise e na queda do poder de compra.

Nossas sociedades conhecem uma explosão da degeneração macular[8] relacionada à idade (DMRI) e aguardam, portanto, muitos implantes de retina. Vamos passar de 1,3 milhão de pessoas cegas na França por degeneração macular para 3 milhões em 2025, se nada for feito. A única solução disponível no curto prazo[9] para ajudar esses doentes, na ausência de terapia gênica para essa patologia, consiste na implantação de retinas artificiais, uma tecnologia ainda embrionária. Com tais implantes, um cego pode hoje recuperar uma visão de 600 pixels, ou seja, muito pouca coisa, com a qual pode distinguir formas vagas e contrastes... Nada animador, claro, mas melhor que nada. As perspectivas de desenvolvimento são, contudo, encorajadoras: uma equipe alemã ultrapassou a marca de mil pixels no fim de 2010 e os pesquisadores esperam atingir os 10 mil pixels antes de 2020. Outra técnica que utiliza células-tronco está igualmente em fase de teste para tratar a degeneração macular, mas ainda é difícil antecipar sua eficácia. As pessoas envolvidas e suas famílias esperam esse progresso com uma impaciência evidente. Não se fala mais nos jornais de "transgressão", mas de um "formidável avanço da ciência". E já começaram os primeiros implantes cerebrais para tratar as depressões graves[10] e os transtorno obsessivo compulsivo (TOC). Muito recentemente, foram colocados os primeiros implantes destinados a lutar contra a doença de Alzheimer. A banalização dos implantes eletrônicos, inclusive

---

[7] Também ocorreram manifestações contra a generalização do exame pré-natal da surdez, adotado em primeira leitura na Assembleia Nacional de 30 de novembro de 2010.

[8] A mácula é a parte central da retina.

[9] Os tratamentos medicamentosos são de uma eficácia muito relativa na forma dita "seca", a mais frequente.

[10] L. Mallet et al., "Subthalamic Nucleus Stimulation in Severe Obsessive Compulsive Disorder", *N Eng J Med*, 2008.

intracerebrais, foi incrivelmente rápida. Nenhum especialista antecipava que essas técnicas seriam aceitas tão facilmente pela sociedade. Em matéria de hibridação homem-eletrônica, a rapidez da transgressão é extraordinária.

Os primeiros transplantes, principalmente cardíacos, nos anos 1960, também suscitaram um levante de armas. Vozes se ergueram para aterrorizar: a ciência fazia exatamente como em *Frankenstein*, livro de Mary Shelley, ela criava um ser vivo artificial a partir de pedaços de mortos! Como podiam retirar órgãos de um morto para transplantá-los em um doente? Uma vez mais, os ânimos se acalmaram suavemente. A ideia de doação de órgãos é hoje perfeitamente admitida, a de que essa técnica é "contranatural" é hoje considerada superstição.

Transplante de rim, de coração, de membros e até mesmo de rosto, não parece haver mais limite à capacidade dos cirurgiões para substituir um elemento que falta ou que está defeituoso em um indivíduo por outro retirado de um sujeito vivo ou morto. Essa troca levantava inúmeras objeções há apenas alguns anos, pois se considerava o corpo humano um território sagrado e absolutamente individual. Hoje, o fato de se fazer um transplante de fígado de um morto não incomoda mais muita gente, e suscita apenas um real sentimento de reconhecimento para com o doador. Aliás, os últimos progressos em matéria de transplantes traduzem uma nova etapa na biotransgressão. O primeiro transplante de rosto foi realizado pelo prof. Jean-Michel Dubernard e devolveu a aparência humana a uma mulher dramaticamente mutilada por seu cachorro. É uma realização médica extraordinária que teria sido julgada inaceitável há trinta anos.

A eutanásia, vertente oposta mas finalmente complementar do eugenismo, está igualmente em vias de ser aceita. A transgressão já atinge seu ponto máximo: mais de oitocentas pessoas vindas do mundo inteiro teriam terminado seus dias em uma das inúmeras "clínicas da dignidade" suíças. Associações que têm uma posição confortável organizam o fim da vida daqueles que assim desejam. Nenhum de seus acompanhantes – familiares ou amigos na maioria das vezes – foi até agora processada pela justiça, enquanto a maioria dos países considera esse acompanhamento um crime. E, hoje, a Suíça investiga esse turismo da eutanásia, não para proibi-lo, mas para verificar se as associações que o organizam não estão lucrando com esta morte escolhida.

Para os Estados, fechar os olhos é com frequência um primeiro passo para a legislação. O segundo é tomado em benefício dos casos particularmente midiatizados, que obrigam a romper com a hipocrisia. Em julho de

2009, uma inglesa acometida de esclerose múltipla pediu aos tribunais de seu país a autorização para que seu marido a acompanhasse até a Suíça para ajudá-la a ser eutanasiada, o que, segundo a lei britânica, é crime e deveria lhe valer quatorze anos de prisão. Em apoio ao pedido, Debbie Purdy citou uma pesquisa mostrando que 74% dos britânicos aprovam o suicídio assistido em casos de doença em fase terminal. Tal pesquisa mostra, com efeito, uma surpreendente evolução das mentalidades.

Qual será o impacto do caso de Purdy sobre a legislação? Difícil prever, mas ele constitui o primeiro de uma série de ataques, semelhantes aos desencadeados pelo caso Vincent Humbert, uma mãe que, na França, se beneficiou de um indeferimento após ter submetido seu filho que se tornara tetraparaplégico e cego à eutanásia. Outro caso que abalou a opinião: o de Chantal Sébire, portadora de uma terrível destruição tumoral do rosto e vivendo sofrimentos insuportáveis. Ela não obteve do então presidente Sarkozy o direito de ser eutanasiada de maneira derrogatória.[11] Morreu de maneira sórdida, provavelmente eutanasiada às pressas, às escondidas,[12] como as mulheres que não podiam pagar uma viagem até as clínicas inglesas e abortavam usando "ervas e agulhas de tricô" em sua cozinha em terríveis condições de higiene, antes da Lei de Veil. Sem dúvida, outros casos igualmente trágicos surgirão, e pouco a pouco destruirão a legitimidade do interdito.

Não se trata aqui de aprovar ou de condenar a eutanásia. O debate tem sua importância, claro, mas o "sentido da História" é realmente aquele de uma inelutável aceitação das práticas que o progresso torna possíveis e que a emoção torna "necessárias".

O eugenismo já está aqui

Os primeiros "bebês medicamentos" na Inglaterra, há alguns anos, constituem um bom exemplo da tolerância crescente das sociedades democráticas.[13] Trata-se de fabricar um bebê "sob medida" para tratar um irmão ou irmã mais velho afetado por uma doença grave, como a leucemia. Autorizada na França

---

[11] O que é perfeitamente justificado, de um ponto de vista jurídico. O presidente da República não pode desprezar a lei.

[12] Chantal Sébire foi encontrada morta após uma ingestão maciça de barbitúricos em 19 de março de 2008.

[13] Comunicado da Alta Corte de Justiça britânica, maio de 2005.

pela lei de bioética em 2004,[14] a técnica baseia-se na seleção de um embrião saudável geneticamente compatível com seu irmão mais velho. Foi assim que, em 26 de janeiro de 2011, o pequeno Umut Talha nasceu no hospital Antoine-Béclère. Essa técnica até então não havia gerado muitos protestos. Levantou, no entanto, alguns problemas éticos consideráveis. Com efeito, o diagnóstico pré-implantação[15] (DPI) necessário para selecionar o embrião bom pressupõe a destruição do mau. Apenas o embrião mais próximo geneticamente do irmão mais velho é conservado, e depois reimplantado na mãe para que nasça um bebê medicamento que fornecerá as células ou os tecidos necessários ao doente. O DPI é, portanto, em si mesmo uma forma de eugenismo.

Alguns grupinhos realmente se manifestaram só para manter as aparências, mas, no conjunto, o conceito de bebê medicamento passou como manteiga no pão.

As consequências dessa transgressão são principalmente psicológicas: como esse "filho medicamento" vai reagir ao saber que veio ao mundo com um objetivo preciso, utilitário? Quais serão suas relações com aquele que ele salvou? E, mais perturbador ainda, como receberá a morte de seu irmão apesar do transplante? Sentir-se-á culpado pelo resto de seus dias? São questões fundamentais como essas que acompanham a expansão das biotecnologias.

Apesar dos riscos de transtornos psicológicos que pesam sobre o "bebê medicamento", essa técnica se impôs sem muitos problemas. Tais práticas não são jamais objeto de um debate um pouco mais extenso, pois este último é abafado pela emoção que suscitam os casos particulares amplamente midiatizados. Diante dos dramas humanos, as objeções e mesmo as questões são automaticamente deslegitimadas. Toca-se na dor dos pais e no sofrimento de um filho. Estamos no registro da emoção pura, que cada um pode compreender e com a qual cada um pode se identificar. A empatia das "massas sentimentais" tão caras ao cantor Alain Souchon, acompanhada por uma cobertura da imprensa à altura, permite a cada transgressão se transformar, a um toque de condão midiático, em tecnologia da esperança.

---

[14] Lei n. 2004-800, de 6 de agosto de 2004, relativa à bioética.

[15] No âmbito de uma fecundação *in vitro*, o diagnóstico pré-implantação (DPI) permite conhecer as características genéticas de um embrião. O objetivo é selecionar um deles antes de ser implantado no corpo da mãe. Hoje, é utilizado por casais com um risco muito alto de transmissão de uma doença genética grave (miopatia, mucoviscidose...), com a condição de que um diagnóstico genético seja possível.

O DPI vê, assim, suas indicações aumentarem de ano em ano. Além dos "bebês medicamentos", até bem pouco tempo ele era utilizado unicamente para eliminar os embriões portadores de anomalias graves que colocassem em risco de maneira certa a vida da futura criança: mucoviscidose, miopatia, demência de Huntington. Em 2007, um novo passo foi dado: o DPI foi utilizado na Inglaterra para suprimir um embrião portador do gene *BRCA1*, que implica uma predisposição, não certa, a desenvolver na idade adulta um câncer do seio.[16] Passamos gradualmente de um eugenismo de certeza a um eugenismo probabilista. Com o desenvolvimento do sequenciamento integral do DNA, que poderá em alguns anos ser praticado durante o DPI, será possível selecionar "o filho sob medida", para não dizer "o filho perfeito". Indo bem além da prevenção de uma deficiência "de uma gravidade particular", autorizada pela lei biológica, a triagem poderia rapidamente se aplicar às simples predisposições a certos cânceres, à obesidade, à hipertensão, ao diabete, às doenças psiquiátricas etc. A porta está aberta a uma subjetividade cada vez maior dos critérios da triagem. Com o tempo, é razoável imaginar que a posse de certo nível de QI, por exemplo,[17] também faça parte dessa lista. Uma pesquisa realizada nos Estados Unidos sobre esse ponto é muito inquietante: os pais desejam ter filhos mais bem adaptados à economia da inteligência, cuja iminência os poderes públicos nos anunciam. Será isso o mais repreensível, de um ponto de vista moral, do que suprimir os embriões afetados pela trissomia 21? Será mais contrário à dignidade humana? A oposição será forte entre aqueles que pensam que a loteria genética deve ser preservada porque o acaso é fonte de liberdade, e aqueles que militam para que todo sofrimento inútil seja suprimido.

Novos kits de testes vão aumentar ainda mais nossas interrogações éticas. A comercialização, na Inglaterra, de um kit biológico que permite examinar durante o diagnóstico pré-implantação 1.500 doenças ou predisposições genéticas é iminente. Não se trata mais agora de procurar uma ou duas

---

[16] Decisão da autoridade britânica da fecundação e da embriologia humana (HFEA na sigla em inglês): *Authority decision on the use of PGD for lower penetrance, later onset inherited conditions.* http://www.hfea.gov.uk/516.html

[17] É evidente que o quociente intelectual não é determinado apenas por nossos genes! O meio, a alimentação, a cultura, o meio familiar e educativo participam igualmente da construção de nossas capacidades cognitivas.

anomalias isoladas, mas sim de caracterizar uma larga parte do destino do futuro bebê.

Essa ausência de reação hostil diante da extensão contínua do campo de ação do diagnóstico pré-implantação se explica em parte pelo hábito. Com efeito, o diagnóstico pré-natal é igualmente uma forma de eugenismo há muito tempo aceito pela opinião pública. A mulher grávida que descobre durante uma ecografia ou uma amniocentese que seu feto porta uma malformação, e escolhe interromper sua gravidez, pratica uma forma de eugenismo, um eugenismo individual, de proximidade, justificado muitas vezes aos seus olhos pelo sombrio futuro desse feto.

Portanto, o eugenismo não é forçosamente uma noção ignóbil, sinônimo de atrocidades nazistas. O diagnóstico pré-natal das doenças genéticas, que permitirá evitar o sofrimento de milhões de vidas, é um eugenismo que a sociedade assumirá provavelmente sem complexo. As mutações genéticas responsáveis por uma parte significativa das surdezes de nascimento foram detectadas recentemente, o que provavelmente poderia evitar o nascimento de muitas crianças acometidas por essa deficiência.

Foi em Israel que a erradicação de uma doença na escala de toda uma comunidade foi conduzida a termo pela primeira vez. A doença de Tay-Sachs praticamente desapareceu com a ajuda do rabinato e da organização asquenaze ortodoxa Dor Yeshorim, que encorajaram testes dos futuros casais. Um engenhoso dispositivo eletrônico anônimo permite saber se o casal que se pretende formar pode originar uma criança portadora, sem que seja possível determinar se uma das pessoas é portadora do gene para evitar os fenômenos de exclusão. Trata-se hoje do exemplo mais eficaz de eugenismo de Estado. A terrível doença de Tay-Sachs, que acomete as crianças antes da idade de 4 anos, está quase erradicada. Nenhuma autoridade moral ou religiosa do Estado de Israel lamenta o fato.

O caso da trissomia 21 é instrutivo sob muitos aspectos. As democracias aceitaram com surpreendente facilidade essa transgressão importante que consiste em não deixar nascer os trissômicos. As crianças trissômicas não são, no entanto, violentas ou agressivas; a trissomia não provoca transtornos de comportamento. São crianças doces, dóceis, e sua duração de vida é hoje normal. No entanto, a sociedade, com uma canetada, os riscou porque são "débeis", segundo a horrível expressão popular. Trata-se de um eugenismo negativo extremamente violento, considerado hoje como praticamente normal. Sarah Palin, a famosa ultraconservadora companheira de lista de

John McCain à eleição presidencial americana de 2008, escolheu ter seu filho trissômico por questões morais e religiosas. Mas a imensa maioria das mulheres grávidas de uma criança trissômica escolhe a interrupção da gravidez para evitar uma vida de sofrimento tanto para o filho quanto para elas mesmas. Na França, na Inglaterra e na Alemanha, apenas de 3% a 5% das mulheres decidem não abortar depois de um diagnóstico de trissomia.[18] É evidente que têm esse direito, e cada um pode compreender essa escolha. Esse exemplo ilustra bem a tendência de nossa sociedade: a transgressão, por mais violenta que seja, não é mais um problema quando é sinônimo de conforto, e não cessará de se ampliar enquanto a busca pelo "filho perfeito" for importante para a maioria dos pais. Não vemos mais a biotransgressão: banalizou-se rapidamente.

Novas gerações alimentadas com a transgressão

As barreiras rapidamente vão se tornar cada vez mais frágeis. Nos anos vindouros, a transgressão biotecnológica vai ser particularmente rápida nas três patologias socialmente mais impositivas: as doenças graves da infância, os cânceres e o Alzheimer. Nesses três temas, a pressão social para obter soluções já é muito forte, e vai encorajar todas as transgressões.[19] Pois essas patologias dizem respeito a todos nós, diretamente ou não. Com toda certeza, haverá maiorias políticas para assumir e aceitar essas transgressões nas próximas décadas.

Basta observar as jovens gerações de hoje (os decisores de amanhã) para compreender que suas posições em relação às transgressões serão ainda mais abertas que as nossas.

Geração Y: a transgressão sem complexos

É chamada de "geração Y", ou "geração net", para distingui-la da geração X (aquela nascida entre 1960 e 1981) que a precedeu. Ela cresceu com os videogames, a internet e os efeitos especiais de alta tecnologia. Essa e-geração é a do "Mundo 2.0", esse novo socialismo digital que alimenta a economia paralela e alternativa chamada de cauda longa na internet. Esses neoconsu-

---

[18] E, paralelamente, a porcentagem de mulheres que recusam o diagnóstico pré-natal é muito pequena.

[19] Mesmo a aplicação de tratamentos mal avaliados, se as autoridades da saúde não prestarem atenção a isso.

midores, que defendem valores de compartilhamento dos dados e de engajamento na internet (engajam-se de corpo e alma no Twitter, Facebook, Wikipedia etc.) são evidentemente líderes de opiniões, dos *trend-setters* que vão fazer com que os costumes evoluam – para o melhor ou o pior – nos anos vindouros. Esse já é o caso em alguns países árabes. A e-geração já está prestes a aceitar muitas transgressões, quer sejam biológicas ou digitais. Para eles, Playstation e clonagem são um mesmo combate.

Michel Maffesoli, professor de sociologia na Universidade Paris V, descreveu muito bem esse retorno da transgressão que caracteriza o que alguns chamam de "pós-modernidade", isto é, essa época na qual vivemos em que os valores que eram os da modernidade se enfraquecem em benefício de outros. Em livros como *L'Ombre de Dionysos*,[20] *La Part du diable*,[21] *Le Temps des tribus*,[22] *L'Instant éternel*,[23] Maffesoli mostra com muitos detalhes que nossa sociedade conhece novas formas de vínculos sociais. Estes últimos são fundados na subversão dos valores do individualismo pregados pelo Iluminismo, em proveito dos valores de coletivo, tribalismo, imediatez, hedonismo e imaginário. Diante de uma filosofia fundada na referência à imagem de Apolo, deus antigo da ordem, da geometria e da razão, ressurge hoje, especialmente pelos mais jovens, a referência rival a Dionísio, deus da desordem, da embriaguez e do excesso. Como não reconhecer essa evolução nas festas rave, nos shows de rock repletos de êxtases coletivos, nas noites inteiras de jogos em rede em que jovens do mundo todo se comunicam em um imaginário que não tem nenhum vínculo com a civilização judaico-cristã.

Seria ilusório imaginar que essa geração, que se distancia dos valores tradicionais em proveito de uma forma de "maoismo digital" ou de coletivismo *online*, vá continuar a aceitar o atual discurso paternalista dos políticos sobre as biotecnologias, e os avanços das nbic em geral. Esses jovens não verão nenhum mal nos avanços da ciência; pelo contrário, aplaudirão cada nova possibilidade oferecida pelas biotecnologias, adotando com gulodice (que o efeito da moda e a perspectiva de ser o primeiro atiçarão) as novidades mais

---

[20] *L'Ombre de Dionysos*, Le Livre de Poche, 1982. Reed. 1991.

[21] *La Part du diable; précis de subversion postmoderne*, Flammarion, 2002.

[22] *Le Temps des tribus*, 1988; Le Livre de Poche, 1991.

[23] *L'Instant* éternel. *Le Retour du tragique dans les sociétés postmodernes*, La Table ronde, 2003.

extravagantes. "Eu domestico meu DNA" será uma das palavras de ordem dessa geração.

Civilização do jogo, filosofia do divertimento

Após a geração hippie do *sea, sex and sun*, dos anos 1970, o início do século XXI vê o advento de uma geração da embriaguez tribal e da perpétua invenção de si; uma geração do lúdico para a qual o real e o virtual se confundem. Para esses futuros adultos e futuros eleitores, a transgressão biológica será apenas um instante de emoção lúdica a mais. Em nenhum momento pensarão que podem ser os guardiões de uma tradição e os responsáveis por uma continuidade. Uma das vítimas é a cultura religiosa, e bem poucos jovens são hoje capazes de compreender a que os frontões das catedrais fazem alusão. Toda a iconografia que, durante séculos, era facilmente lida e compreendida pelas pessoas mais modestas (era sua função: mostrar as narrativas bíblicas) tornou-se tão misteriosa quanto os hieróglifos antes de Champollion. Como, então, pensar que esses jovens poderão julgar situações novas com a régua de uma mensagem plurimilenar da qual tudo ignoram? O *smartphone*, a internet, os *sites* pornográficos, a realidade virtual, o *gangsta rap*, os filmes de ação, o Playstation, o Xbox e os jogos sempre mais realistas e violentos são o cotidiano dessas gerações que amadurecem sob nossos olhos. Foram alimentadas com o leite de *Grand Theft Auto* (jogo no mínimo transgressor que vendeu 100 milhões de exemplares e foi copiado o mesmo tanto de vezes), portanto é preciso muito para chocá-los.

Quem nunca ouviu um adolescente, com um controle de Wii em uma mão, responder ao telefone com a outra e dizer com ar apático algo como "estou matando um monstro, vou terminar a vida e te ligo..."?

Não é preciso uma bola de cristal para saber que as gerações futuras vão contribuir para acelerar ainda mais radicalmente a evolução dos costumes. A geração Nintendo não aceitará nem a nacionalização de seu dna, nem o discurso dos políticos para travar o conhecimento de seu destino genético. Os apelos à razão dos políticos e das instituições serão tão vãos quanto os apelos de hoje pelo impedimento do *download* ilegal. A avalanche das práticas de trocas de arquivos prenuncia, sem dúvida, a das práticas genéticas novas. Esses jovens, que hoje não veem problemas na pirataria, cujas consequências nefastas para a indústria musical e para os próprios artistas não podem ignorar, também considerarão com a mesma despreocupação o universo NBIC que se oferecerá a eles.

A imensa maioria dos indivíduos com menos de 35 anos é de *gamers* (aficionados por consoles), ativos ou passivos. Não podem conceber a vida sem a internet de banda larga, o último modelo de *smartphone*, e não veem interesse em saber ler um mapa de estrada quando se pode ser guiado por um gps com informações sobre o trânsito. Seus desejos, seu modo de vida e seu senso moral são diferentes daqueles dos *babyboomers*, que hoje ainda detêm o poder.[24]

Sedentos do que é lúdico, aderentes naturais de uma filosofia do divertimento que não se incomoda com valores ou tradição,[25] são postulantes de um corpo aumentado, e se levantarão amanhã contra as políticas que desejarem lhes recusar o acesso às novas tecnologias. Essa visão transumanista do corpo ainda vai progredir com as próximas gerações. A sede de aperfeiçoamento de nossas possibilidades será permanente, e cada um esperará a última novidade para se "atualizar", da mesma forma como se faz constantemente o *update* de um sistema de exploração de um computador. Será difícil convencer a geração Nintendo, habituada a baixar os *patchs*, *fix* e outros corretores de programas, de que o programa genético está engessado, intocável e que é proibido modificá-lo quando apresenta um *bug* ou quando se queira se beneficiar de uma nova atualização mais eficaz.

A aceitação social das bionanotecnologias seguirá aumentando. Estamos apenas no início de um processo social vertiginoso. Já embarcamos nos carrinhos de uma montanha russa rumando para uma primeira subida vertiginosa. Ainda é possível parar? Haverá um sinal de alarme que desencadeará os freios providenciais? Iremos ver que a resposta é, muito provavelmente, negativa.

---

[24] Mas sem dúvida os *babyboomers* teriam reagido da mesma maneira, se tivessem crescido no mesmo contexto.

[25] Ou, pelo menos, não a de seus pais.

Capítulo 2

Como o direito à medicina biotecnológica vai afundar as democracias

A questão não é mais saber se conseguiremos dominar esta ou aquela tecnologia, mas sim a partir de quando: amanhã, ou só depois de amanhã?

O verdadeiro debate é sobre a utilização ou não dessas imensas possibilidades de manipulação da biologia humana. A segunda parte deste livro evoca sua necessidade no longo prazo, em razão da lenta degradação de nosso genoma. Mas a adoção de tais técnicas irá ainda mais rápido que essa degradação. Mostramos quais são as razões que não poderão impedir a humanidade de explorar completamente as técnicas médicas trazidas pela revolução NBIC, e por que o fará rapidamente.

Como as linhas do admissível vão se movimentar

Diante da importância e do caráter radical das mutações que esperam o ser humano – a engenharia genética, o humano híbrido, a utilização dos nanoimplantes para fins terapêuticos e depois para aperfeiçoamento –, talvez alguns se agarrem à esperança de um sobressalto da humanidade. Pensam que "vozes se erguerão, que limites serão fixados". Vimos anteriormente que muitas das experiências do passado indicam o contrário.

As fronteiras do tolerável se movem tão fácil quanto silenciosamente. Provas desse movimento foram fartamente dadas. Vamos ver agora por quais mecanismos, em virtude de quais lógicas, essa evolução se fará sub-repticiamente, sem que nenhuma ruptura forte venha bloquear o rápido desvio das práticas. Esse tipo de fenômeno se assemelha muito à "tática do salame" desenvolvida em 1947 pelos comunistas húngaros para eliminar um a um todos os seus inimigos: assim como o fatiamento do salame avança a cada pequena fatia fina, prosseguindo imperceptivelmente até que esteja todo fatiado, a transgressão progredirá fatia após fatia, cada uma parecendo derrisória.

A tranquila ditadura da emoção

Na maioria das vezes, a transgressão se impõe tocando a corda sensível da sociedade. Uma nova tecnologia perde seu caráter sulfuroso quando traz sua ajuda às crianças, às pessoas idosas ou às gestantes. As coisas acontecem tranquilamente. Os conservadores se expressam cada vez mais no vazio. O mito do "cientista louco" e do cientista mau "aprendiz de feiticeiro" perde sua força a cada nova geração, ou então se desloca para a tecnologia seguinte.

É dessa mesma forma que as transgressões de amanhã, induzidas pela grande convergência NBIC, serão assimiladas aos costumes: pela emoção. Quem já não viu um político, após um drama particularmente chocante, defender pelas mídias interpostas que tal lei seja adotada nos menores prazos possíveis? Um cão mata um bebê? Faz-se urgentemente uma lei sobre os cães malfeitores. Um brinquedo de um parque cai? Muda-se o calendário legislativo para votar uma lei sobre os brinquedos de parque, mesmo que a regulamentação já seja drástica e o acidente imprevisível. Dois acidentes de elevadores ocorrem com algumas semanas de intervalo e o *lobby* dos ascensoristas obtém do Parlamento a obrigatoriedade de se refazer todo o parque francês de elevadores, e se ganha uma década de prosperidade!

O modo de funcionamento "a toque de caixa" extremamente focado na estratégia de curto prazo das políticas de hoje tem como consequência uma ausência de reflexão sobre o que está em jogo no futuro. Essa maneira de funcionar favorece uma extrema sensibilidade nos casos particularmente emocionantes. É para eles que as transgressões NBIC já avançam e avançarão amanhã.

A partir de terríveis *faits divers*, as exceções vão poder se multiplicar e fazer com que pouco a pouco a opinião se incline para o lado das transgressões. É possível imaginar, por exemplo, que uma mulher cujo útero foi danificado quando criança durante uma operação do intestino poderá se beneficiar da invenção do útero artificial quando a técnica estiver desenvolvida. O biólogo e filósofo Henri Atlan defende a ideia de que não há uma diferença muito fundamental entre uma incubadora para prematuros e o útero artificial.[1] Que este seja o caso dentro de vinte, cinquenta ou cem anos não muda nada. No mesmo espírito, a clonagem reprodutiva poderia iniciar permitindo aos pais que perderam um filho por causa de um erro do poder público ou do corpo médico cloná-lo.[2] Esse roteiro constituiria uma porta de entrada para a compaixão, e parece provável perto de 2050.

---

[1]   Henri Atlan, *L'Utérus artificiel*, Le Seuil, 2005.
[2]   O que não tira nada do fato de que a criança clonada não será estritamente idêntica a seu modelo.

Liberdade, igualdade, NBIC

O outro forte vetor de progresso da transgressão será o igualitarismo. Desde a Declaração dos Direitos do Homem e do Cidadão, nossa sociedade ocidental fundou seu novo contrato social na ideia de igualdade de direitos de seus membros. Por muito tempo bastante teórica, depois estritamente limitada aos direitos, essa exigência de igualdade tornou-se hoje mais forte e mais concreta. Assistimos há algumas décadas a uma crescente demanda pela igualdade prática dos cidadãos, cuja luta contra a discriminação em relação a minorias – étnicas, sociais, sexuais – é uma das expressões. Esse imperativo de igualdade será uma poderosa fonte de transgressão.

Inúmeros estudos revelam que o estado de saúde nas classes populares é medíocre comparado ao dos lares mais ricos. Como um Estado social poderia se recusar a utilizar as tecnologias modernas para reduzir essas desigualdades? Quem poderá defender que é preferível manter uma diferença de quatorze anos de esperança de vida entre os membros dirigentes e os trabalhadores agrícolas? Como justificar que as crianças acometidas por miopatias sejam abandonadas ao destino sobre o altar da defesa do santuário genético? Pode-se até mesmo imaginar que a "genodesigualdade positiva", versão genética da discriminação positiva em benefício das populações desfavorecidas (as mais desfavorecidas terão prioridade na manipulação genética), será um objetivo nobre aos olhos de uma opinião social-democrata profundamente igualitarista. A social-democracia será NBIC ou não será! E o direito de viver 150 anos poderia se tornar o próximo slogan político.

Podemos também pensar que apenas um regime ditatorial poderia bloquear a reivindicação da medicina biotecnológica e de alongamento da vida. O sufrágio universal é a vitória garantida da demanda de alongamento da vida.

Além do mais, uma das características da revolução NBIC é que ela vai transformar profundamente o calendário da identificação dos riscos. Amanhã, com a democratização do sequenciamento ligado à queda dos custos, a genômica fará parte da cultura coletiva. O conhecimento de seu fardo genético transformará profundamente as noções atuais de saúde "boa" ou "má". Um indivíduo em boa saúde a quem se prometerá uma forte probabilidade de desenvolver uma doença dentro de trinta anos não vai esperar o *scanner* ou a cintilografia portadores de más notícias para agir. Em vez de sabermos que estamos sendo afetados por uma doença neurodegenerativa com o aparecimento dos primeiros sintomas, dos primeiros tremores, saberemos trinta anos mais cedo que a doença pode surgir. Neste "genodeserto dos tártaros",[3] em que saberemos décadas antes o que devemos esperar, teremos tempo de meditar e de militar! A opinião ávida "de risco zero" exigirá as terapias adequadas. Isso tem muitas consequências pesadas para o sistema de saúde.

Chantagens ditadas pela compaixão

A exigência coletiva de bioequidade é uma armadilha da qual os políticos não sairão facilmente. A democracia moderna 2.0, com seus especialistas, seus comitês, seu princípio de subsidiariedade,[4] o relativismo dos valores, uma lógica de tentativa e erros, seu método participativo que implica que as associações de pacientes têm sua contribuição a dar, é o terreno perfeito para uma divisão minuciosa das normas bioéticas. As crianças com câncer e com miopatia serão as primeiras beneficiárias. Nenhuma maioria política poderá se opor a elas, e assim se abrirá uma porta que ninguém mais poderá fechar. Além do mais, os comitês de ética tornam-se câmaras de registro do progresso tecnológico, com alguns trimestres de atraso, o tempo necessário para que a opinião amadureça.

Imaginem se, após cinco anos de autorização das terapias gênicas ou celulares na miopatia, houver uma nova interdição? Que maioria política se alcançaria para voltar atrás? Que político suportaria ser vaiado, ao vivo, durante dois dias pelos doentes e suas famílias, por ocasião do Teleton do ano? É provável que os políticos sejam paralisados pelas chantagens ditadas pela compaixão, retransmitidas pelas mídias, pelo Facebook e por toda a blogosfera. A ideia de que "as crianças acometidas por miopatias devem assim permanecer" não está adaptada à civilização midiática.

Em apenas algumas décadas, os casais homossexuais adquiriram reconhecimento e proteção, e reivindicam hoje várias mudanças legislativas em nome da igualdade: casamento, direito de adoção, acesso às técnicas de procriação assistida e à gestação por outra mulher, isto é, o recurso às barrigas de aluguel.

---

[3] *O deserto dos Tártaros* é um romance de Dino Buzzati de 1940 que descreve a vida de um militar à espera de um inimigo que só chegará ao fim de sua carreira militar.

[4] Princípio segundo o qual a responsabilidade de uma ação pública, quando necessária, deve ser alocada à menor entidade capaz de resolver o problema ela mesma. Por isso uma descentralização muito forte das decisões.

Depois de ter, a cada deslocamento das linhas da normalidade, despertado veementes protestos, essas reivindicações começam a avançar. Segundo pesquisas publicadas em 2009, a maioria dos franceses é favorável à adoção pelos casais homossexuais, e uma evolução em favor da legislação da gestação por outra mulher se desenha. Da mesma maneira que a reivindicação dos homossexuais pelo reconhecimento total de sua sexualidade finalmente se impôs entre nós como uma evidência, não podemos imaginar que amanhã, em nome da igualdade, se dê aos homossexuais o *direito* de se reproduzirem como um casal heterossexual? Esse direito já é uma realidade em certos países, principalmente nos Estados Unidos, onde existe um verdadeiro mercado organizado da gestação por outra mulher e da fecundação *in vitro* para os homossexuais.

Essa reprodução implica a transmissão ao filho de uma parte de seu patrimônio genético, por isso procedimentos como o da clonagem serão *de facto* legitimados. Mais uma vez, não se trata de modo algum de criticar essas evoluções dos costumes. Trata-se apenas de ressaltar que a linha do admissível se movimenta muito mais facilmente do que se acredita, graças em particular ao poderoso argumento da igualdade, cujas aplicações não param de se estender há meio século.

Será que não se pode imaginar que um dia se considere normal, ou mesmo necessário, remediar pela medicina biotecnológica essa terrível e até aqui intransponível desigualdade que é a beleza?[5] Algumas pessoas nascem menos belas que outras; algumas realmente feias. Essa constatação é válida desde o início da humanidade, somente os cânones da beleza evoluem de acordo com as épocas. O que até agora era considerado um elemento do destino poderá surgir como puramente revoltante amanhã! Talvez até se edite uma lei condenando os pais irresponsáveis que não garantiram a beleza de sua descendência por todos os meios tecnológicos à sua disposição. Afinal, esse tipo de lei seria a continuidade do famoso decreto Perruche,[6] que dava razão à queixa feita pelos pais cujo filho nascera deficiente.

O que restará da beleza no dia em que todo mundo responder aos cânones mais estritos da estética do momento? A singularidade é constitutiva da beleza? A questão ultrapassa o propósito desta obra...

---

[5]   A cirurgia plástica já é reembolsada em certos casos particulares.
[6]   Decreto do Tribunal de Justiça de 17 de novembro de 2000.

O princípio da proteção incondicional da vida humana: o mais poderoso dos motores

"O que você diria de um suplemento de vida?" Essa questão serviu de título[7] a um colóquio de ética biomédica ocorrido em Genebra em 2003. Ela revela com vigor o mecanismo da adoção das novas biotecnologias. Quem, com efeito, responderia "não" a tal questão? Que moribundo, em seu leito de morte, recusaria a prolongação, por mais modesta que seja, de sua existência? Os responsáveis políticos não terão nada a propor em troca de uma hipotética renúncia às promessas da vida eterna das biotecnologias. Suas exortações para que se renuncie a ela terão como resposta apenas um levantar de ombros.

A crescente adoção das tecnologias NBIC pela sociedade se apoiará primeiro na emoção e no igualitarismo. Além do mais, o relativismo dos valores tornará a sociedade permeável aos avanços da medicina biotecnológica.

Toda sociedade, de acordo com as épocas, obedece a um conjunto de normas particulares e à sua própria visão daquilo que é uma vida boa. Chama-se "moral" a esse conjunto de normas e a essa visão. Na Antiguidade, a criança grega aprendia desde a infância que não havia nada de mais belo nem de mais desejável que participar como cidadão da direção de sua cidade e, em último caso, de morrer por ela no combate. Na Idade Média, a única perspectiva desejável, o centro das preocupações de uma vida de todo bom cristão, era a salvação, ou seja, a vida eterna no paraíso, palavra que significa literalmente "estar junto de Deus".

São raros aqueles que vão para a morte voluntariamente em nome de seus valores, escolhendo estes últimos mais que um aumento de vida. Para cada Thomas More, capaz de se deixar decapitar para não prestar um juramento julgado herético, quantas pessoas preferiram abjurar a religião católica sob a ordem do rei Henrique VIII? O sacrifício de si não faz mais parte dos valores ensinados hoje às crianças. A ele, prefere-se a prudência, a segurança, a igualdade, a tolerância; todos são valores de compromisso no extremo oposto aos do martírio. Pode-se apostar que a esse suplemento de vida que será oferecido poucos resistirão, assim como hoje poucos idosos recusam os medicamentos que prolongam em alguns meses sua vida, não importa quão entediante ela seja.

---

[7] Em inglês: "Living a longer life?"

Mas, hoje, qual pode ser, segundo um homem do início do século XXI, esse princípio fundamental, esse objetivo de toda vida? Desde os filósofos do Iluminismo, da Revolução Francesa e da lei de separação da Igreja e do Estado em 1905, a fé em Deus tornou-se um assunto privado, e não mais um dogma estatal. Os direitos do homem designaram uma nova diretriz à humanidade: doravante, todos os homens nascem livres e iguais em direitos, e o Estado é o fiador dessas liberdades e dessa igualdade.

É uma mudança fundamental. Nesse mundo descristianizado e "desencantado", o cidadão não vive mais para alguém ou alguma coisa (o rei, Deus, a cidade etc.), mas para *si mesmo*. Sua existência e, por consequência, sua preservação tornam-se o objetivo último, o grande projeto para o qual toda instituição deve tender. O único grande valor que nos resta é a proteção da vida humana.

O físico Etienne Klein[8] observa com ironia: olhem o que está escrito sobre os maços de cigarro: se, no século XVIII, quisessem lançar uma campanha antitabaco, não se teria colocado "fumar mata", mas "fumar compromete a saúde de sua alma" ou "fumar desagrada a Deus". A salvação da alma, objeto por excelência do discurso teológico, desapareceu pouco a pouco em proveito da saúde do corpo, que é o objeto de preocupações científicas.

Como se traduz concretamente esse valor? Ele toma a forma da injunção à segurança; do dogma segundo o qual é importante viver por mais tempo possível, sem que a questão do *sentido da vida* jamais seja colocada. Não se poderia facilmente questionar o único princípio forte sobre o qual nossa sociedade está construída; então não é surpreendente que mesmo hoje essa questão pareça quase deslocada, inconveniente. Essa demanda permanente de *segurança* é o avatar principal dessa visão moderna do mundo. Em nome dessa segurança, legitimam-se *de facto* todos os entraves à liberdade. Essa vontade de proteção da vida toma a forma de uma vontade delirante de supressão total do risco, ao passo que esse até então fazia parte da existência.

Hoje se exige do Estado que afaste todos os riscos do caminho de seus cidadãos; ele é pesadamente sancionado quando por infelicidade ocorre um acidente (um risco se realiza) que ele não conseguiu impedir. Risco de doença, desemprego, velhice, morrer no mar, perder-se na montanha, cair em

---

[8] *La Tribune*, 3 de janeiro de 2011.

um buraco etc.: todos os riscos são previstos, etiquetados, dotados de uma administração *ad hoc* e enquadrados por comitês "Théodule".[9]

Para os pais, essa concepção particular da existência como objetivo em si tomará evidentemente a forma de uma vontade de preservação incondicional de seus filhos. E ninguém poderá condená-los por essa vontade, uma vez que traduz o espírito da época. É assim que as bionanotecnologias vão triunfar. Serão acolhidas de braços abertos, pois abrem a perspectiva providencial de um controle quase absoluto dos malditos riscos.

A salamandra e a marinha americana

Como sempre, os militares vão favorecer a oferta tecnológica. No século XX, eles estiveram na origem das armas nucleares, dos foguetes, da internet...[10] O vale do Silício deve enormemente aos comandos do exército americano. Hoje, os militares são um dos setores mais avançados das tecnologias NBIC. É aí que a salamandra entra em cena. Um dos eixos mais promissores para evoluir na medicina da regeneração é a compreensão de como os membros das salamandras rebrotam.[11] E esse assunto avança muito rapidamente. O exército americano está na ponta[12] dessa pesquisa e acaba de obter orçamentos importantes para compreender seus mecanismos genéticos. Se os cemitérios americanos são os mais belos do mundo e sua medicina militar ultraeficaz, é porque esta é a única maneira de fazer com que a opinião aceite o sacrifício de um grande número de seus filhos. Logo mais, a América profunda exigirá que rebrotem os membros dos *boys* que saltaram sobre uma mina no Afeganistão... ou em outro lugar! E isso será possível, graças ao conhecimento dos genes implicados nesse processo na salamandra. Esta última é uma verdadeira caixa de Pandora biotecnológica; uma vez iniciadas estas pesquisas, o caminho está aberto para muitas outras manipulações do humano.

---

[9] O general de Gaulle zombava das comissões administrativas chamando-as assim.

[10] A internet nasceu no interior da Darpa, que é o departamento do exército americano encarregado da inovação tecnológica.

[11] Em janeiro de 2010, pesquisadores se inspiraram naquilo que a salamandra sabe fazer e conseguiram, no camundongo, regenerar tecido muscular viável e reintegrá-lo no animal. K. V. Pajcini et al., Transient Inactivation of Rb and ARF Yields Regenerative Cells from Postmitotic Mammalian Muscle", *Cell Stem Cell*, p. 198-213, 2010.

[12] Um relatório do exército americano preconiza sequenciar todos os militares para melhorar sua eficácia em combate.

Claro, os militares não guardarão para eles as técnicas sobre o renascimento dos membros. Essa tecnologia se generalizará graças a uma porta de entrada oferecida pela compaixão. Após o Big One[13] na Califórnia, como imaginar que o potencial biotecnológico do vale do Silício não seja mobilizado? Certamente se começará pelos filhos amputados por causa de um atraso na intervenção dos socorros e que se tornaram órfãos, e depois a opinião exigirá que a intervenção chegue a todas as vítimas para apagar, tanto quanto possível, os traços sangrentos da catástrofe. A transgressão começa no epicentro do horror e, portanto, da compaixão.

O direito à genômica: a prolongação natural do Estado de bem-estar social

Do Estado de bem-estar social ao direito à imortalidade: um *continuum*

Com a explosão programada dos progressos médicos, a reivindicação coletiva "a não ficar mais doente", e logo mais "a não mais morrer", vai submergir o político. Em uma sociedade habituada à proteção do Estado de bem-estar social (RMI [renda mínima de inserção], seguridade social, indenizações etc.), haverá uma exigência para que a engenharia genética e a nanomedicina façam parte dos cuidados médicos coletivos. A dimensão mágica da medicina biotecnológica não passará despercebida. Evidentemente, os candidatos a uma vida mais longa serão consideráveis. Assistiremos paralelamente às oposições entre aqueles, amplamente majoritários, que desejarão transgredir e os outros. Mas a pressão pelo direito à genômica e às bionanotecnologias médicas para todos será tal que os governos cederão às reivindicações.

A proteção social se tornará ainda maior. A democracia social vai se estender ainda mais e originar transgressões em grande escala. De certa maneira, a transgressão genômica será a consequência mais espetacular da total gestão dos cuidados médicos pela coletividade. Haverá, portanto, um *continuum* entre o Estado de bem-estar social e a transgressão genômica. Diante do povo e de suas reivindicações legítimas ("Tenho o direito de não morrer! Tenho o direito de ser expandido! Tenho o direito de..."), os governos deverão ponderar. A geração da internet e do videogame não compreenderá

---

[13] O grande terremoto destruidor que todos os sismólogos preveem um dia na Califórnia.

que a engenharia genética possa lhe ser recusada. Ela derrubará as maiorias políticas que se oporão às suas reivindicações. *Vox populi...*

De natural e aceita, a morte vai se tornar escandalosa. Assim como não se aceita mais que alguém morra de uma doença para a qual existe um tratamento, não se considera mais o acidente como um risco da vida mas como o efeito de uma negligência ou de um erro. Da mesma forma, a morte vai se tornar inaceitável porque, se existem meios de prolongar indefinidamente a vida, as populações acabarão exigindo naturalmente que a Previdência Social se responsabilize pelos meios existentes para evitar a morte. Esta representará apenas um *case* a mais nos quadros dos "riscos" assegurados pelo Estado; uma forma particular de doença.

A morte será considerada amanhã como injusta, absurda e insuportável. Tão insuportável quanto a morte de uma criança em tenra idade hoje, enquanto há cinquenta anos a hecatombe de bebês era aceita como uma fatalidade. A morte rodou por muito tempo em torno dos berços, mas nossa civilização já a esqueceu!

Restabelecer a igualdade de oportunidades diante da loteria genética

Em nome de que valor justificar a desigualdade genética? Somos responsáveis pelo DNA que recebemos? Não mais que pela cultura que herdamos. O movimento transumanista se tornará aliado do Estado de bem-estar social, e defenderá o acesso para todos à nanomedicina biotecnológica. Vamos repetir, o transumanismo é uma ideologia de esquerda muito igualitarista. Não é a defesa de uma raça superior contra as outras, não é uma ideologia da segregação social. A ideia transumanista é realmente "a terapia gênica, a nanomedicina e os implantes médicos para todos". Os transumanistas são fundamentalmente sociais-democratas, e não uma nova extrema-direita.

As técnicas de reforço das capacidades intelectuais e cognitivas se tornarão também um componente do Estado de bem-estar social. Em nome da igualdade das oportunidades, essas tecnologias serão aceitas mais rapidamente do que podemos imaginar.

O Estado de bem-estar social vai se tornar o pivô das NBIC, e propor a moratória das nanobiotecnologias se tornará o apanágio dos reacionários. É uma armadilha terrível para os humanistas.

Contudo, será que estamos indo em direção a uma uniformização da biopolítica das democracias em escala internacional? Evidentemente, os países mais liberais (como os do Norte) ou os que jogarão a carta genoimperialista[14] (China...) adotarão as leis mais permissivas antes dos outros. A própria existência desses "genoparaísos" tornará obsoleta a legislação mais restritiva de outros países, e assistiremos provavelmente a um rápido alinhamento.

A geração do *babyboom* torna-se a geração Alzheimer

Nos países desenvolvidos, a doença de Alzheimer torna-se um fardo explosivo para as famílias. Cada vez mais elas conhecem duas gerações de pais e de avós simultaneamente dependentes. No Japão, o abandono das pessoas idosas cresce, juntamente com fenômenos pavorosos de delinquência dos mais velhos, cujo objetivo é serem acolhidos na prisão... A pressão das classes médias para colocar em ação medidas que reduzam essa carga será tal que o imperativo bioético será amplamente secundário. Sim aos implantes cerebrais, sim à retina artificial, sim às terapias genéticas, sim... ainda e sempre sim!

A visão de horror dos países ocidentais tornando-se grandes "Alzheimérios" inquietará a todos e conduzirá à exigência de outro horizonte, qualquer que seja o preço bioético. Será que a geração do *babyboom*, que rapidamente se torna a geração Alzheimer, vai se satisfazer com a alternativa casa de repouso com quatro mudanças de fraldas por dia, ou plano de luxo com seis trocas de fraldas cotidianas? Não, a geração do *babyboom* vai exigir tratamentos, por mais transgressores que sejam! Claro, os oponentes à utilização da medicina biotecnológica para lutar contras as demências defenderão a ideia de que essas técnicas são contrárias à dignidade humana. Na realidade, é o abandono dos pacientes, tornados verdadeiros cadáveres ambulantes, nos grandes centros anônimos que é um insulto à dignidade humana. Nós abandonamos nossos velhos pais como os camponeses japoneses do filme de Shohei Imamura, *A balada de Narayama*, abandonam os seus no ano em que completam 70 anos... As "casas para pessoas idosas dependentes" são quase isso, mas não têm uma vista tão bela quanto o sublime vulcão ao pé do qual os velhos japoneses são lançados. Mesmo se, nos dois casos, os velhos ouçam dizer "morra e cale-se".

---

[14] Isto é, aqueles que utilizarão as tecnologias genéticas para assentar seu poder geopolítico.

A maneira como tratamos nossos idosos desafiará nossa geração a tentar de tudo para evitar sofrer o mesmo destino. Um dos apóstolos da medicina biotecnológica, David Gobel, conclui que a grande escolha para nossa geração é o suicídio assistido ou a ciência prolongadora experimental.

Será que a idade média mais elevada de nossos responsáveis políticos pode ser um facilitador a mais, já que esses últimos se sentem essencialmente envolvidos? Estatisticamente, 30% dos senadores e deputados franceses ou belgas vão desenvolver uma cegueira pela DMRI. Na França, isso representa 360 parlamentares dos 1.200: é pouco provável que o legislador se coloque contra a retina artificial e as terapias gênicas retinianas.

E vemos rapidamente que a distinção "humanidade reparada, humanidade expandida" é muito frágil. Quando a retina artificial estiver perfeitamente desenvolvida, proibirão a colocação de implantes de mais de um milhão de pixels sob o pretexto de que a retina normal comporta um milhão? Vão legiferar sob o pretexto de que os cegos tratados não devem obter uma acuidade visual superior à dos não doentes? A resposta salta aos olhos: atravessaremos o Rubicão que separa a reparação da expansão, sem o mínimo escrúpulo. E pronto: uma nova biotransgressão.

O imperativo da reindustrialização do Ocidente

Diante das inúmeras forças que favorecem uma abertura às NBIC, as forças bioconservadoras não serão suficientes e os políticos simplesmente farão de conta que querem impedir essas evoluções. Por quê? Porque não terão escolha. As restrições à liberdade necessárias para desacelerar a medicina biotecnológica causariam a deriva para o totalitarismo. Além do mais, seria preciso bloquear a pesquisa científica em vários campos e fechar parcelas inteiras da economia das *start-ups*. O que significa que todo o vale do Silício precisaria ser refreado. De fato, as limitações editadas pelo presidente Bush envolvendo a pesquisa sobre as células-tronco só duraram quinze dias após sua saída...

Por outro lado, a vontade de apoiar as indústrias de alta tecnologia diante do avanço potencial do poderio da Ásia conduzirá os Estados ocidentais a favorecer as inovações nanobiotecnológicas. Os governos ocidentais aceitarão muitas biotransgressões em nome do imperativo da competitividade, assim como os governos de direita e de esquerda apoiam as indústrias de armamento em nome do emprego. Frear a ciência em um único país não tem nenhum sentido a não ser o de aceitar se tornar, em algumas décadas, uma "colônia chinesa".

Quem poderá resistir à humanidade expandida?

Melhor ser transumano que morrer

Já sugerimos isso aqui e ali desde o início deste livro: pensamos que o campo transumanista caminha para uma vitória certa. A sociedade está madura para o transumanismo porque existe uma potente dinâmica social de aceitação da medicina biotecnológica. Desse ponto de vista, a história já está quase escrita.

Não se trata de emitir um julgamento qualquer que aprove ou desaprove essas escolhas, mas de evocar, numa "sociologia do futuro", as evoluções sociais ligadas aos progressos das ciências biotecnológicas que estamos descrevendo. A fixação de limites à progressão do transumanismo é uma resposta fadada ao fracasso, uma estratégia tão ineficaz quanto a construção da linha Maginot. A sociedade, em sua esmagadora maioria, não poderá nem desejará fixar limites. Ela irá de transgressão em transgressão até o fim daquilo que a tecnologia permitir. A verdadeira questão, desde então, é a maneira como saberemos acompanhar essas evoluções. Rejeitá-las em bloco ou negá-las significa favorecer seu desenvolvimento descontrolado, clandestino e *offshore*. Recusar olhar de frente esses fenômenos em nome do medo que nos inspira significa correr o risco de perder o controle sobre eles.

A demanda social por essas novas tecnologias existirá. Basta observar os esforços que empregamos em prolongar nossa existência até o fim, nem que seja ao preço de sofrimentos, aborrecimentos e meses passados sobre uma cama. Todos os meios colocados a nossa disposição são utilizados, quaisquer que sejam; não existe nenhum argumento moral que se sustente diante da perspectiva de prolongar a vida em alguns dias. Como defender para um indivíduo que ele deve aceitar morrer e não empregar os meios colocados à disposição pela ciência para viver mais e vencer esta ou aquela doença? Um segundo de vida tem um peso muito maior na balança das escolhas que todos os tratados da moral... Por isso todos acolheremos, pouco a pouco, as contribuições das NBIC. Quando fizerem parte de nossa paisagem mental, será natural aplicá-las aos outros elementos ligados não mais à nossa sobrevivência, mas ao nosso conforto ou ao nosso prazer.

O segundo elemento que garante a acolhida entusiasmada dos progressos NBIC é o desejo do filho perfeito que persegue a maioria dos pais. Tudo começa com o medo de ter um filho física e mentalmente anormal. E, pouco a pouco, a preocupação de dar a seu filho "o máximo de oportunidades na vida". Isso significa que se buscará afastar qualquer risco de doença, qualquer ameaça, mesmo hipotética, o que legitimará a utilização sistemática de técnicas como o diagnóstico pré-implantação[15] nos casos cada vez mais numerosos de nascimento por fecundação *in vitro*. Fazer uma triagem dos embriões, eliminar os fetos não conformes se tornarão as fases clássicas de todo nascimento "razoável"; os raros pais que derrogarem se tornarão *de facto* marginais e provavelmente socialmente estigmatizados. Dentro de cinquenta anos, talvez se julgue estranha e perniciosa a maneira "natural" de conceber, pois o sexo tornou-se uma ocupação unicamente hedonista absolutamente desconectada da reprodução. Esta última, por seu lado, entrando no âmbito de um plano seriamente ponderado e realizado por meio de estruturas especializadas. A maternidade biotecnológica começou já há algum tempo: o parto em casa sem segurança e sem peridural, que é desencorajado hoje pelos poderes públicos, era a norma, há menos de um século.

Da prevenção do pior à seleção do melhor: rumo ao filho perfeito?
Não existe dor maior para os pais que uma doença grave ou a morte de um filho; não existe angústia maior para eles. Todo pai deseja afastar o máximo possível até mesmo a sombra de um risco para seu filho. Em tais condições, como resistir às demandas de minimização dos riscos quando ela for possível? Mas da criança "sem risco" à criança perfeita há apenas um passo, que será alegremente ultrapassado.

A biopolítica encontra-se presa a contradições que favorecem a extensão do campo da transgressão. Como os pais serão impedidos de selecionar "belos filhos mais bem-dotados" quando o aborto por conveniência pessoal é livre nos primeiros estágios da gravidez, qualquer que seja a constituição do embrião, e o aborto por deficiência intelectual do feto (trissomia do cromossomo 21 em primeiro lugar) é legal, socialmente aceito e encorajado? Imaginem o ridículo de uma lei que dispusesse:

---

[15] No âmbito de uma fecundação *in vitro*, o diagnóstico pré-implantação (DPI) permite conhecer as características genéticas de um embrião. O objetivo é selecionar um embrião antes que ele seja implantado no corpo da mãe. É utilizado hoje pelos casais que apresentam um risco significativo de transmissão de uma doença genética grave (miopatia, fibrose cística...), com a condição de que um diagnóstico genético seja possível.

Artigo 1: o aborto por conveniência pessoal é livre até doze semanas de gestação, exceto quando a futura criança é portadora de uma deficiência genética.

Vê-se bem que será extremamente difícil enquadrar a busca pelo filho "perfeito", ainda que esta seja ilusória. A possibilidade de realizar, desde agora, um diagnóstico genômico completo do futuro bebê a partir da análise daquilo que se chamam "células circulantes", pelo simples exame de sangue da mãe,[16] vai agravar ainda mais o problema: não há mais necessidade de coleta de líquido amniótico pela amniocentese. Um dos últimos freios à generalização do diagnóstico pré-natal – o medo de um aborto espontâneo, que ocorre em 0,5% a 1% dos casos após a amniocentese – vai desaparecer. Em dezembro de 2010, a equipe do dr. Lo[17] conseguiu sequenciar integralmente um embrião de três meses, ao sequenciar diretamente[18] o DNA presente no sangue materno. Um poderoso algoritmo[19] – já patenteado – permitiu diferenciar as sequências do futuro bebê e as da mãe. Essa bomba ética e política passou completamente despercebida. Milhares de doenças genéticas poderão ser descobertas sem que a criança corra nenhum risco.

Mas será possível ir ainda mais longe. O prof. Testart observa que se o diagnóstico pré-natal representa "a eliminação do pior" – suprime-se o feto que apresenta graves malformações, por exemplo –, já o diagnóstico pré--implantação representa a "seleção dos melhores" – faz-se uma triagem dos embriões obtidos por fertilização *in vitro* (FIV). Ao passar de um eugenismo negativo a um eugenismo positivo, reforça-se a aceitabilidade desses procedimentos pelos pais. É moralmente menos perturbador suprimir embriões cuja existência os pais não conhecem realmente que um feto no ventre materno. A dinâmica transgressiva trazida pelo DPI será muito mais forte.

O conhecimento cada vez mais aprimorado de nosso genoma logo vai permitir a redução do fardo genético de cada recém-nascido. Será possível garantir que o filho não herdará o diabete do pai, o gene da calvície, que

---

[16] Com efeito, um pequeno número de células do feto passa para o sangue materno, e estas são recuperáveis por um banal exame de sangue...

[17] *Science Translational Medicine*, dezembro de 2010.

[18] Sem passar pela etapa de pesquisa das células fetais que circulam no sangue materno, que é complexo e sujeito a erros.

[19] Que também integra o sequenciamento do pai, que pode ser realizado por uma simples coleta sanguínea ou bucal.

terá os olhos azuis de sua mãe etc. Em um segundo momento, alguns pais desejarão lhe adicionar sob medida genes associados a certas qualidades intelectuais.[20] Não nos contentaremos, portanto, em evitar que ele desenvolva as piores doenças; expandiremos os limites da genética até oferecer aos pais o sonho de um filho geneticamente modificado, configurado *à la carte*.

Uma equipe de pesquisadores realizou muito recentemente um avanço absolutamente fundamental: conseguiu substituir as mitocôndrias de uma célula-tronco de primata, o que deixa entrever a possibilidade, com o tempo, de fazer o mesmo com os homens.[21]

As mitocôndrias são as usinas energéticas da célula que produzem as proteínas. São bactérias que se introduziram por efração em nossas células há cerca de um bilhão de anos e que se tornaram vassalas de nossas células, especializadas na produção energética (tornaram-se "simbiontes"). Acontece que não somos iguais diante dessas mitocôndrias: alguns têm a chance de ter em suas células "usinas" de boa qualidade, e outras não tão boas assim, o que pode aumentar o risco de certas doenças (miopatia, doenças neurodegenerativas, surdez, algumas cegueiras e formas de diabete etc.). Concretamente, isso quer dizer que, durante uma fecundação *in vitro*, seremos capazes de garantir que as células do futuro bebê sejam providas de "boas" mitocôndrias. Essa terapêutica não envolve unicamente a futura criança tratada, mas também sua descendência. É a porta de entrada para as terapias gênicas que afetam aquilo que se chamam as células sexuais (*germline*). É um degrau importante na escala Richter da biotransgressão, pois muitas vezes se considera que, se é admissível mudar os genes de um indivíduo, estes, em contrapartida, não devem ser transmissíveis às gerações posteriores.[22]

Na realidade, não é razoável pensar que se conseguirá impor terapias gênicas sucessivas a cada geração para tratar as doenças muito graves. Os pais desejarão suprimir definitivamente o risco de ter descendentes acometidos por fibrose cística, miopatia ou doença de Huntington. Com um argumento muito forte... o que acontecerá se, no futuro, as terapias gêni-

---

[20] Vamos repetir: essas características não são exclusivamente de origem genética.

[21] M. Tachibana et al., "Mitochondrial Gene Replacement in Primate Offspring and Embryonic Stem Cells", *Nature*, 2009.

[22] Considera-se que a modificação genética não deve em nenhum caso envolver as células na origem dos espermatozoides e dos óvulos, para que a modificação não seja transmissível às gerações futuras.

cas forem proibidas? Ou se tetranetos, bisnetos se esquecerem de tratar sua descendência?[23] A doença mortal atacaria de novo. A ideia de erradicar essas doenças genéticas muito graves se imporá na sociedade, do mesmo modo que o desaparecimento da varíola foi visto como uma imperiosa necessidade nos anos 1970.[24] Que pai recusará tal perspectiva?

Talvez a emergência de tais técnicas tenha como efeito tornar consideravelmente menos vantojosa a procriação puramente natural. As crianças nascidas por FIV se beneficiarão, com efeito, de um "selo de qualidade" que as crianças nascidas de maneira natural não teriam... Da mesma maneira que sabemos que o parto por cesariana é menos perigoso e menos traumatizante para um bebê que o parto por vias naturais, talvez se torne mais seguro para os pais conceber seu filho por FIV. Quem sabe? Talvez em cem anos se considere um pouco "louco" e quase irresponsável o casal que escolher se reproduzir "à moda antiga". Talvez até mesmo haja leis contra essas práticas, assim como os poderes públicos desencorajam vigorosamente o parto em casa, que aumenta o risco para o bebê e a mãe, enquanto este era a norma no início do século XX. Seja como for, essas novas técnicas abrem perspectivas imensas de eugenismo às quais os pais não resistirão provavelmente por muito tempo, a criança perfeita ainda que seja uma utopia perigosa.

Hiperpais

A seleção e a produção de crianças "*à la carte*" e de transumanos aperfeiçoados enunciará um problema de biodiversidade aplicado ao humano. Não é preciso sondar os futurólogos para saber que as escolhas dos pais do futuro, parodiando Coluche,* serão de preferência um filho loiro, alto, inteligente e forte, mais que um filho baixinho, sem graça, doente e idiota.

Se a transumanidade consiste em eliminar particularidades físicas e mentais em benefício de critérios mais valorizadores, ela provocará uma queda significativa da biodiversidade humana. Os humanos imperfeitos

---

[23] Mais uma vez: isso não impedirá o reaparecimento da doença por uma nova mutação no futuro.

[24] Graças a uma campanha de vacinação internacional, a varíola foi oficialmente declarada erradicada em 1980. Estoques de vírus ainda são conservados em dois laboratórios de alto nível de confinamento.

* N. T.: Coluche, nome artístico do humorista e ator francês Michel Colucci, que morreu em 1986.

(deficientes[25] ou que simplesmente não correspondem aos padrões da época) poderiam ser considerados como seres defeituosos, quaisquer que sejam sua personalidade ou sua inteligência. Primeiro tolerados, quem pode dizer se não acabarão sendo excluídos, e depois simplesmente proibidos de existir? Claro, as preferências mudarão e os critérios de seleção flutuarão. Se essas técnicas já existissem em 1880, que boa família burguesa não teria preferido excluir um embrião portador de uma predisposição à homossexualidade (a orientação homossexual é em grande parte de origem cultural ou adquirida, mas provavelmente existem fatores genéticos)?

A padronização genética da humanidade poderia realmente ser uma tendência preocupante das sociedades em um futuro mais ou menos próximo. Basta ver o quanto os tipos de consumo se uniformizaram, apesar ou até por meio das derrisórias tentativas de diferenciação pelas quais os consumidores saem de um grupo para se fundir melhor em um outro. Nunca foi bom ser diferente entre os humanos. Aqueles que se afastam da norma, em um sentido como em outro, são vítimas de discriminação. Basta se lembrar da crueldade nos pátios de recreio da escola primária onde o mais forte, o mais inteligente, o menos rápido, são ridicularizados e excluídos. Nossas crianças sabem desde a mais tenra idade que ser "como os outros" é uma garantia de tranquilidade. Como a escolha dos pais não acabaria sendo a de ter um filho que se aproxime o mais possível dos diferentes "cânones" intelectuais e físicos?

Um exemplo dessa redução da diversidade – a partir de um critério tão essencial quanto o gênero masculino ou feminino – já pode ser observado na China: em razão da política do filho único, milhões de meninas foram sacrificadas, para que um rapaz pudesse garantir a continuação da família e, por isso, há dezenas de milhões de chineses a mais que chinesas, o que é uma situação inédita na história da humanidade. Dificilmente se escapa à programação linguística: o ideograma chinês que significa "bom, bem" associa as chaves[26] mulher e filho homem. Sem sombra de dúvida, se a lei do filho único não tivesse sido revogada, a única solução para o Partido Comunista Chinês que permitiria legitimar a continuação da regulação demográfica seria garantir que o filho único fosse não apenas um menino, mas igualmente

---

[25] Aqui, também, essas características são multifatoriais e não unicamente genéticas.
[26] Uma chave é um constituinte dos ideogramas.

o mais perfeito possível sob todos os aspectos. A primeira potência mundial em 2050 estará na linha de frente na promoção do filho perfeito.

Os hiperpais, (isto é, os pais que esculpem sua descendência ao reduzir ao mínimo o papel do acaso) vão nascer na China. Na competição geopolítica, industrial, científica que então reinará, os pais dos outros países não terão outra escolha serão acompanhar. Preferiremos renegar nossos valores a correr o risco de reduzir nossos filhos a serem os servos dos novos mestres do mundo.

Os pais do futuro que recusarem essas técnicas talvez corram o risco de terem de se justificar diante de seus filhos: "Por que você me fez nascer? Por que não me evitou tantos sofrimentos?". A seleção de embriões[27] permitirá que se evite esse novo avatar do conflito de gerações?

Mais uma vez, é inútil criticar a escolha desses pais que vão, cada um em seu nível, fazer progredir o eugenismo. O importante é constatar que será o amor deles por sua descendência e sua submissão natural à pressão social que lhes fará tomar essas decisões, e não algum vício ou covardia inconfessável. Não haverá salto adiante para o eugenismo, mas um deslizamento tão lento quanto certo. Em um primeiro momento, a norma social será garantir que seus filhos nasçam sem deficiência física e mental ou doença grave. Depois se admitirá que "pais razoáveis" garantam ao seu filho as melhores oportunidades de ter êxito na vida, o que implica certas predisposições. Não se trata de pais que sonham em produzir um superdotado, uma mistura de Mozart para a música, de Einstein para a física e de Claudia Schiffer para a beleza. Apenas pais e mães que conhecem as provações da vida e as qualidades humanas e físicas que permitem superá-las. Que pai poderia não desejar que sua descendência possua ao máximo essas qualidades? Sobretudo na sociedade de competição feroz em que a Ásia reinará como senhora.

A procriação em plena embriaguês tecnológica

Mas o mais perturbador ainda está por vir. Novas técnicas de fecundação *in vitro* chegam a uma grande velocidade: criação de espermatozoides a partir de células-tronco, possibilidade de fabricar bebês a partir de dois óvulos ou de dois espermatozoides. Da mesma forma, saberemos provavelmente

---

[27] O desaparecimento do acaso na definição genética das crianças poderia paradoxalmente criar novas tensões: "Por que você me criou desta forma e não daquela?".

fabricar em quantidade quase ilimitada óvulos antes de 2020. Espetaculares transgressões se anunciam.

Os trabalhos do prof. Kono, publicados em dezembro de 2009,[28] oferecem resultados inquietantes de um ponto de vista ético. Os pesquisadores avaliaram a duração de vida de camundongos produzidos com o material genético de duas mães, que são chamadas camundongos bimaternos. São de fato filhotes de camundongos criados sem espermatozoides. Os camundongos bimaternos viveram um terço a mais que os camundongos controle criados pela associação de um espermatozoide e de um óvulo. Atribui-se essa diferença à repressão do gene *Rasgrf1* nos camundongos bimaternos. Será difícil impedir que as mulheres em geral e as lésbicas em particular utilizem esse tipo de técnica, que lhes dará filhos sem precisar procurar "a matéria-prima masculina".

Será preciso ser muito convincente para impedir o recurso a esse tipo de técnica nas décadas vindouras, sobretudo se elas aumentarem tanto a esperança de vida. Além do mais, os filhos "produzidos" por tais técnicas poderiam ser os primeiros a viver até bem mais tarde para atingir a morte da morte. A vida eterna primeiro para as famílias homoparentais: que paradoxo social.

A corrida não tem fim. Em dezembro de 2010, o dr. Behringer, do Anderson Cancer Center, conseguiu produzir um camundongo fêmea a partir de células-tronco de tipo IPS provenientes de dois machos.[29] E esse pequeno camundongo fêmea, nascida de dois pais, é perfeitamente fértil: ela já se reproduziu. O autor dos estudos ressalta que a transposição dessa técnica à espécie humana levará alguns anos, o que é muito pouco. A manipulação do vivo decididamente não tem limites.

Após o orgulho gay, o orgulho surdo?

A situação é ainda mais complexa do que se poderia imaginar. Os hiperpais às vezes têm motivações perturbadoras. O Parlamento britânico quis modificar a lei bioética para interditar, durante o diagnóstico de pré-implantação, a escolha de um "embrião ruim". Isso se chama disgenismo, isto é, o antieugenismo. Com efeito, alguns extremistas surdos desejam utilizar o DPI para

---

[28] M. Kawahara e T. Kono, "Longevity in Mice without a Father", *Hum. Reprod.*, 2009.

[29] J. M. Deng et al., "Generation of Viable Male and Female Mice from Two Fathers", *Biol. Reprod.*, 2010.

obter com certeza uma criança surda.[30] Nesse caso, o filho perfeito não é o filho sem defeitos, mas aquele que é surdo como o pai e a mãe. Se as marchas homossexuais (as paradas pelo orgulho gay) são aceitas em nossos países desenvolvidos, o orgulho surdo parece incongruente ao legislador. A criança surda, ao se tornar adolescente, poderia lamentar o fato de não poder ouvir seu celular e ser privado de seu iPod, por causa de um capricho mórbido e egoico de hiperpais inconscientes. Esse enquadramento legislativo mostra em todo caso que a sociedade deseja padrões para a criança do futuro.

Barreiras morais desagregadas

A evolução das mentalidades em relação à concepção da família é espetacular. Até os anos 1950, o divorciado e o casal com filhos fora do casamento eram objeto de uma forte desaprovação social, ou mesmo de uma verdadeira exclusão social. Ninguém podia romper com o modelo marital clássico sem sofrer as consequências. Hoje, mais da metade das crianças francesas nascem fora do casamento. A banalização de novas formas de famílias (desfeitas, recompostas, por meio do PACS [Pacto Civil de Solidariedade], homoparentais...) favorece o relativismo bioético. Exceto em algumas classes sociais particulares, a diversidade familiar é admitida, nem que seja porque a cada dois casamentos um acaba em divórcio depois de cinco anos. O controle social operado pelos familiares, essa pressão contínua do "o que vão dizer", que era o melhor estímulo à conformidade, quase desapareceu. O sucesso do PACS se explica por sua flexibilidade: as pessoas se unem e se separam por meio de uma simples declaração na secretaria do Tribunal de Instância. Entramos na era do *zapping* conjugal.

Estamos cada vez mais habituados a regras flexíveis de aliança e de reprodução. A partir do momento em que se admite que pais possam colocar sob o mesmo teto filhos de uniões diferentes, a clássica noção de ligação de sangue diminui. Homoparentalidade, doação de óvulos pela amiga lésbica ou doação de esperma do amigo homossexual, mãe de aluguel são muitos dos meios de acesso à paternidade em vias de banalização. Gerar não é mais o único ato fundador da filiação, o projeto e o engajamento parental também

---

[30] Em março de 2008, um casal de ingleses surdos (Paula Garfield, diretora de teatro, e Tomato Lichy, diretor de escola) desejava um segundo filho. Eles pretendiam recorrer a uma fecundação *in vitro*, mas queriam escolher apenas embriões portadores de um ou vários genes que causam surdez.

são fundadores da família. O esfacelamento da célula familiar tradicional favorece a aceitação das tecnologias da concepção: diagnóstico pré-implantação, diagnóstico pré-natal, triagem de embriões etc.

As mídias mostram regularmente casais de lésbicas que têm um ou dois filhos graças à inseminação com o esperma de um doador anônimo realizada no estrangeiro, na maioria das vezes na Bélgica. Uma geração de bebê Thalys* está nascendo. Reportagens também mostram casais de homossexuais viajando aos Estados Unidos, Rússia ou ainda Índia em busca de uma gestação por outra mulher. Agências bem organizadas lhes propõem um compreensivo serviço de mães de aluguel.

O fato de poder difundir esse gênero de reportagens sobre uma prática que no entanto é proibida na França era impensável há alguns anos. Tal visibilidade da transgressão a céu aberto, em um momento de grande receptividade, é um sinal entre outros da evolução das mentalidades.

Essa aceleração das profundas transformações sociológicas também participa da perda de credibilidade das fronteiras. A existência de normas naturais intangíveis será cada vez mais uma ficção. De tanto se tornarem imprecisas, as fronteiras entre o admissível e o interdito desaparecerão. Todo limite aparecerá como uma evidente impostura, pois se saberá por experiência que ele será superado amanhã. Pode-se pensar que a própria noção de limite desaparecerá.

A partir de então, a possibilidade de criar a vida anuncia principalmente a liberalização completa da manipulação. Se é possível criar a vida, essa não é mais aquela chama sagrada que nos é dada por uma divindade qualquer, mas um simples processo psicoquímico. A crença ainda amplamente difundida – herdada dos gregos por intermédio dos cristãos – em uma "alma" imaterial separada do corpo deveria logicamente recuar em proveito de uma aceitação do caráter absolutamente indissociável da matéria, da vida e da consciência.

A demonstração desse *continuum* matéria-vida-consciência trazida pela ciência favorecerá este relativismo: se a vida é apenas matéria e a consciência uma produção química, então torna-se possível tocar a consciência e a vida como se toca há muito tempo a matéria.

---

* N. T.: Nome do trem que liga Paris a Bruxelas.

No mais, o mal-estar diante das biotecnologias é sentido sobretudo nas sociedades ocidentais. Como observa Laurent Ségalat,[31] as críticas dirigidas às biotecnologias são, com efeito, amplamente apoiadas na referência mais ou menos implícita aos valores de individualismo e de realização pessoal que são os do Ocidente. É realmente preciso se dar conta de que o fato de possuir, como indivíduo, direitos inalienáveis e de fazer primar nossa liberdade pessoal sobre toda consideração de pertencimento de grupo é inteiramente cultural. É fruto de uma filosofia particular, nascida no século do Iluminismo e consagrada pela Declaração dos Direitos do Homem e do Cidadão. Em outros continentes, na África ou na Ásia especialmente, o indivíduo conta menos em si mesmo; ele é sobretudo um elemento da coletividade à qual está submetido. Práticas como a clonagem reprodutiva não são então vividas como algo a ser descartado. A oposição a inúmeros procedimentos biotecnológicos novos corre o risco de ser ainda mais frágil porque existe realmente apenas no âmbito (restrito) de nossas fronteiras culturais. A condenação das biotecnologias aparece então como um simples etnocentrismo, um ponto de vista cultural destinado a permanecer minoritário no nível mundial.

É por essa razão que a Europa provavelmente não vai fazer parte da revolução biotecnológica. O Ocidente comprometido com seus escrúpulos olhará passar o trem descomplexado da Ásia, lançado em velocidade máxima no novo negócio das tecnologias do homem. Como acrescenta Laurent Ségalat, nossas reticências culturais serão alegremente deixadas para trás pelos chineses, singapurianos, sauditas que não leram Kant e não estão nem aí para a filosofia do Iluminismo.

Os bioconservadores são tigres de papel

Se a vitória do campo bioprogressista deixa poucas dúvidas, isso não significa que não haverá virulentas oposições. Entre todas as instituições sociais que serão transtornadas pela morte da morte, as religiões tradicionais estarão na primeira fila.

Nossa marcha rumo à pós-humanidade conduzirá a mudanças radicais de doutrina religiosa. É possível imaginar que alguns setores da Igreja endureçam contra os progressos realizados na luta contra a morte, e recusem aos seus

---

[31] Laurent Ségalat, *La Fabrique de l'homme, pourquoi le clonage humain est inévitable*, Bourin editor, 2008.

adeptos o socorro dos novos procedimentos. É o que já fazem certas correntes religiosas marginais ao recusar determinados tratamentos julgados contrários aos preceitos divinos, como a peridural para os partos, por exemplo. Elas serão então uma minoria que, como os *amish* nos Estados Unidos, decidirão se desligar de uma sociedade que julgam má, e estabelecerão de uma vez por todas o nível da ciência médica no qual desejam permanecer para sempre. Um grande número de novas seitas – no sentido não pejorativo de grupo religioso minoritário – poderiam então aparecer em reação às revoluções NBIC.

Mas as rupturas consumadas de certas correntes com a maioria da população não representarão senão fenômenos marginais. Se algumas decidirem permanecer à beira do cais, a maioria dos fiéis seguirá, como hoje, repugnando e com um pouco de atraso, o trem rápido do transumanismo. No mais, mesmo os grupos religiosos antiprogressos acabam sucumbindo aos encantos da tecnologia. Na realidade, as populações *amish* têm apenas algumas décadas de atraso em relação à evolução técnica da sociedade americana: ali, o telefone e o computador se desenvolvem agora bem rapidamente. Apostemos que as religiões saberão finalmente se acomodar às mudanças e evoluir para perdurar. Há dois mil anos a religião cristã, em particular, vem provando muitas vezes sua surpreendente plasticidade, sobrevivendo a incessantes e radicais evoluções de regimes e de mentalidades. Aliás, o Vaticano anunciou, em 23 de abril de 2010, seu apoio a novos métodos de criação de células-tronco que não passem pela utilização de embriões.

A inevitabilidade da clonagem terapêutica e reprodutiva
A clonagem: a última transgressão

A clonagem assusta e fascina. Desde a clonagem da ovelha Dolly em 1997, a questão da aplicação dessa técnica ao homem suscita debates calorosos.

A tecnologia necessária à clonagem do homem ainda não existe, mas chegará um dia ou outro. Os obstáculos técnicos serão superados e a evolução dos costumes fará o resto. Em toda a história da humanidade, os avanços tecnológicos nunca permaneceram paralisados por muito tempo. Não resta nenhuma dúvida de que a política cederá às grandes transgressões das últimas décadas. Não nos esqueçamos de que a primeira fecundação *in vitro* aconteceu em 1982,[32] e que desencadeou na época muitas críticas e condena-

---

[32] O primeiro bebê francês nascido de uma FIV, "Amandine", data de 1982, mas o primeiro "bebê de proveta", Louise Brown, nasceu em 25 de julho de 1978 no Reino Unido,

ções que hoje parecem inverossímeis: "Experiências imorais com embriões, desrespeito ao caráter sagrado da vida, práticas não éticas de experimentação com seres humanos, programa de pesquisa que deveria ser objeto de uma proibição total, pois imoral".[33] Hoje, mais de cem mil FIV são praticadas a cada ano na França, e mais nenhuma voz se ergue para se incomodar com os milhões de embriões excedentes que essa técnica condena.

Em relação à clonagem, o primeiro avanço transgressivo será sua utilização terapêutica. O princípio é bem conhecido: ao reproduzir um "duplo" de uma pessoa, se obtêm seguramente tecidos e órgãos que podem lhe ser implantados com sucesso. No início, podem ser simples embriões dos quais serão retiradas células-tronco que em seguida serão cultivadas. Mas, relativamente rápido, será possível trazer ao mundo seres completos cuja razão de ser será principalmente a de ajudar um outro a sobreviver. Se assim for, os pais de uma criança doente condenada à hemodiálise talvez se sintam tentados a lhe dar um irmão clonado[34] com o objetivo de substituir seu rim deficiente.[35] O filme de Michael Bay, *A ilha*, se aproxima disso quando descreve um mundo onde cada pessoa suficientemente rica mantém um clone para que, em caso de necessidade, sirva de reserva de órgãos compatíveis...

Dessa clonagem terapêutica mais facilmente justificável, passaremos pouco a pouco a uma outra forma de clonagem que não tem motivo médico real ou de compaixão: a clonagem reprodutiva.

Em nossas democracias em permanente movimento, e que estarão submetidas às mudanças de paradigmas tecnológicos cada vez mais próximos nos anos futuros, a passagem da clonagem terapêutica à clonagem reprodutiva ocorrerá naturalmente, como algo indiscutível.

A clonagem será primeiramente utilizada com entusiasmo por todas as indústrias que podem se interessar pela reprodução fiel das qualidades excepcionais presentes nesse ou naquele animal: cavalo de corrida vencedor de vários prêmios, vacas leiteiras com incrível produtividade, cães de caça eficientes etc. O interesse econômico da clonagem desses animais é evidente.

---

segundo a técnica inicialmente desenvolvida pelos doutores Patrick Steptoe e Robert Geoffrey Edwards.

[33] R. Edwards e P. Steptoe, *A Matter of Life*, Hutchinson, 1980. Citados por L. Ségalat, *La Fabrique de l'homme, pourquoi le clonage humain est inévitable, op. cit.*

[34] Isso constitui de fato uma variante do "bebê medicamento".

[35] Se a doença não for de origem genética, é claro.

Afinal, há séculos os criadores se dedicam à seleção genética metódica dos animais para pouco a pouco criar novas raças. Foi assim que – é preciso lembrar? – a partir de lobos selecionados durante várias gerações surgiram os cães. O que haveria então seria apenas o aperfeiçoamento de uma técnica admitida há muito tempo. Se o fato de criar uma raça de bovinos cuja carne é particularmente boa recorrendo a sucessivos cruzamentos e seleção atenta não é repreensível, por que o fato de animais úteis ao homem serem reproduzidos de forma idêntica através da clonagem o seria?

Em um segundo momento, provavelmente será a vontade de fazer reviver um animal doméstico (um gato, um cão...) que se tornará banal. Teremos assim indefinidamente o mesmo animal doméstico amado, este mudando simplesmente de idade toda vez que for substituído pelo clone seguinte. E então será um pulo até a ideia de fazer reviver uma pessoa – um filho único, um familiar próximo... Como lembramos anteriormene, é a emoção que faz com que as linhas se movimentem. A perda de um filho poderia, por exemplo, constituir uma primeira brecha, e estabelecer o direito de uma família de clonar o ser amado perdido... O que seria provavelmente uma catástrofe psicológica para o filho substituto.

Por fim, não levaria muito tempo para que os transumanos individualistas, amamentados com a alta tecnologia, desejassem se fazer clonar.

Por que fazer um filho com alguém? Perguntar-se-ão. Por que dividir sua vida com um homem ou uma mulher, com todos os inconvenientes que isso traz, quando é possível reproduzir a si mesmo?[36] Por que oferecer apenas 50% de seus genes – "necessariamente sublimes" – a um filho quando se pode procriar sozinho?

O homem moderno adquiriu o hábito de domesticar sua reprodução. Às vezes nas formas mais incômodas: inseminação artificial, barriga de aluguel, procriação assistida, banco de esperma... Por que não exigiria a clonagem reprodutiva quando esta estiver tecnicamente dominada?

A clonagem de si mesmo poderia se tornar um modo de reprodução como outro qualquer, privilegiado, sem dúvida, pelos solteiros convictos, os narcisistas (dinastias, famílias reais) e os *freaks* de todos os tipos (feministas extremistas, discípulos de Howard Hugues, megalomaníacos, gurus). Algu-

---

[36] Muito evidentemente, será preciso uma barriga de aluguel para os homens enquanto o útero artificial não estiver aperfeiçoado. Basta passar algumas horas na internet para "alugar" uma.

162

mas celebridades excêntricas darão o exemplo, pressionadas por fãs enlouquecidos com o advento de uma humanidade na qual elas não estariam; e certamente elas mesmas estarão convencidas do verdadeiro escândalo que o seu desaparecimento da face da Terra constituiria. E é bem fácil imaginar a multidão em delírio aglomerada sob o balcão onde a reprodução viva do ser admirado seria apresentada... Que fã de Michael Jackson não teria sonhado que seu ídolo sobrevivesse graças a um clone?

Desde a ovelha Dolly, todos os tipos de animais foram clonados com relativo sucesso. Assim que se dispõe de um DNA em perfeito estado, é teoricamente possível clonar qualquer ser vivo. O roteiro do filme *Jurassic Park*, ou seja, dar vida a dinossauros, é pouco verossímil porque um DNA com dezenas de milhões de anos está em muito mau estado. Em contrapartida, é possível a ressurreição do homem de Neandertal, cujos dois terços do DNA foram reconstituídos a partir de ossos fósseis com 38 mil anos de idade, encontrados em uma gruta da Croácia.

Esse tipo de projeto pode provocar sorrisos por sua semelhança com as fantasias de *Jurassic Park*, mas não deve ser levado na brincadeira. Um dos mais eminentes geneticistas europeus, o prof. Miroslav Radman, grande especialista dos mecanismos de reparações do DNA, considera que a clonagem reprodutiva de um homem de Neandertal é realizável no curto prazo. Como imaginar que a curiosidade não se imponha, que não se ceda à tentação de ver crescer, para observar, um homem de Neandertal? Qual será então o estatuto desse ser nem totalmente humano – pois não é o *Homo sapiens sapiens* –, nem verdadeiramente primata? Capaz de falar,[37] de fazer música e de ter uma consciência religiosa, ele será muito próximo de nós. Os especialistas em bioética se interrogam sobre seu lugar em nossa sociedade: em um zoológico, na prisão, em um laboratório de pesquisa ou em uma casa?

No fundo, todos são contra a clonagem reprodutiva hoje, mas ninguém pode *realmente* dizer por quê.[38] Nossas sociedades, ainda assustadas com os progressos tecnológicos, rejeitam a própria ideia da clonagem sem um debate

---

[37] O Neandertal possui a mesma forma do gene *FOXP2*, crucial na elaboração da linguagem, que nós.

[38] "Para nós, a grande dificuldade que, hoje, a reflexão sobre a clonagem humana contém é que no início nos opusemos a qualquer autorização, sem saber exatamente por qual razão, e temos dificuldade quando tentamos dizer quais argumentos justificam a interdição". Marc Augé, em H. Atlan et al, *Le clonage humain*, Le Seuil, 1999.

sobre as razões para isso. Somos contra a clonagem como éramos contra o aborto, a pílula, ou os implantes cocleares. Ninguém sabe muito bem quais são as razões, mas o momento ainda não é o da discussão. Não há dúvidas de que o debate, acalorado, acontecerá quando os obstáculos técnicos à clonagem humana forem vencidos. Mas a saída para esse debate é conhecida de antemão: a clonagem reprodutiva se imporá como uma técnica de reprodução um pouco particular. Nem mais nem menos.

Uma etapa a mais na extensão da maternidade biotecnológica

Transgredir, recuar os limites, recusar a estagnação, é próprio do homem desde a noite dos tempos. O homem pouco a pouco domesticou a natureza e os animais. E é o que faz agora com seu próprio destino. No momento, a clonagem dos animais ainda não está perfeitamente dominada. Os indivíduos obtidos são franzinos e doentes. É provável que alcancemos um perfeito domínio da técnica com os animais para experimentar a clonagem humana. O risco zero certamente não existe, mas é evidente que as autoridades só autorizarão a pesquisa para a clonagem humana se nossos conhecimentos reduzirem os riscos ao mínimo. Os bioconservadores protestarão com veemência, falarão de crime contra a humanidade, prognosticarão crianças clonadas franzinas e doentes. O esquema será o mesmo que para os primeiros bebês de proveta há trinta anos: muito barulho, ameaças, um diálogo de surdos entre pais potenciais[39] e bioconservadores, com *in fine* a última palavra aos "clientes".

A procriação é um assunto passional demais para resistir às sereias da ciência. Quando se trata de seus filhos, os pais parecem dispostos a tudo, com a condição de que as transgressões prometam filhos mais belos, mais inteligentes, mais sólidos. Não apenas a clonagem vai inevitavelmente se impor como uma forma de reprodução suplementar, mas também irá surgir "o filho de catálogo", no qual se poderá escolher as características genéticas. A possibilidade tecnológica de obter o filho de seus sonhos, na falta de um filho perfeito, não deixará muita gente indiferente. Ela já atrai os desonestos de todos os tipos, professores Nimbus* mais ou menos duvidosos que prome-

---

[39] É provável que a sociedade tenha muitas dificuldades em bloquear duradouramente a utilização da clonagem para "substituir" as crianças mortas.

* N. T.: Personagem cômico francês. Como bem notou a seção "Clássicos HQ", (EBAL, 1969), "o Professor foi imaginado antes da II Guerra Mundial e, por volta de 1938, teve grande sucesso. Personagem de traço bem simples, sua prinicpal característica é a incorrigível distração".

tem aos seus clientes crédulos a perspectiva de uma clonagem cujo domínio ainda é imperfeito mesmo com as ovelhas.[40] Os candidatos à clonagem já são inúmeros. Serão milhares e milhares a desejar ressuscitar um ente querido. Como ouvirão os discursos moralizadores? O sofrimento não anda de mãos dadas com a moral.

Logicamente, esse comércio genético de um novo tipo deverá primeiro se impor nas zonas tradicionalmente abertas às novas tecnologias: zona Ásia-Pacífico, Inglaterra... Esses países podem se tornar por algum tempo "genoparaísos" *offshore* para onde irão em massa os candidatos ao "bebê sob medida". O que poderão fazer os países que se opõem a essas práticas? Enviar seus exércitos? É difícil imaginar. A hipocrisia elevada ao patamar de arte política triunfará, como atualmente para a gestação por outra mulher. Ela está proibida na França. Mas pouco importa. Os casais – hetero e homossexuais – vão aos Estados Unidos, à Rússia, à Índia, onde um verdadeiro mercado de barrigas de aluguel está organizado. Eles retornam com um bebê, e as autoridades fecham os olhos. No máximo passam por algumas chateações administrativas com a transcrição do estado civil da criança para o direito francês.

Como para os paraísos fiscais, os Estados dificilmente conseguirão se entender coletivamente para pressionar essas zonas de transgressão. Os políticos estarão demasiadamente contentes por poder proclamar sua "virtude", mesmo sabendo que alguns países permitem que seus habitantes obtenham o que desejam. Finalmente, os outros países ocidentais se alinharão uns após os outros sob a pressão popular, a da evolução dos costumes, e sob seus próprios interesses econômicos.

---

[40] A cientista francesa e membro da seita dos raelianos Brigitte Boisselier afirma que obteve um bebê usando a técnica da clonagem no âmbito do programa Clonaid mantido pela seita. Nenhuma prova jamais permitirá sustentar suas afirmações. Hoje, uma outra sociedade, Stemais, também associada ao movimento raeliano, promete curar todos os tipos de doença.

Quarta parte
Uma biopolítica para enquadrar o futuro

Já no grande tobogã das tecnologias NBIC, conseguiremos dominar nossa trajetória? Essa viagem é apenas de ida: iremos sempre mais longe, sem meia volta possível.

Diante dessa constatação, dois obstáculos opostos mas igualmente perigosos devem ser evitados: a contestação absoluta, que sabemos ser inútil e, no outro extremo, a aceitação serena e incondicional. Nesta última parte, propomos a reflexão sobre os termos do indispensável debate que deve acompanhar a explosão das NBIC.

A palavra "biopolítica" foi forjada em 1974 pelo filósofo Michel Foucault para designar uma forma de exercício do poder não mais sobre os territórios, mas diretamente sobre as populações. Não restam dúvidas, a biopolítica, que é a política da vida, tem futuro. Ela vai migrar suavemente para as primeiras páginas das mídias. Torna-se evidente que o poder público não poderá e não deverá permanecer afastado do debate.

Estamos a caminho de um novo Renascimento, para o maior benefício do ser humano e de seu meio? Mas a revolução anunciada, que deve nos tornar quase imortais, não é isenta de perigos – a quase imortalidade sendo sem dúvida o primeiro deles.

Os dilemas geopolíticos se delimitam: é preciso aceitar todos os avanços técnicos ou correr o risco de ver se desenvolver genoparaísos?[1] Será mais sábio frear o desenvolvimento da medicina biotecnológica, com o risco de perder a batalha tecnológica e econômica diante dos novos gigantes da zona Ásia-Pacífico? Caminhamos na direção de uma grande agência mundial dotada de força militar, como sugere Fukuyama, para obrigar o resto do mundo a se alinhar à nossa visão ocidental talvez mais bioconservadora? Os bioconservadores conseguirão impor uma espécie de "bioditadura", a única

---

[1] Um genoparaíso seria um país que toleraria todas as manipulações do vivo imagináveis.

capaz, segundo Fukuyama, de impedir a vitória dos transumanistas? A história mostra a fragilidade desse gênero de projeto de regulação internacional: a agência de Viena que deveria lutar contra a proliferação nuclear não pôde impedir que a Coreia do Norte e o Irã tivessem a bomba atômica. Não há nenhuma razão para pensar que qualquer agência de vigilância da genética fará melhor.

Essas questões ilustram a dimensão dos problemas com os quais os responsáveis políticos rapidamente se confrontarão.

A política não está morta, muito pelo contrário. Mas devemos inventar uma política da humanidade em um século XXI que não será absolutamente tranquilo.

Capítulo 1

A pulverização do Estado de bem-estar social

A morte do Estado de bem-estar social anuncia-se há muito tempo. A capacidade, cada vez mais relativa, dos Estados de emprestar dos mercados para financiar os vertiginosos déficits das contas do seguro-desemprego, da aposentadoria e da previdência social preserva a ilusão de uma sobrevida que cada um sabe que está em cuidado respiratório intensivo. A crise do euro de 2010 acabou convencendo a opinião pública.

Com o desencadeamento do tsunami nanobiotecnológico, o frágil dique que, ainda, nos permite honrar os engajamentos públicos vai ser literalmente pulverizado. A medicina biotecnológica vai desestabilizar um pouco mais a economia da saúde.

Como financiar as novas terapias e a transferência das despesas do último ano de vida – que hoje representam 50% das despesas de saúde – para os primeiros anos destas?

A medicina preditiva permitirá antecipar o aparecimento de patologias graves: assim, uma geração de indivíduos jovens e de senhores serão simultaneamente hiperconsumidores de saúde. Em outros termos, enquanto atualmente os sistemas de saúde financiam essencialmente os grandes doentes idosos – 70% das despesas de saúde são destinadas a 8% das pessoas atingidas por patologias graves[1] –, eles deverão financiar simultaneamente a demanda de saúde preventiva de *toda* uma população.

Esse fenômeno totalmente inédito fará explodir o modelo de solidariedade que se baseia no princípio de que as populações jovens, saudáveis e, portanto, insignificativas consumidoras de saúde, financiam as crescentes despesas das populações que envelhecem.

Será preciso reinventar totalmente nossa relação com o risco e com o seguro. Quando pensamos nisso, esta última não era nem tão antiga assim e finalmente não terá durado muito tempo: um século, no máximo. Em um

---

[1] Principalmente das pessoas idosas.

livro já clássico, o filósofo François Ewald[2] explica que o Estado de bem-estar social era, durante sua instauração logo após a Segunda Guerra Mundial, um modelo de sociedade totalmente inédito fundado na mutualização dos riscos e da proteção. Ao romper com uma filosofia da responsabilidade individual e do não intervencionismo estatal, esse novo modelo de sociedade tornava o seguro obrigatório e reforçava a centralização do Estado.

O seguro social obrigatório existe sob a forma de monopólio obrigatório porque, aos 30 anos, uma pessoa não se interessa em ter um seguro, pois em princípio não está doente, mas aos 70 consome cotidianamente cuidados, uma vez que o risco se tornou funesto, não segurável como tal. Assim como a aposentadoria obriga o ativo a poupar para seus dias de velhice, o seguro-saúde constitui uma espécie de poupança obrigatória tendo em vista suas doenças futuras.

A demografia, que fará com que a França passe de uma relação de quatro ativos para um aposentado para uma relação de um para um, desequilibrando essa catedral da solidariedade intergeracional, vai ver seu impacto destruidor fortalecido pelo alongamento da vida implicado pela revolução genética. E para coroar tudo, o movimento será ainda acentuado pelo deslocamento não antecipado e próximo das despesas para as populações jovens.

Esse terremoto será de uma amplitude tal que o Estado não terá meios de detê-lo. Antes mesmo da propagação de suas terríveis vibrações, cada vez mais aparecem riscos que não são passíveis de mutualização e são cada vez mais objeto de políticas de prevenção que de reparação. Fundos de garantia são inventados, mas mostram imediatamente sua fraqueza uma vez que o risco se torna real.[3]

No entanto, esses fenômenos contemporâneos não são nada diante da engrenagem que se anuncia a favor do desenvolvimento das tecnologias NBIC. Infelizmente, o problema não será apenas de equilíbrio financeiro. Para além dos evidentes problemas orçamentários levantados pelo Estado-precaução, há quatro venenos mortais que de fato se espalham pouco a pouco: a crescente violação de nossas liberdades, o império sempre mais

---

[2] François Ewald, *L'État-providence*, Grasset, 1986.
[3] É o caso do Fipol que, criado para prevenir e reparar os prejuízos das marés negras, só tem os meios de indenizar as vítimas de grandes poluições na faixa de 15% dos prejuízos sofridos.

vasto do deus Segurança, o mito da igualdade perfeita e o desabamento de nossas economias em relação às outras.

O desafio da liberdade

A preservação da liberdade individual é, bem à frente dos outros, o primeiro desafio que se impõe a nós diante do advento das biotecnologias. Em busca de novas legitimidades, o Estado poderia facilmente se enfiar nas brechas liberticidas abertas pela convergência NBIC.

Rumo a um Big Brother genético?

Os Estados policiais ainda se constroem sobre sentimentos de medo e de ódio. O tsunami tecnológico é uma transformação tão profunda que dará origem, mais que a soma de todas as revoluções que o precederam, a medos gigantescos e difusos. A hipótese de uma penetração em nossas esferas mais íntimas "para o nosso bem" por um Estado detentor do "monopólio da violência legal" e podendo abusar dela para exigir o monopólio de exploração das novas tecnologias NBIC deve ser considerado.

Já o "desejo de penalização", denunciado tão maravilhosamente bem por Philippe Muray, continua crescendo e a liberdade é incessantemente sacrificada sobre o altar da segurança – muitas vezes qualificada de "primeira das liberdades". É "para o nosso bem" que nos impõem controles sempre mais rígidos que são rapidamente considerados por todos como "normais". A carteira de identidade, é preciso lembrar, existe há apenas sessenta anos; quem pensaria hoje em contestar sua necessidade? Mas este "império do Bem" torna o poder que deveria nos proteger cada vez mais poderoso e cada vez mais... perigoso. É nesse sentido que "a segurança é o maior inimigo dos homens" segundo Shakespeare.[4]

Nas ruas da França há 60 mil câmeras instaladas, mil delas em Paris. A faceta orweliana da vigilância e do atentado à vida privada nos leva, *a priori*, a recusar esse sistema. Mas basta que uma reportagem na televisão mostre como uma câmera de vigilância permitiu a prisão de jovens agressores de uma senhora idosa para que o sistema seja aprovado. Na Inglaterra, o debate chegou ao fim em 2007, após os sangrentos atentados no metrô de Londres, quando a polícia espalhou imagens das câmeras de vigilância que contri-

---

[4] Hécate em *Macbeth*: "A segurança é o maior inimigo dos homens".

buíram para identificar e prender os culpados. Não dá para voltar atrás. Em Londres, logo mais haverá mais câmeras nas ruas que guarda-chuvas. Em média, um britânico é filmado trezentas vezes por dia, mastigando de passagem toda uma parte das liberdades. A segurança é o braço armado do poder, o instrumento ideal de controle e de preservação dos interesses. Não há nenhuma razão para que o Estado, por essência transgressor em termos de atentado às liberdades, resista à tentação, nem que fosse porque está financeiramente desprovido e por isso busca permanentemente uma ocasião para justificar sua existência. Representando os mercadores de medo e mantendo os cidadãos fóbicos na ambição – ilusória e perigosa – de construir uma sociedade sem perigos, os políticos com toda certeza vão tentar surfar na onda das NBIC para aumentar seu controle.

O desenvolvimento da informática acentuou consideravelmente essa tendência à densificação da rede da vigilância. Uma vez que agora podemos estocar a totalidade dos dados relativos aos milhões de pessoas em um único disco rígido portátil, a polícia de Fouché* foi totalmente reinventada. Com a biotecnologia, sua potência será insuspeita.

Mas por que, diriam, a eficácia da polícia deve ser criticada? Não é o que se pode desejar, que ela pegue todos os criminosos? O problema é que essa caça ao crime ou ao delito poderia muito bem acabar indo *além* do crime, levada pela tentação de extirpar o mal antes mesmo que ele exista. No século XIX, a ideia absurda segundo a qual a forma do crânio permitia perceber *a priori* aquele que estava destinado a se tornar um criminoso teve, durante um tempo, muito sucesso. Essa pseudociência era chamada de fisiognomonia. Com a genética, podemos temer que o fantasma fisiognomônico, que faz do crime o resultado inevitável de uma predisposição biológica, encontre um terreno favorável.

Se o vínculo determinista entre genes e comportamento é uma insensatez científica, se não há "gene do criminoso", e se a "Pré-crime" – a fictícia autoridade pública de segurança presente no filme *Minority Report*, que, auxiliada por três "extralúcidos" (*precogs*), vasculha permanentemente os cérebros dos cidadãos para perseguir os futuros criminosos e detê-los antes que cometam seu delito –, permanecerá ficção científica, podemos em contrapartida considerar o momento em que quase todos os autores de infrações graves serão

---

* N. T: Joseph Fouché (1759-1820), ministro da polícia sob o comando de Napoleão.

certamente desmascarados graças às novas biotecnologias. Para o inferno as investigações do comissário Maigret ou de Hercule Poirot. O sucesso de séries como *CSI* está aí para testemunhar: a polícia científica vem substituir a inteligência do inspetor Columbo para impor a verdade indiscutível dos fatos científicos. Não há intuição genial que sobreviva.

A utilidade do DNA nas investigações de polícia já está bem estabelecida. E vai se reforçar ainda mais ao longo dos anos. Como se sabe, um fio de cabelo encontrado na cena de crime ou a saliva em uma bituca de cigarro já são suficientes para estabelecer a presença de um indivíduo nos lugares de um crime. Amanhã, será feito o retrato falado a partir de um fragmento de DNA de um indivíduo. Além da cor dos olhos, logo mais será possível determinar a etnia do sujeito (negro, branco, asiático, mestiço etc.) com uma confiabilidade muito boa. Muito em breve, o DNA também nos revelará indicações sobre a morfologia do rosto – forma do nariz, queixo, testa, bem como as dos dedos, das orelhas – mas também seu quociente intelectual, sua pilosidade. O DNA permitirá, evidentemente, avaliar o fardo genético do indivíduo: predisposição às diferentes doenças como o diabete, alguns transtornos psíquicos etc.

Tais testes fazem sonhar os policiais e bufar de impaciência os *profilers* americanos que perseguem os assassinos em série. Um pouco menos os investigadores franceses, que atualmente, por questões jurídicas, têm o direito de estudar apenas certas zonas[5] do DNA... Se essas descobertas despertam a admiração, podem, ao mesmo tempo, assustar se imaginarmos que podem cair em mãos erradas ou a dimensão política sair dos trilhos.

Como sempre, os criminosos mais sofisticados acabarão encontrando uma solução. Uma equipe de pesquisadores israelenses provou que era fácil contrafazer o DNA humano com um objetivo fraudulento de substituição de identidade genética, principalmente no âmbito de levantamentos de cenas de crime. Amostras de sangue foram produzidas com DNA falsificado. Esse sangue foi então testado pelos laboratórios de ponta da polícia científica, que não revelaram nada de anormal. Mas a fabricação de amostras artificiais de DNA já está ao alcance de qualquer estudante de primeiro ano da faculdade de Biologia que dispõe de um material elementar. Evidentemente, pessoas mal intencionadas podem facilmente rechear uma cena de crime com amos-

---

[5] Zonas ditas não codificantes.

tras que oferecem aos investigadores a prova da culpabilidade de um inocente. Quantos inocentes serão injustamente condenados antes que se admita que é preciso considerar as provas de DNA com a mesma precaução que as outras? Talvez seja necessário um drama semelhante ao de Outreau, em que dezenas de inocentes foram presos antes que se percebesse que, ao contrário de uma ideologia ingênua, nem sempre as crianças dizem a verdade? Os direitos da defesa conservam, apesar da crescente precisão das técnicas policiais, um belo futuro.

O furacão tecnológico atingirá mais que as investigações criminais. Ele chegará até os mínimos recantos de nossa sociedade e de nossa humanidade. No filme de Andrew Niccol *Gattaca*,[6] os homens são socialmente classificados segundo seu DNA. Nesse mundo supostamente perfeito, cada um está predestinado, ou melhor, planejado, para desempenhar uma função determinada, subalterna ou superior. Esse pesadelo societal já havia inspirado Aldous Huxley quando escreveu, em 1931, *Admirável mundo novo*.[7] Mesmo ingênuas, essas ficções poderiam comportar uma parte de realidade no futuro, uma vez que o freio mecânico que existia até então está quase sendo relaxado.

Pior, no futuro, uma amostra de DNA roubado ou coletado oficialmente por um Estado autoritário será suficiente para estabelecer as "fraquezas" genéticas da pessoa em questão, até mesmo para cloná-la. Os VIP não jogarão mais sua bituca em qualquer lugar e só beberão em seu próprio copo. Quanto a James Bond, ele perseguirá os genobandidos do século XXI.

O alongamento da duração da vida trará outro problema importante: as penas de prisão se tornarão inadequadas. A perspectiva de passar dez ou quinze anos na prisão é hoje suficiente na maior parte dos casos para impedir que os indivíduos cometam o irreparável. Esse não será mais o caso quando a longevidade for quase infinita. Os criminosos ainda precisarão evitar os Estados Unidos, onde as penas na prisão se acumulam sem esperança de remissão – o escroque Bernard Madoff foi condenado a 150 anos. Mas, com a vida eterna, os países onde a pena máxima não ultrapassa os trinta anos correm o risco de não dissuadir muito os candidatos ao crime.

Não se tem nem a certeza de que alongar as penas trará a solução. Manter um indivíduo cem anos na prisão em vez de dez custará caro à coletivida-

---

[6] *Welcome to Gattaca*, 1998.
[7] *Brave new world.*

de e agravará muito a superpopulação carcerária. Será paradoxalmente difícil pronunciar penas de prisão perpétua. A boa e velha *perpète*, como dizem os bandidos nos filmes de Audiard, está... condenada.

Daí a imaginar um movimento pelo retorno da pena de morte na Europa é apenas um pulo.

O salto tecnológico considerável que vamos conhecer e que poderá oferecer à sociedade incríveis ferramentas de proteção contra os criminosos pode dar a um Estado mal intencionado o meio de manifestar suas ambições tirânicas. Isso vale tanto para as verdadeiras ditaduras quanto para o totalitarismo *soft* do Estado-babá que, de tanto nos controlar, nos prevenir e prometer nos salvar, acaba por reduzir a nada nossas esferas de liberdade e nossas exigências de responsabilidade. Com o tsunami genético, o Big Brother de Orwell, que só vigia por meio das "teletelas", se assemelha a um modelo de respeito da vida privada em comparação com o hipercontrole tecnológico que se anuncia e que uma maioria de cidadãos, bulímica de precauções e pouco consciente dos perigos colaterais, atrairá com seus desejos.

O Estado poder se tornar um super Big Brother em toda boa consciência, porque responderá a uma expectativa dos cidadãos ou a uma expectativa que terá despertado tanto é verdadeira a máxima de Talleyrand: "A política será sempre a arte de agitar os povos antes de se servir deles".

Com o conforto material garantido e a proteção médica concedida, o Ocidente satisfeito do século XXI aspira a prevenir o pior: o acidente de um de seus filhos, seu desaparecimento, um mau encontro... Que pai não ficaria tranquilo em poder localizar seu filho a qualquer momento? Se, hoje, ele lhe oferece precocemente um celular, poderá, amanhã, fazer com que se implante nele um minúsculo chip RFDI (reconhecível a distância por captores especiais), como se começou a fazer com os animais domésticos. Esse sistema já existe. Os milhões de usuários de metrô e ônibus parisienses o experimentam: o *chip* de seu cartão Navigo – com o qual validam seu transporte – é equipado com esse sistema RFDI. Assim, a Companhia Autônoma dos Transportes Parisienses é capaz de localizar e de seguir os percursos de cada um dos milhares de viajantes que utilizam suas linhas.

Tal precaução será igualmente bem-vinda entre os adultos. E parecerá natural que políticos que invocam a segurança de todos proponham a generalização forçada dessas práticas para reduzir os sequestros ou as fugas. Da mesma maneira que a transgressão biotecnológica progredirá em nome do bem-estar, a progressão do "biocontrole" passará com o argumento maciço e sem recurso de nossa sacrossanta segurança, toda vez que uma história sórdida vier inquietar a opinião pública. A sociedade da opinião, da vitimização e da urgência midiática é a melhor aliada da obsessão securitária que esquece o anátema premonitório de Benjamin Franklin: "Aqueles que renunciam a uma liberdade essencial, para obter uma segurança temporária, não merecem nem a liberdade nem a segurança".

Transparência, proteção e liberdade: um passo a mais na direção do Estado-babá

Os atentados às nossas liberdades por meio da ferramenta genética poderia ser primeiro causado pelo Estado, graças à enorme quantidade de dados médicos e epidemiológicos que serão coletados de cada um de nós. A partir do momento em que a ciência permitir não apenas predizer as doenças, mas também esclarecer os determinantes de nossas ações e de nossos comportamentos, Big Mother, que, com os meios rudimentares do século XX, tenta hoje nos premunir contra nossos pretensos desvios, revelará imediatamente todo o partido que pode tirar disso para melhorar nossas vidas, apesar de nós. Em nome da saúde pública, o Estado já persegue o tabagismo, o consumo de açúcar, de sal e de gordura.[8]

Como imaginar que a extensão do domínio das bioestatísticas não se traduzirá por um inchamento das pretensões em nos controlar, nos vigiar e nos reeducar? Em nome de princípios médicos incontestáveis (é efetivamente perigoso fumar, comer gordura e abusar dos doces), nos pegarão cada vez mais pelas mãos para fazer nosso bem contra nossa vontade. O homem político, esse "amassador de argila humana",[9] com rosto suave e intenção positiva, verá nisso o meio de aumentar seu domínio sobre a sociedade.

Os Estados das civilizações ocidentais, que há muito tempo esqueceram que "os vícios não são crimes",[10] tentarão impor seu monopólio sobre o desenvolvimento de bom número de inovações para, dirão eles, nos preservar de um uso privado que seria inevitavelmente perigoso enquanto, manejado no interesse geral, só poderia ser virtuoso. Esse sofisma estranho permitirá que se faça entrar pela janela a ideia de um Estado "diretor de consciên-

---

[8] "Para sua saúde, nem coma açúcar demais, nem gordura e nem muito salgado", passa sem parar nas mídias.

[9] Frédéric Bastiat.

[10] Lysander Spooner, 1875.

cia" que havíamos posto porta afora no século do Iluminismo. A segurança tornou-se a nova religião, em nome da qual todo emprego da força pública é justificado, como a salvação e a lei divina justificavam as fogueiras da Idade Média.

Essas ambições intrusivas poderão ir bem mais longe do que se pode imaginar hoje. Mesmo quando voluntária, a transparência já levanta múltiplas dificuldades, principalmente para os mais frágeis, os adolescentes, por exemplo. Já existem vários programas que permitem caracterizar a psicologia de um indivíduo a partir de seu perfil no Facebook. Um deles avalia até mesmo os comportamentos sexuais e a probabilidade de que um membro da comunidade seja homossexual.[11] Nos países ocidentais, isso torna os indivíduos transparentes e impudicos, mas em certos países, como o Egito, isso conduz à prisão por satanismo, ou mesmo à pena de morte, uma vez que a homossexualidade ali é fortemente reprimida. Uma simples busca na internet revela um enorme número de informações sobre nós. Os sociólogos falam de "extimidade" para qualificar esse compartilhamento absoluto de nossa intimidade com os outros. A adição de nossos dados biológicos e genômicos atomizaria totalmente nossa intimidade, e poderia ser imposto em certos países. Imaginemos um mundo tenebroso onde deveríamos obrigatoriamente comunicar uma de nossas células às autoridades sanitárias para que então estabeleçam um programa de reparação genética obrigatório, sob pena de multa. O roteiro futurista de Griffo e Van Hamm,[12] no qual agentes da segurança social desembarcavam nas casas das pessoas para multá-las por não terem se agasalhado em pleno inverno e terem corrido o risco imprudente de pegar um resfriado, parece quase enternecedor...

A associação dos dados saídos de nossos percursos na *web* (principalmente nas redes sociais), de nosso genoma, de nosso epigenoma e dos milhares de constantes biológicos disponíveis daqui a pouco nos tornará totalmente transparentes. Se a isso se adicionam os registros de nossa atividade cerebral, que confiaremos a certas instituições porque isso será muito útil – principalmente para personalizar nossas formações iniciais ou contínuas, ou ainda para descobrir com muita antecedência algumas doenças do cérebro

---

[11] Trata-se de um projeto de pesquisa de estudantes do MIT revelado pelo jornal *Boston Globe* sob o nome de Gaydar, que é um acrônimo de gay e radar. Fonte: *Boston Globe*, 20 de setembro de 2009.

[12] *SOS Bonheur*, Dupuis, 1988.

–, a casa de vidro que terá se tornado o cidadão correrá um risco imenso de ser quebrada em mil pedaços por uma pressão totalitária. Para evitar isso, poder-se-ia imaginar que a democracia exige que esses dados permaneçam sob nosso controle exclusivo e sejam conservados por terceiros de confiança absoluta, verdadeiros tabeliães eletrônicos independentes do poder político e da administração.

Um estudo americano acaba de mostrar que se pode predizer, com inquietante exatidão, a violência conjugal por simples *data mining* a partir do prontuário médico.[13] A multiplicação dos dados vai amplificar a descobertas de tais correlações e poderia conduzir, se não se prestar atenção, a uma crescente intervenção social do Estado obcecado pelo princípio da precaução. Alguns dissimularão que é preciso agir preliminarmente, em nome do interesse das futuras mulheres agredidas. *Minority Report*, mais uma vez! Não há limites ao paternalismo e ao intervencionismo do poder público. Sempre haverá voluntários à presidência de um alto comissariado para a prevenção das violências conjugais. Afinal, dependendo do esquema clássico de autojustificação das organizações, esses funcionários recentemente nomeados precisarão de uma ocupação. É muito provável que proliferem as leis demagógicas sobre "a necessária proteção preventiva das vítimas em potencial e a repressão dos criminosos que ainda se ignoram".

A tentação da intervenção pública movida por uma nova ordem social e moral, que nos protege contra nossos próprios desvios, será certamente gigantesca. O espírito de precaução vai se alimentar dessas armas de proteção maciças que se anunciam e podem acabar se voltando contra nós. Todos passaremos então do estatuto, autenticamente protetor, do "supostamente inocente" ao aterrador "supostamente culpado".

Deveremos, aliás, velar para que nossos médicos também não caiam na armadilha precaucionista: no Reino Unido, o British Medical Council[14] já preconiza a seus membros que revelem as anomalias genéticas que acometem um membro da família a fim de permitir uma prevenção precoce. É totalmente racional revelar aos filhos de um diabético que seu pai é portador de um gene de predisposição ao diabete e que também eles teriam interesse em verificar se não o herdaram. Mas com tais argumentos, o segredo médico

---

[13] B. Y. Reis, I. S. Kohane e K. D. Mandl, "Longitudinal Histories as Predictors of Future Diagnoses of Domestic Abuse: Modelling Study", *BMJ*, 2009.

[14] O equivalente ao Conselho Federal de Medicina na Inglaterra.

está morto. Em quem se poderá confiar se os médicos começarem a informar autoritariamente a família, contra a opinião dos pacientes, as imperfeições genômicas que eles descobrem?[15]

Teremos de lutar para que nosso DNA, nosso prontuário médico, nossa vida digital e nossa atividade cerebral permaneçam nosso jardim secreto. Há ainda um longo caminho. Em nome dos grandes princípios de responsabilidade, de transparência e de precaução, acentua-se a pressão social e política em favor de um conhecimento biológico maior dos indivíduos.

Dois exemplos, entre outros: é quase impossível obter um empréstimo imobiliário sem responder a um questionário de saúde, ou mesmo passar por um exame médico cada vez mais rigoroso. Não é possível entrar em certos países sem um certificado atestando que se é a soronegativo ao vírus da AIDS.[16] E o que dizer dos testes psicológicos que muitos candidatos a um emprego devem realizar?

Como observa o antigo diretor de gabinete de Martine Aubry, Didier Tabuteau, "os dispositivos de saúde pública enquanto regulação econômica da saúde se traduzem por uma multiplicação das normas sanitárias e dos regimes de interdição. Mecanismos de condicionamento sanitário tendem, de maneira insidiosa, a se desenvolver".[17]

Nas sociedades ocidentais, o código da saúde pública já é uma sucessão de obrigações constrangedoras e de proibições para os indivíduos. Interdição de fumar, de beber, de dirigir rápido demais, de praticar esta ou aquela atividade. Obrigação de ser vacinado, ou de se adaptar a múltiplas normas: os regulamentos sanitários pesam toneladas. A quase gratuidade do sequenciamento do DNA abre a porta às novas obrigações.

O enquadramento da utilização de nosso DNA torna-se um importante desafio. Instituições como a Comissão Nacional da Informática e das Liberdades (Commission Nationale de l'Informatique et des Libertés – CNIL) tentam limitar os efeitos intrusivos da informatização sobre as liberdades individuais na França. Com, é preciso reconhecer, meios e sucesso limitados.

---

[15] No mesmo espírito, os advogados são agora obrigados pela lei francesa a denunciar as fraudes fiscais de seus clientes.

[16] Somente desde 4 de janeiro de 2010 o fato de ser acometido pela AIDS não é mais motivo para ter recusado o visto de entrada nos Estados Unidos.

[17] Didier Tabuteau, "L'état des libertés", n. 130, *Santé et liberté, Pouvoirs*, p. 97-111, setembro de 2009.

Será preciso criar uma Comissão Genoma e Liberdade que entregaria autorizações de sequenciamento do DNA e seu arquivamento?

A ditadura epigenética

A genética moderna não se reduz ao DNA. Ela estabelece uma ponte entre a cultura, o meio ambiente, a sociologia e os genes, por intermédio da epigenômica, que é um terreno de extensão ao infinito controle social sobre os indivíduos.

Estudos recentes evidenciaram que o consumo de lipídios e açúcar, o esforço físico ou intelectual e as experiências sexuais têm uma influência sobre o epigenoma e, portanto, sobre a maneira como nossos genes são regulados, ativados ou reprimidos. O DNA não é o único suporte da hereditariedade. Ian Weaver mostrou em uma pesquisa de 2004 que um comportamento não inscrito em nossos genes podia mesmo assim se transmitir: ao cuidar de seus filhotes, ratos conseguem marcar o genoma dos neurônios destes últimos, que reproduzirão essa atitude para sua própria descendência. Esse tipo de fenômeno mostra que a ideia de causalidade ascendente (os genes ditam suas ações a células, tecidos, órgãos e organismos) é uma simplificação ultrapassada. Na realidade, a causalidade biológica é igualmente descendente: as ações do organismo influenciam também os tecidos, as células e os genes.

Será grande a tentação de tirar partido desse elo entre a genética e a sociologia. Até onde? O Estado vai se tornar epigeneticista no sentido de que poderia desejar modular a ação de nossos genes ao agir sobre sua regulação epigenética.

A epigenética vai se tornar um ponto central no combate político e filosófico. A descoberta dia após dia dos diferentes fatores de regulação epigenética coloca um temível problema para nossas liberdades futuras. É menos o determinismo de nossos genes que representa um problema que a possibilidade de regular a ação deles por intervenções ambientais, alimentares, medicamentosas e culturais.

Determinista, a genética era considerada uma ciência de direita; influenciável, graças à descoberta da epigenética, ela se torna uma ferramenta de esquerda. A opinião já pode reter os termos "histonas", "ilhas de CpG" e "longo ncDNA" que são os principais suportes da informação epigenética.

A medicina global que não se contenta em estudar nosso genoma mas integra também o epigenoma será mais eficaz, muito social, pois poderá intervir bastante minuciosamente para reduzir as desigualdades. Uma verdadeira oportunidade para os ideólogos da "grande creche".[18] O higienismo do século XXI vai atacar nossas histonas e deveremos lutar para proteger nosso livre-arbítrio! A aliança dos transumanistas e dos humanistas igualitaristas de esquerda poderia conduzir à generalização de normas administrativas redutoras de liberdades. Em nome de uma boa causa – voltar a dar oportunidades iguais a todos e nos proteger contra nossos vícios –, poderíamos cair nas redes dos bioestatísticos e dos órgãos de saúde pública, sem muita esperança de conseguir sair.

O Estado de bem-estar social transformado em Estado-babá poderia encontrar na epigenética ilhas de crescimento para alguns séculos se não tivermos cuidado. Desconfiemos: os administradores públicos vão adorar tudo isso e serão como peixes n'água nesse lago de novas intervenções públicas... Quanto falta para a publicação de um Código da Saúde Pública de 500 mil páginas?

A fusão entre medicina e ensino

A mais inesperada consequência social das tecnologias NBIC será a reaproximação entre o médico e o professor, entre a saúde e o ensino.

Esses dois mundos que se comunicam muito pouco vão se reaproximar de maneira espetacular. Ao modificar os genes implicados na organização cerebral e sua expressão, o médico NBIC vai interferir profundamente no processo educativo.

Claro que, em um primeiro momento, os professores vão se revoltar com essa perspectiva. E, depois, admitirão progressivamente que seu ofício é mais fácil quando as capacidades cognitivas e mnésicas dos alunos são otimizadas. Como o corpo docente aflora de uma preferência progressista, ele se acostumará à ideia de que a utilização das tecnologias do cérebro é um meio de reduzir as desigualdades entre as crianças favorecidas e as outras.

Por outro lado, o processo educativo e médico interfere na construção epigenética. A modelagem epigenética, que é ao menos tão importante quanto o sequenciamento de nosso DNA, se tornará uma construção compartilhada entre o mundo médico e o do ensino.

Múltiplas sinergias entre esses dois universos se desenvolverão. A educação nutricional que desempenha um papel crucial no funcionamento de

---

[18] Mathieu Laine, *La grande nurserie*, Lattès, 2010.

nosso cérebro se tornará um desafio político maior. As mensagens não serão mais "para sua saúde, coma cinco frutas e legumes por dia", mas "para um bom epigenoma, coma de forma saudável".

A neuroética contra a polícia do pensamento

Em outubro de 2009, uma equipe de cientistas chegou a "pilotar" grupos de doze neurônios na mosca drosófila.[19] O que parece modesto é na realidade um avanço imenso, uma vez que abre, em um horizonte não tão distante, a perspectiva de uma decodificação e de uma manipulação de nossos cérebros, ao implantar, por exemplo, "uma lembrança artificial".

O que seria evidentemente um formidável terreno de atuação para o marketing – implantar uma imagem positiva de um produto ou de uma marca diretamente no cérebro – pode igualmente se tornar uma arma fatal a serviço de uma ambição totalitária. É uma ameaça absolutamente inédita contra o homem e a liberdade. A polícia do pensamento estará tecnologicamente pronta dentro de poucas décadas. A última fronteira da dominação das ditaduras (o espírito humano), até aqui desajeitadamente controlado por meio da propaganda, seria pela primeira vez pulverizada: tratamentos em massa dos cérebros das populações garantiriam sua submissão. Isso engendraria uma mistura alucinante de *1984*, *Admirável mundo novo* e *Gattaca*.

No século XX, Stalin e Mao, dispondo apenas de técnicas rudimentares, mandavam retocar as fotos onde apareciam com companheiros de estrada que tinham feito executar. Nos séculos vindouros, as lembranças poderão ser manipuladas diretamente nos cérebros humanos. Motivo para dar um novo impulso aos sinistros movimentos conspiratórios que contestam as verdades mais estabelecidas, da Shoah à conquista da Lua, passando pelo atentado de 11 de setembro.

É com terror que se imagina o que Stalin, Mao, Pol Pot ou Hitler teriam feito se dispusessem das tecnologias NBIC. O *neurogulag* teria sido uma máquina de reprogramar os cérebros: o *Homo sovieticus* teria se tornado uma realidade irreversível e a *Perestroika* jamais teria acontecido. Mao e Pol Pot teriam exercido suas pulsões sádicas em um nível aterrorizador. Quanto a Hitler, seu delírio racial teria encontrado um terreno infinito de experimentação.

---

[19] A. Claridge-Chang et al., "Writing Memories with Light-addressable Reinforcement Circuitry", *Cell.*, 2009.

Sem precisar citar ditadores, não é tranquilizador relembrar uma das divisas fetiches de Winston Churchill: "Só acredito nas estatísticas quando eu mesmo as falsifiquei".

A neuroética abre perspectivas inéditas e faz movimentar as linhas filosóficas. Stanislas Dehaene, célebre professor no Colégio de França, se interroga abertamente: a prisão ainda tem sentido à luz das neurociências? Somos prisioneiros de nosso cérebro ou somos livres dele? O velho debate sobre a responsabilidade ressurge à medida que a ciência do cérebro avança. Suas implicações políticas e jurídicas são imensas.

O combate pela liberdade, contra a autêntica ditadura ou contra a tirania suave da precaução imposta apenas começou. Ele passa em um primeiro momento pela questão, terrivelmente complexa, da propriedade legítima do DNA.

A quem pertence nosso DNA?

Somos livres para utilizar as biotecnologias para agirem sobre nós mesmos? Quem é proprietário de nosso DNA? É um bem público ou privado? Podemos nacionalizar nosso DNA, isto é, nossa identidade genética? São questões fundamentais, pois as respostas delimitarão o campo das possibilidades para os anos vindouros. Do ponto de vista dos bioconservadores, a resposta não deixa dúvidas: as biotecnologias entram em oposição ao "respeito à vida", assim como a compreendem. A potência dos debates acalorados sobre as células-tronco oriundas de embriões humanos, sobre a futura seleção genética sob medida de nossos filhos e sobre a privação do direito dessas crianças de nascer com um patrimônio genético natural vai aumentar constantemente.

O apelo sistemático ao "respeito à vida" não data de ontem. Mas a que corresponderia nesse momento da medicina biotecnológica? Os sistemas políticos estarão em concorrência, pois os países mais laxistas atrairão os indivíduos mais tentados pela transgressão.

A lei francesa, bem como a dos principais países democráticos, é no momento muito restritiva em relação ao DNA. Hoje, a França não permite a seus habitantes que confiem seu DNA a sociedades como 23andme ou Navigenics, que propõem uma decodificação parcial feita nos Estados Unidos. Proíbe-se até mesmo que você faça testes de paternidade ao comparar seu DNA ao de um filho. É uma prática estritamente enquadrada pela lei, que só pode ser utilizada com ordem de um juiz. Mas também nesse assunto as leis diferem entre os países. Os Estados Unidos ou a Suíça são bem mais tolerantes que a França. Nos Estados Unidos, os filhos nascidos por inseminação artificial com doação de esperma por doador desconhecido conseguem até mesmo encontrar seu pai biológico graças a *sites* especializados. A expressão "nascido de esperma desconhecido" está condenada.

A França é mais prudente. Contudo, com dois cliques do mouse, encontram-se dezenas de empresas que oferecem esse serviço pela internet. A diferença entre nossas legislações protetoras e as tecnologias da informação é imensa. Pode-se compreender a razão. Um estudo conduzido no norte da Europa, tão explosivo que permaneceu confidencial, mostrou que de 10% a 24% dos filhos não eram o filho ou a filha de seu pai legal, assim como figuram no registro civil.[20] Assustados com as consequências que a legislação dos testes de paternidade poderia provocar na França (divórcios, violências conjugais etc.), o Estado ainda não julgou adequado se alinhar com nossos vizinhos europeus. Ao fazer isso, atenta contra a propriedade que temos de nosso próprio corpo, e cria uma desigualdade entre os cidadãos franceses e seus vizinhos. Esse interdito não tem como objetivo proteger o indivíduo nem lhe dar direito sobre um ponto essencial – o conhecimento de suas origens –, mas sim preservar o equilíbrio familiar. Mas a família – mesmo decomposta e recomposta – é a célula de base da sociedade. Essa proibição protege a ordem social mais ainda que "a paz dos lares".

Definitivamente, a lei francesa considera que o DNA pertence à coletividade, e não ao indivíduo. Portanto, certo ou errado, o cidadão francês é de certa forma considerado um "menor" genético, tal como a mulher em certos países muçulmanos, considerada socialmente uma "menor", ou como os "pobres" que eram considerados "cidadãos menores" à época do sufrágio censitário (até 1848, na França, apenas os ricos tinham direito de voto).

Evidentemente, essa legislação não sobreviverá ao progresso. Amanhã, as biotecnologias nos permitirão – tecnicamente – modificar nosso DNA e modificar nossa descendência. Será que teremos o direito de transformar o DNA de nossas "gônadas"[21] (e portanto o esperma do pai ou os óvulos da mãe)? O mito do filho perfeito estará então ao alcance da mão. Mostramos isso anteriormente, a política terá dificuldade em bloquear de forma permanente essa tecnologia diante de uma demanda social de uma potência insuspeita. Como

---

[20] M. A. Bellis, "Measuring Paternal Discrepancy and its Public Health Consequences", *Epidemiol Community Health*, 2005.
[21] Ovários e testículos.

para os testes de paternidade na internet, os "genoparaísos" oferecerão esses serviços, e a maior parte das democracias acabarão se alinhando.

Será saudável ter filhos que correspondam aos objetivos e às fantasias pessoais dos pais? É algo de que se pode duvidar. Devemos deixar o acaso fazer as coisas? Alguns sempre acreditarão nisso. Mas se a modificação do DNA de nossa descendência significar uma vida mais longa, e uma saúde melhor da criança, esse será um argumento com mais peso que a cor dos olhos ou dos cabelos.

O desafio da segurança

Segundo desafio: o da segurança. A revolução nanobiotecnológica ameaçará a segurança da humanidade. No curto prazo, os riscos tecnológicos e industriais são evidentes. No longo prazo, problemas inéditos podem ameaçar a espécie humana. A competição do homem com formas hostis de inteligência artificial, tema ultrapassado da ficção científica dos anos 1950, poderia encontrar uma segunda juventude.

O medo de um Chernobyl genético tem justificativa?

Sempre houve acidentes tecnológicos. Haverá com as nanobiotecnologias. Seria bem ingênuo acreditar que as tecnologias NBIC estarão isentas de riscos industriais.

A verdadeira questão refere-se mais às modalidades de enquadramento dos riscos mesmo oferecendo os meios de um controle social aos cidadãos. A resposta está longe de ser simples. Será que os Estados já deixaram de revelar os acidentes tecnológicos para proteger a opinião pública do pânico, ou então para garantir a "segurança do Estado"? O segredo de defesa é bem cômodo.

Os cidadãos soviéticos nada souberam sobre os acidentes espaciais na base de Baikonur. A explosão do foguete R16, conhecida como catástrofe de Nedelin, ocorrida em 1960, que provocou a morte de inúmeros engenheiros e militares soviéticos, foi ocultada por trinta anos.

Chernobyl só foi conhecida porque era difícil deslocar 120 mil pessoas de forma definitiva sem levantar suspeitas e porque as radiações foram detectáveis no Ocidente. Suas consequências médicas foram ocultadas da opinião pública mesmo em países democráticos como a França, onde se contou que a nuvem radioativa não passou a fronteira. Da mesma forma, o acidente nuclear francês no Saara, em 25 de abril de 1961, em que 195 militares, entre eles Pierre Messmer, ministro do Exército, foram contaminados pela radiação, foi escondido da opinião pública. As contaminações por radiações sofridas pelos militares durante testes aéreos ocorridos até 1974 no centro de experimentação nuclear do atol de Mururoa na Polinésia Francesa não foram reveladas às vítimas, que nem puderam ser tratadas precocemente.

O Estado tem muito talento para dissimular por longo tempo as informações delicadas: a França permaneceu em silêncio até os anos 1990 sobre o fato de que o programa espacial francês fora desenvolvido pelos antigos colaboradores de Wernher von Braun. O primeiro estágio do foguete Ariane é um filho da ciência nazista. Os americanos foram mais transparentes: nunca esconderam von Braun e seus colaboradores, que estavam no centro do complexo espacial, da Nasa e do programa Apollo.

Quanto à saúde, o comportamento do poder público no caso do sangue contaminado* ou do dossiê do amianto não é muito tranquilizador. Em defesa dos governantes, nem sempre os eleitores recompensam quem diz a verdade, e os políticos Pierre Mendès-France ou Raymond Barre sabiam muito bem disso.

Mas se não se deve contar com a transparência dos Estados, são necessários então contrapoderes poderosos e organizados. O problema é que o *lobby* transumanista é muito organizado e poderoso, enquanto ainda se espera a organização de uma contestação às tecnologias NBIC. Os *lobbies* transumanistas expressam abertamente seu proselitismo na internet.[22]

Por outro lado, existem poucos *sites* oferecendo o ponto de vista oposto, ainda que se possa citar o www.piecesetmaindoeuvre.com ou o www.ignoranceisfutile.com. Uma menção especial, no entanto, ao blog de Jacques Testard,[23] que é um modelo de informação cidadã sobre todos os assuntos do universo NBIC. Mais uma vez, não cabe a nós jogar um time contra o outro, mas observar que ainda nos interessamos pelo debate, e que este não pode existir sem tribuna dada aos pontos de vista opostos.

---

* N. T.: O caso do sangue contaminado foi um escândalo que envolveu vários países entre os anos 1980 e 1990 em consequência de infecções por transfusão sanguínea causadas pela ausência ou a ineficácia de medidas de segurança. Várias pessoas foram contaminadas com o vírus da AIDS ou da hepatite C depois de uma transfusão de sangue.

[22] Ver, por exemplo, os *sites*: www.hplusmagazine.com, www.biosingularity.wordpress.com, www.theneurorevolution.com, www.corante.com/brainwaves/

[23] http://jacques.testart.free.fr

Resta esperar que tenhamos contrapoderes construtivos e pacíficos, e não niilistas e violentos. Infelizmente, os maiores riscos estarão concentrados nos países não democráticos, onde justamente os contrapoderes são, por natureza, fracos ou mesmo inexistentes. E é provável que haja mais acidentes tecnológicos no Paquistão do que no Canadá, mais na Coreia do Norte que na Suíça. O princípio da precaução será aplicado ali onde será menos útil.

É preciso que surja um Wikileaks[24] das NBIC.

O risco de bioterrorismo

Sem chegar, no entanto, ao extermínio da humanidade – mas esse risco existe, como veremos a seguir –, poderíamos ser atingidos por outros ataques violentos no curto prazo.

Os vírus informáticos constituem um primeiro perigo iminente. Ainda temos alguns anos diante de nós antes que programas e *chips* percorram nosso cérebro. A humanidade "conectada" que se desenha deverá se equipar com *firewalls* e antivírus à altura. Ter milhões de nanorrobôs médicos no corpo é uma perspectiva interessante, com a condição de que se garanta a segurança informática. Imagine que "bioterroristas" consigam controlar esses nanorrobôs. Ao se tornarem agressivos, poderiam matar com um clique de mouse milhões de indivíduos.

Tal perspectiva provoca arrepios na espinha. Todos os dias se constata que os *hackers*, os piratas da informática, estão sempre um passo adiante. Em 2008, uma equipe de universitários americanos das universidades de Washington e de Massachussetts mostrou que era brincadeira de criança *hackear* os marca-passos e, portanto, matar os cardíacos com um clique de mouse.[25] A situação torna-se ainda mais preocupante com o desenvolvimento dos implantes eletrônicos intracerebrais. Nossas democracias deverão, portanto, trabalhar coletivamente em sistemas de segurança eficazes para proteger as redes e manter uma calculada distância tecnológica dos terroristas do futuro (humanistas fundamentalistas, extremistas religiosos, niilistas perversos, neolu-

---

[24] O Wikileaks (www.wikileaks.org) é um *site* criado por Julian Assange que, em 2010, revelou 250 mil notas diplomáticas confidenciais. Julian Assange foi eleito o homem do Ano de 2010 pela *Time Magazine*.

[25] "Pacemakers and Implantable Cardiac Defibrillators: Software Radio Attacks and Zero-Power Defenses", 2008 IEEE Symposium on Security and Privacy. Acessível pelo *site*: http://www.secure-medicine.org/icd-study/icd-study.pdf

distas de todos os tipos e outros sociopatas). O desafio é grande, pois com as tecnologias biônicas, nosso corpo pode ser contaminado por um vírus de computador.

As tecnologias genéticas também vão permitir que – em uma escala bem maior que hoje – indivíduos mal intencionados modifiquem vírus e bactérias (biológicas, dessa vez) para criar novas doenças em laboratórios. Doenças furtivas, terrivelmente contagiosas, capazes de causar devastações. Um ataque terrorista viral com, por exemplo, uma versão geneticamente modificada da SARS (síndrome respiratória aguda grave), da varíola ou outra, poderia provocar milhões de vítimas antes que uma vacina esteja disponível. Com as tecnologias de manipulações genéticas tornando-se ainda mais complexas, os bioterroristas têm um oceano diante deles para "cozinhar" novas doenças em laboratórios.

Já é possível encomendar pela internet (www.dna20.com) qualquer sequência de DNA artificial. Diante dos temores expressos por alguns especialistas, a empresa DNA 2.0 comprometeu-se a não sintetizar certas sequências de DNA quando as motivações dos clientes lhe parecerem vagas, o que é em si um critério bem vago e sujeito a interpretação. A corrida entre os biopiratas e a "polícia genética" está apenas começando. Por outro lado, alguns irresponsáveis publicaram na internet a sequência de DNA do vírus da varíola, contra a qual não há mais vacinação desde a erradicação dessa terrível doença em 1979.

Certamente, o advento dos nanorrobôs médicos fornecerá uma arma terapêutica contra essa ameaça, mas somente com a condição de que mantenham seu avanço sobre as últimas inovações dos engenheiros das "novas pestes".

Além do mais, os próprios nanorrobôs poderiam se tornar uma ameaça – a tal ponto que inúmeros pesquisadores muito sérios, como os membros do Institut Foresight, defendem o abandono puro e simples das pesquisas nesse campo. Seu medo? Uma perda de controle total do processo de replicação dos nanorrobôs! De fato, utilizaremos na construção de bilhões de bilhões desses robôs uma tecnologia de "autorreplicação". Como as células do corpo que se dividem em dois para formar duas células distintas, de certo modo esses nanorrobôs se "clonarão" a si mesmos. Isso leva a pensar nas vassouras enfeitiçadas do desenho animado de Walt Disney em *Aprendiz de feiticeiro*, com a diferença de que não seria possível deter o processo com um toque de varinha mágica... O cenário catastrófico de uma perda de controle dessas máquinas autorreplicantes poderia conduzir ao que os especialistas chamam de cenário *grey goo* (literalmente a "geleia cinza", ou o cenário da "poeira cinza", em francês), isto é, a destruição total em apenas alguns dias da biomassa do planeta Terra. Uma biomassa literalmente "devorada" pelos nanorrobôs.

In fine, a grande convergência NBIC apresenta ao mesmo tempo extraordinárias promessas e ameaças à nossa liberdade e à nossa segurança: a dominação totalitária, a escravidão da humanidade, ou mesmo seu fim e o do mundo. Deveremos, evidentemente, refletir muito antes de nos projetar. O cursor do princípio da precaução deverá ser colocado em um bom nível. Nem muito alto para não perder um tempo precioso – os interesses econômicos da Europa estão em jogo – nem baixo demais para não perder o controle de nosso futuro. Os avanços que nos esperam poderiam ter consequências devastadoras. Ninguém – exceto uma minoria de niilistas – deseja uma destruição do planeta pela "poeira cinzenta", nem uma tomada de poder (um "golpe de Estado digital") contra a humanidade 2.0 por computadores malfeitores...

Rumo a uma humanidade plural?

Outro aspecto do desafio colocado pelas revoluções NBIC só se manifestará no longo prazo. Caminhamos irremediavelmente para uma humanidade plural, na qual as diferenças genéticas, fisiológicas, culturais e filosóficas importantes entre os indivíduos serão ainda mais acentuadas pela desigualdade de expansão das tecnologias NBIC.

As vantagens práticas da humanidade expandida devem rapidamente favorecer o surgimento de uma classe de transumanos, ávidos por tecnologia, que utilizarão todos os recursos da medicina biotecnológica para se tornarem mais fortes, mais sólidos, mais inteligentes, e viverem por muito mais tempo. Farão com que sua descendência se beneficie de uma programação biológica muito precoce, *in utero*, para fazer recuarem os seus limites. A medicina biotecnológica será realmente o reator nuclear da sociedade transumanista.

Claro que, paralelamente, restarão comunidades de humanos tradicionais, não "expandidos", que recusarão as modificações genéticas ou os implantes por convicções religiosa e/ou filosófica.

A coexistência entre vários grupos humanos distintos criará uma sociedade bem mais variada e heteróclita que a das grandes capitais cosmopolitas que conhecemos hoje. Não seria mais apenas *United Colors of Benetton*, mas "*United* Espécies", "*United* Inteligência Artificial", ou "*United* Humanos Geneticamente Modificados".

Essa é a hipótese otimista. Mas um cenário mais inquietante poderia se desenhar: aquele que veria como impossível a passagem de um grupo ao outro.

Existem várias maneiras de separar os homens. Poderiam existir, como já ocorreu na história da humanidade, "ilhas" físicas ou culturais, com pessoas que se recusam a se misturar, ou que não podem mais se misturar, pois não são mais "interfecundas", isto é, não podem mais conceber crianças juntas. Por exemplo, não podemos fecundar os bonobos (uma variedade de chimpanzés), que são, no entanto, nossos primos bem próximos. O tigre e o leão podem se acoplar, mas o fruto de sua união (o "tigreão") é estéril. Na mesma linha de pensamento, diferenças genéticas mais e mais acentuadas entre os grupos humanos poderiam conduzir ao fim da interfecundidade.

É possível imaginar vários tipos isolados no futuro, em cada extremidade das possíveis opções. Poderia haver indivíduos que se recusam a serem expandidos ou modificados e, de outro lado, transumanos expandidos, tão modificados que isso não permitirá mais a interfecundidade com outro grupo. A humanidade plural se assemelharia aos grupos de computadores que não são mais compatíveis entre eles, como se diz no linguajar técnico. Tente fazer com que um computador Apple II dos anos 1980 converse com um Macbook, e talvez você perceba o grau de incompatibilidade futura entre humanos e transumanos...

A dificuldade do diálogo entre grupos humanos que divergiriam não deve ser subestimada.[26] Explicamos anteriormente a inevitável degradação do patrimônio genético das espécies nas quais a seleção darwiniana não está mais em ação. Essa degradação envolveria as comunidades neoludistas que teriam recusado qualquer reparação genética. Sem seleção darwiniana, e no interior de um grupo reduzido, essa forma de isolamento se mostraria rapidamente catastrófica para as populações envolvidas. Seria o filme *Deliverance*, versão 2150. Esses reclusos do futuro poderiam se tornar párias genéticos degenerados e viverem à margem de uma sociedade de alta tecnologia cujos valores recusaram. O dualismo da humanidade faz pensar no romance *A Máquina do tempo*, de H. G. Wells, em que os Morlocks vivem sob a Terra, ao passo que os Elóis aproveitam uma vida despreocupada na superfície.

---

[26] A ausência total de comunicação entre valões e flamengos, em um país pequeno como a Bélgica, já é tão angustiante.

Outra forma de isolamento, ainda mais radical, será aquela que separará os pós-humanos dos outros grupos. Haverá uma acentuada separação entre humanos ciborgues, expandidos pela inteligência artificial, e aqueles dotados de uma simples inteligência biológica.

Uma hipótese menos sombria é que a inteligência artificial, colocada a serviço dos humanos biológicos não expandidos, multiplicará também suas próprias capacidades e lhes permitirá, de certa maneira, "superar seu déficit". Afinal, os motores de pesquisa atuais, como o Google, são uma forma embrionária de inteligência artificial. Já permitem ao humano biológico se conectar com todas as bases de dados, e dispor virtualmente de "Petaoctets"[27] de informações e de análises. O Google é uma inteligência artificial que não se apresenta sob uma forma antropomórfica, como os ciborgues ou os robôs, mas sob uma forma difusa, isto é, desmaterializada, que a torna dificilmente identificável.

Porém, também é preciso considerar a hipótese mais pessimista. As novas entidades "superiores" (transumanos ou robôs) certamente se sentirão tentadas a dominar os humanos biológicos em nome de sua esmagadora superioridade. Por que compartilhar o poder com seres tão frágeis, imensamente menos inteligentes, menos resistentes, com uma vida tão curta? E *a fortiori* se deixar dominar. Nós, humanos biológicos, deveremos velar para estabelecer o fio da evolução das relações harmoniosas com os grupos dessa humanidade ampliada... mas não é certo que isso seja possível. Os filósofos da inteligência artificial pensam que só pode haver uma única espécie dominante em uma região dada do universo: é a teoria anglo-saxã do "Singleton".[28]

Se o tema pode provocar risos, observaremos mesmo assim que, no início de 2009, os membros da Associação para o Desenvolvimento da Inteligência Artificial (Association for the Advancement of Artificial Intelligence) lançaram um alerta contra o risco de uma perda de controle pelo homens das novas formas de inteligência.

O medo de um genocídio do homem

As relações de força entre diferentes formas de humanidade, mais ou menos híbridas com dispositivos biônicos, são imprevisíveis. Nada garante que uma

---

[27] Um petaoctet representa um milhão de bilhão de informações.
[28] Nick Bostrom, "What is a Singleton?", *Linguistic and Philosophical Investigations*, 2006. Acessível no *site*: http://www.nickbostrom.com/fut/singleton.html.

humanidade expandida será tolerante em relação aos humanos tradicionais. Nosso comportamento em relação aos primatas superiores, os chimpanzés e os bonobos, não é muito tranquilizadora. Se certos intelectuais do norte da Europa propõem a integração de nossos primos genéticos à grande família humana, no conjunto a vida dos grandes macacos não é só tranquilidade: extermínio pelos rebeldes congoleses, cobaias para a pesquisa científica, animais de feira em circos ou prisioneiros de zoológicos. Nós, humanos não expandidos, não corremos o risco de nos tornarmos os pigmeus ou os aborígenes do futuro? A possível tirania da minoria transumanista deve ser considerada com lucidez.

Édouard Balladur escolheu em 2009 uma máxima de François Mitterrand como título de seu último livro:[29] "O poder não se compartilha". Por que desejaríamos que os homens expandidos pensassem de forma diferente que o antigo presidente da República francesa?

No filme *Matrix*, os humanos são utilizados e criados como simples pilhas de energia pelas máquinas; o filme *O exterminador do futuro* é ainda mais pessimista: os humanos são simplesmente exterminados por máquinas decididas a esvaziar o mundo desses seres inúteis.

Os oponentes sérios à pós-humanidade priorizam o risco de um conflito entre humanos biológicos e pós-humanos. O pós-humano corre o risco de considerar o humano biológico como um macaco estúpido e malfeitor; uma espécie inferior que convém reduzir à escravidão ou, para maior segurança, eliminar da superfície da Terra. Haveria aí os ingredientes de um conflito frontal fundado nas diferenças julgadas irredutíveis. O fosso entre as capacidades intelectuais de um campo em relação ao outro tornaria o diálogo impossível. Georges Annas[30] prevê um "genocídio genético" e vê na pós-humanidade uma arma de destruição em massa.

Não é impossível que tal genocídio já tenha existido no passado: uma das hipóteses científicas envolvendo o estranho – e recente: 28 milênios, mais vale dizer ontem – desaparecimento dos homens de Neandertal seria que eles teriam simplesmente sido eliminados pelo *Homo sapiens sapiens*,

---

[29] Édouard Balladur, *Le pouvoir ne se partage pas: Conversations avec François Mitterrand*, Fayard, 2009.

[30] Titular da cadeira de Direito da Saúde em Boston. Georges J. Annas, "Genism, Racism and the Prospect of Genetic Genocide", em J. Bindé (Ed.), *The future of values*, Berghan Books, 2004.

nossos ancestrais diretos. Da mesma maneira, a era biolítica poderia bem ser a de uma espécie de suicídio da humanidade por procuração – seu extermínio pela espécie superior que ela mesma criou. Afinal, a História nos ensina que nenhuma dominação – a das civilizações não mais que a das espécies – é eterna. Esse risco existencial torna realmente derrisórios certos filósofos transumanistas, que consideram que uma atitude hostil em relação à inteligência artificial constituiria "um novo racismo": o racismo da inteligência biológica (nós) em oposição à inteligência siliconada (artificial).

Em suma, não podemos partir do postulado de que as minorias de humanos expandidos serão indulgentes. Com efeito, mesmo que haja muitas coisas que podem ser programadas, desprogramadas ou reprogramadas em nosso genoma, parece muito difícil modificar o que Jean-Pierre Changeux chamou de "cérebro reptiliano". Esse módulo, o cérebro mais antigo, é o mestre da luta pela sobrevivência... *Struggle for life* é sua divisa. Foi ele que produziu Auschwitz, e é tão estruturante que é evidente que os humanos expandidos procurem abrandá-lo. No mais, se certos humanos desejam ser expandidos é realmente para saciar uma vontade de potência sobre eles mesmos, sobre a Natureza e o Universo. O mais provável é que queiram manter seu motor vital, que é o coração de nossas pulsões megalomaníacas e agressivas. O risco de que os homens expandidos sejam igualmente maus não deve ser tomado de forma leviana.

Vocês que adoraram o Afeganistão vão adorar o "Transumanistão"

A existência de zonas de não direito sempre traumatizou as civilizações estabelecidas. O caos pode ser interno – máfias, favelas, organizações sectárias – ou externo – países rebeldes, territórios anárquicos, zonas de pirataria... Tais territórios proliferam desde o fim da guerra fria: Colômbia, Congo, África Subsaariana, Somália, Cáucaso, as fronteiras entre o Paquistão e o Afeganistão, a região dos grandes lagos africanos, o Alto Nilo, o leste birmanês.

Os países desenvolvidos podem temer que essas zonas sirvam de cadinho às organizações adeptas do hiperterrorismo, isto é, do terrorismo NBIC. O que já era preocupante torna-se intolerável. Com efeito, como aceitar mundos rebeldes e hostis dispondo das tecnologias NBIC, que podem até mesmo criar homens expandidos que desafiem civilizações instaladas?

A hipótese de territórios mantidos por homens expandidos é particularmente perturbadora. Como se poderia controlar o "Transumanistão"? Este disporia do poder, pois não haveria nenhum limite na manipulação do humano. Nascido na periferia, o Transumanistão logo se tornaria o coração estratégico do mundo. É provável que o resto do mundo se balcanizasse diante do novo coração. A diáspora transumanista poderia até mesmo colonizar o planeta com a cumplicidade de traidores locais: seria o Vichy 2.0.

A existência de territórios insubmissos dispostos a instrumentalizar a natureza humana para dispor de um poder geoestratégico tem um sabor de ficção científica dos anos 1950, mas infelizmente a tecnologia vai lhes dar uma rejuvenescida. É um choque das civilizações sob uma forma que não havia sido considerada.

Tais riscos talvez sejam conjurados pela força. Mas a que preço? A perda da liberdade? Um totalitarismo destinado a erradicar preventivamente todas as sedições das NBIC? A dialética liberdade-segurança é mais do que nunca atual.

Está claro que essas perspectivas obrigam a relativizar o otimismo de que este livro, até aqui, dá prova. Será que a própria pós-humanidade que se anuncia é sinônimo de liberdade e de expansão para o indivíduo? Ou, ao contrário, o fim da humanidade assim como a conhecemos será acompanhado de um esmagamento dos indivíduos e de uma tomada do poder da máquina sobre a biologia? Aliás, não é a primeira vez que nossa espécie está em perigo: quase desaparecemos há uns 50 mil anos, 25 mil anos antes do desaparecimento, bem real, dos Neandertais.

Essa questão nos conduz novamente à da ação política. Será que nossas democracias devem deixar as ciências e as técnicas se apoderarem de nosso destino, ou ao contrário, legislar para proteger nossos valores atuais? E se escolherem a intervenção, serão ainda capazes disso?

O desafio da saúde e da bioequidade

Terceiro desafio: o da saúde, que traz em si mesmo os germes do eterno problema da igualdade entre os cidadãos. Não existem previsões demográficas que levem em conta a provável duplicação da esperança de vida, ou mesmo a quase imortalidade, que poderíamos conhecer ao longo deste século. No entanto, é responsabilidade do campo político antecipar as consequências desse recuo da morte. É possível que a medicina biotecnológica já esteja em prática nas décadas vindouras, e que um importante e repentino recuo da mortalidade traumatize profundamente nossas sociedades. A repentina "morte da morte" poderá se revelar uma falsa boa-nova, com consequências desastrosas. Por não ter sido antecipada, essa revolução médica poderia realmente se tornar uma maldição para nossas sociedades.

Renovação do médico ou desqualificação?

A medicina biotecnológica vai desorganizar a ação médica tradicional e sua economia. Essa nova medicina vai precisar de novas estruturas, de novos atores e de novas organizações, como complemento do sistema tradicional.

Com a medicina biotecnológica, vamos passar de uma medicina de órgãos a uma medicina mais transversal. Com efeito, a genômica parte das vias metabólicas (as reações bioquímicas), e não dos órgãos, como a medicina atual. O gene está ligado a uma via metabólica mais que a um órgão. Haverá, portanto, médicos de um novo tipo nos centros de cuidados – um pouco à maneira do célebre dr. House da série de mesmo nome –, especialistas transversais que não existem em nosso sistema. O computador estará no centro dessa nova medicina informacional, pois os médicos precisarão de um acesso aos dados genéticos do paciente. Os profissionais de saúde inevitavelmente estarão em rede para compartilhar o prontuário médico do paciente, o que é em si uma revolução importante.

A inevitável reforma do sistema provocará, de forma quase certa, em um primeiro momento, uma reação "pujadista" dos médicos. Para estes, a medicina biotecnológica vai marcar o fim de princípios seculares. A sacrossanta e tradicional conversa singular entre um médico e um paciente terá de evoluir, pois a nova medicina encorajará a transversalidade. E, de forma mais geral, os médicos deverão se questionar – a começar por uma atualização em genética – para se adaptar à nova situação.

A genômica explora novas vias associando universos até aqui não conexos. O exemplo da esquizofrenia permite compreendê-lo. A análise do DNA de 15 mil doentes estabeleceu um vínculo entre esquizofrenia e resposta imunológica. A genômica impõe, portanto, que se abra o cuidado dessa doença a diferentes especialistas que não tinham o hábito de trabalhar juntos: psiquiatras, imunologistas, virologistas... Sendo assim, é verdadeiramente uma nova organização do trabalho médico que deverá se estabelecer.

Evitar o "genodoutor Knock"

Mas essa tecnologia não diminuirá o papel do médico, ao contrário. O médico não será o ferreiro do século XXI. Diante do dilúvio de dados gerados pela genômica e pela biologia, o papel do médico vai se tornar ainda mais crucial. Com a ajuda de sistemas especializados, ele deverá fazer escolhas terrivelmente complexas com o paciente.

A avalanche de dados de marcadores biológicos e genéticos indicará predisposições a uma grande variedade de doenças. Uma triagem se tornará necessária. O médico terá um papel capital para "hierarquizar, planificar, acompanhar e proteger".

Será essencial hierarquizar os dados. Cuidamo-nos para viver, não vivemos para nos cuidar. A avalanche de dados, os bilhões de marcadores, poderiam fazer com que os cuidados se multiplicassem para além do razoável. Todo dia, descobrem-se 30 mil novos marcadores genéticos em nosso DNA. Será preciso se concentrar em algumas intervenções preventivas, e não é viável multiplicar as ações médicas para as centenas de predisposições genéticas que serão evidenciadas. E pior, uma análise incorreta dos dados conduziria à invenção de doenças que não existem. Com a genômica, não é difícil fazer o mesmo caminho do herói de Jules Romains, o doutor Knock. Não prejudicar por excesso de zelo será um objetivo essencial da medicina biotecnológica.

Ao evitar o pânico e a supermedicalização da existência, será ainda assim necessário migrar para uma planificação de longo prazo, e não mais pontual, das ações médicas. Planificar o cuidado é indispensável quando o risco de desenvolver uma doença é conhecido décadas antes de seu aparecimento. Os meios estarão rapidamente ao nosso alcance: a generalização do sequenciamento integral do DNA desde o nascimento[31] é provável antes de 2020. O médico deverá construir um percurso de prevenção para evitar os principais riscos detectados. Por outro lado, essa medicina será preventiva e proativa. Intervirá antes da doença, décadas antes de seu aparecimento. Não será, portanto, uma medicina centrada no hospital mas, ao contrário, um cuidado organizado pelo médico de família, ancorado em potentes bases de dados da internet.

O acompanhamento do paciente continuará sendo a tarefa mais nobre do médico. E se tornará mais essencial que nunca. Conheceremos uma parte de nosso destino, o que pode ser difícil de assimilar. O médico deverá ocultar certos riscos de longo prazo quando não houver tratamento preventivo

---

[31] Ou mesmo pouco após a concepção, com a possibilidade de sequenciar o bebê a partir do DNA fetal que passa para a circulação sanguínea materna.

disponível. Para que saber aos 18 anos que se corre o risco de desenvolver aos 40 uma degeneração retiniana ligada à idade, se ainda não há tratamento preventivo? A não ser pelo desejo de aumentar as vendas de antidepressivos, o interesse é bem pequeno. O médico poderia ocultar esse dado até o dia em que um tratamento preventivo ou curativo estivesse disponível.

A revelação do fardo genético será delicada. Como vimos, nem mesmo os prêmios Nobel querem conhecer a integralidade de seu destino genético. Cada um tem o direito de preservar seus "genotabus". O diálogo entre o médico e o doente será ainda mais essencial. O médico da era NBIC não será um engenheiro frio e distante, abandonando o paciente às máquinas.

Por fim, será também essencial proteger os doentes. O médico será o guardião de uma soma extraordinária de dados relativos à identidade profunda do paciente. As informações genômicas e neurobiológicas deverão ser protegidas pelo corpo médico contra as tentativas de tomada de controle, quer elas emanem do poder público ou de estruturas privadas. O médico terá igualmente um papel crucial para ajudar o paciente a decodificar o fluxo de informações médicas que o submergirão, e para protegê-lo dos charlatães da medicina biotecnológica que giram em torno da miséria humana.

Charlatão.com

Todas essas tecnologias vão gerar informações verdadeiras e falsos furos jornalísticos, institutos de pesquisa sérios e charlatães, verdadeiros avanços médicos e falsos avanços.

A "ciência espetáculo" vai proliferar. Na internet, dezenas de blogs mantidos por organizações sectárias destilam informações fantasistas ou mesmo delirantes sobre a nanobiotecnologia. Terapias gênicas ou medicamentos à base de células-tronco não avaliados são comercializados pela internet, inclusive por meio de bandeiras publicitárias presentes nos *sites* de mais prestígio.

Já ocorreu a morte de um menino tratado por uma terapia gênica não validada. Um mercado negro de falsas células-tronco se estrutura a toda velocidade com intermediários cínicos. Ignóbeis vendedores de esperança colonizam a internet em busca de pacientes ou de seus familiares em busca de milagres. Às vezes o necessário rigor na avaliação da medicina biotecnológica parece inutilmente hesitante aos doentes que querem o milagre imediatamente. A internet tende a se tornar uma espécie de Lurdes digital, mas sem a peregrinação e as velas. Basta passar uma hora no meio dessa imensa angústia coletiva para compreender que a proteção dos doentes contra sua própria credulidade vai ser uma tarefa bem difícil. Indispensável, no entanto: a esperança não substitui a avaliação científica. As primeiras terapias gênicas para doenças de sangue infantis fracassaram há dez anos.[32] Até muito recentemente, os tratamentos da doença de Parkinson por células-tronco não eram muito convincentes. Nem tudo funcionará imediatamente: será preciso canalizar as esperanças, o que é muito difícil quando se está diante do sofrimento dos doentes.

A proteção dos pacientes passará em primeiro lugar pelo médico que tem vocação para ser advogado dos doentes contra os charlatães. Essa vigilância deverá ser máxima quando se trata da saúde de doentes com prognóstico grave e ainda mais de crianças em perigo de morte, cujos pais desesperados estão dispostos a tentar tudo. Os médicos deverão alertar as famílias contra a presença desses carniceiros em busca de suas futuras vítimas nos fóruns da internet.

Diante da dificuldade de quebrar o tráfico de falsos medicamentos na internet, mede-se a energia que será necessário empregar para frear os delinquentes e os doutores Milagre* da nanobiotecnologia.

Uma medicina biotecnológica de duas velocidades?

Vai ser difícil, nas próximas décadas, evitar uma forma de "racionamento genético e biotecnológico", isto é, uma medicina de duas velocidades. Os sistemas de saúde não poderão assumir a responsabilidade por toda uma população de saudáveis. Nossas economias ocidentais com baixo crescimento terão todas as dificuldades do mundo para assumir essa nova categoria de despesas, que explodirão sobre os embriões, as crianças e os jovens adultos. Será necessário gastar muito, muito cedo na vida de um indivíduo, uma vez que as predisposições às doenças serão conhecidas desde o nascimento, ou mesmo pela análise genômica do feto. Será uma revolução. Atualmente, os gastos de saúde estão extraordinariamente concentrados nas pessoas idosas. Dos custos, 70% são

---

[32] Em 1999, a equipe de Alain Fisher, do Hospital Necker, iniciou uma técnica de terapia gênica para bebês-bolha acometidos de um déficit imunológico combinado severo (Dics) ligado ao cromossomo X. No total, vinte bebês foram tratados com essa técnica no mundo, sendo a metade na França. O teste foi suspenso em 2004, depois do desenvolvimento de leucemias que surgiram em certas crianças. Desde então, a técnica foi aperfeiçoada e as autoridades sanitárias deram o sinal verde em dezembro de 2010 para a retomada de um teste incluindo cinco bebês-bolha.

* N. T: Referência à opereta em um ato composta em 1857 por Georges Bizet.

gerados por 10% da população acometida por patologias ligadas ao envelhecimento. Em outros termos, os sistemas de saúde deverão cuidar não apenas dos doentes, mas também dos saudáveis que exigem não ser doentes.

O perfil das despesas de saúde, que hoje é similar ao das aposentadorias, se aproximará dos subsídios dados às famílias. A previdência social, que já está à beira da bancarrota, terá de se adaptar a este novo dado.

Contrariamente às ideias preconcebidas, as novas tecnologias de saúde não permitem, ao menos em um primeiro momento, a redução das despesas. Descobrir em 2012 uma patologia que talvez se desencadeie em 2037 não vai permitir que se economize, pelo contrário, vai gerar despesas de vigilância e de prevenção que sem isso não ocorreriam. A genômica vai, portanto, custar muito caro no início para que permita um acesso à maioria.

Em um segundo momento a queda dos custos das terapias oriundas da genômica será importante. A "curva de experiência" – isto é, a diminuição dos custos quando os volumes aumentam e a tecnologia progride – permitirá uma democratização progressiva da medicina biotecnológica. Paralelamente ao crescimento exponencial da tecnologia, isso deveria então permitir uma larga difusão do progresso.

A medicina pode hoje ser considerada uma tecnologia da informação, assim como a informática está no coração da pesquisa e do desenvolvimento. O crescimento da medicina biotecnológica, e portanto de nossa longevidade, será comparável ao crescimento exponencial da velocidade dos processadores de computador, à da relação custo-benefício dos pentes de memória viva, ou à queda do custo de um transistor.

Contudo, essa diminuição será suficientemente rápida para intervir antes da total asfixia financeira de nosso sistema de proteção sanitária? É algo de que se pode duvidar, levando-se em conta que o sistema *já* está em grave desequilíbrio, antes mesmo do desenvolvimento da medicina biotecnológica.

E não se deve contar com receitas mágicas como a separação do pequeno e do grande risco para regrar a questão. A política de saúde francesa baseia--se, de fato, em uma espécie de "Ialta* sanitário": à previdência social, a

---

* N. T.: Referência à Conferência de Ialta, composta por um conjunto de reuniões ocorridas entre 4 e 11 de fevereiro de 1945 na estação balneária de Ialta, na Crimeia. Dela participaram os chefes de governo dos Estados Unidos (Roosevelt), da União Soviética (Stalin) e do Reino Unido (Churchill) para decidirem o fim da Segunda Guerra Mundial e definirem as zonas de influência entre o Oeste e o Leste.

verdadeira medicina pesada, e às mutuais e seguros de saúde complementares, os pequenos problemas e a medicina urbana, que envolve consultas e exames, – o que os tecnocratas às vezes chamam de *bobologie*.* Essa divisão é inconcebível na era da genômica. Pois a medicina de amanhã exigirá uma coordenação e uma antecipação muito fortes, não será compatível com o "corte do paciente" em fatias, confiadas a várias seguradoras que não se falam, cada uma se ocupando de uma parte de sua responsabilidade. Ao contrário, amanhã será necessário fundir o seguro saúde e as mutuais, ou pelo menos garantir uma estreita coordenação entre eles. Vamos, portanto, precisar de uma engenharia financeira específica para assumir a medicina biotecnológica.

Além do mais, a implosão dos sistemas de aposentadorias será um efeito colateral do desenvolvimento da medicina biotecnológica. Os demógrafos ainda não integraram a natureza exponencial da evolução tecnológica e suas consequências sobre nossa longevidade. Nas previsões, só é levada em conta uma evolução linear, ou seja, um ganho de alguns anos até 2100. A visão linear do desenvolvimento tecnológico tem como consequência nos privar de projeções demográficas essenciais. Quantos seremos em 2100 se a morte recuar de maneira acelerada?

Basta ver as dificuldades e as reticências encontradas pelas tímidas tentativas de alongamento da duração da cotização antes da aposentadoria para medir o cataclismo que um alongamento súbito e importante da duração média de vida produzirá. O sistema de aposentadoria vai simplesmente voar pelos ares. Como garantiremos o pagamento dos milhões de aposentados que ultrapassarão alegremente os 100 anos? Dominique Strauss-Kahn foi o primeiro político a evocar a perspectiva de uma esperança de vida de cem anos durante o debate sobre o financiamento das aposentadorias.[33]

---

* N. T.: *Bobo* quer dizer pequeno machucado, dor, doença na linguagem das crianças (o dodói, em português). *Bobologie* é o termo irônico utilizado pelos médicos quando criticam o papel dos generalistas que se ocupam apenas de doenças benignas e encaminham seus pacientes aos especialistas com certa frequência.

[33] "Se chegarmos a uma vida de 100 anos, não continuaremos a nos aposentar aos 60 anos. Será necessário que, de uma maneira ou de outra, isso se ajuste", Dominique Strauss-Kahn, "À vous de Juger", France 2, 20 de maio de 2010.

Do lado errado da História: ficaremos às portas da eternidade

Para além de um aumento das despesas de saúde e de aposentadoria, é a questão do acesso de todos à biomedicina que colocará mais problemas ao Estado de bem-estar social.

A "fratura" digital dos anos 1990, que destacava a desigualdade de acesso às tecnologias informáticas – os computadores, mas também e sobretudo a internet – entre os pobres e os ricos, assim como entre as zonas rurais e urbanas, vai parecer retrospectivamente insignificante em relação à fratura genética. Esta será um dos mais terríveis desafios que os poderes públicos deverão enfrentar.

Durante muito tempo, o dogma da Igreja católica afirmou que como os homens tiveram o azar de morrer antes da ressurreição de Cristo (por volta do ano 33) não puderam ter acesso ao paraíso, pois este, aberto por Cristo, estava reservado apenas aos batizados. Por uma simples questão de calendário, por mais justas e boas que fossem, essas almas estavam condenadas a errar para sempre nos limbos, na companhia de bebês que morreram antes do batismo. O Vaticano, todavia, revisou sua posição em relação aos recém-nascidos que morreram antes de serem batizados.

O advento das biotecnologias vai fixar uma terrível e impiedosa barreira entre os homens de antes e de depois. Os primeiros serão destinados aos limbos pré-medicina biotecnológica, os outros terão direito ao paraíso infernal da medicina biotecnológica.

As inovações mais radicais da grande convergência NBIC não são esperadas antes dos anos 2020-2030. Nossa geração vai conhecer o sequenciamento quase gratuito de DNA. A seguinte conhecerá a expansão muito rápida das técnicas de "reparação" precoce de suas fraquezas genéticas e epigenéticas. As técnicas de bloqueio do envelhecimento, que ainda não estão finalizadas, não nos dirão respeito, pois supõem intervenções precoces desde a infância.

Para a humanidade, esse fosso genético será evidentemente um período de dolorosa transição, com, de um lado, os sortudos que terão se beneficiado desde a infância dessas intervenções, e, de outro, os outros. Haverá um abismo entre "aqueles de antes" e "aqueles de depois". De um lado a vida longa, ou até mesmo quase eterna, pois só se morrerá por acidente, suicídio ou assassinato. E do outro, uma humanidade tradicional, nascida antes da morte da morte. Haverá diferenças de estado fisiológico espetaculares entre um homem de 80 anos "de antes" e um homem de 80 anos "de depois".

Essa fratura genética vindoura será mais importante que a barreira do dinheiro, da cor da pele ou das origens sociais. Ter se beneficiado ou não de certas etapas fundamentais de prevenção muito precocemente não será – ao contrário da pobreza ou das discriminações sociais – um problema solúvel pelo Estado de bem-estar social. Claro que o aumento da expectativa de vida será igualmente importante para "aqueles de antes" – "os outros" como se diz na série *Lost* –, mas haverá realmente uma humanidade com duas velocidades biológicas.

Esse fosso será, sem dúvida, percebido como uma injustiça pelas pessoas envolvidas. A gestão do ressentimento poderia se tornar uma importante problemática biopolítica para nossas democracias. Como acalmar aqueles que se encontram do lado errado da História? Como administrar uma sociedade com dois tipos distintos de população, dotados de uma expectativa de vida que pode simplesmente dobrar, ou mesmo ir além disso?

As fraturas tecnológicas entre as gerações não são um fenômeno novo. Quando se fala de terapêuticas e de rastreamento, já existe uma forma de injustiça entre aqueles que se beneficiam de um cuidado *via* uma nova técnica e os outros. É o caso principalmente dos pais que criam hoje um filho com trissomia do cromossomo 21, pela simples razão de que o rastreamento se tornou possível logo depois de seu caso pessoal. Há entre alguns desses pais um sentimento de injustiça bem compreensível. Mas essa cisão tecnológica, muito séria, envolve apenas poucos indivíduos. Amanhã, a fratura genética envolverá todo mundo. Ela vai transformar profundamente nossas sociedades como nenhuma outra ruptura tecnológica o fez na história da humanidade. A pilotagem das NBIC será bem difícil para nossa geração, espremida entre a angústia do aniquilamento de nossa civilização e a entrada em uma civilização na qual avaliamos que realmente não teremos lugar.

A vida eterna em duas velocidades

No entanto, será que a injustiça da longevidade em duas velocidades vai provocar revoltas? Ninguém pode dizê-lo. Afinal, a esperança de vida média de um homem russo é hoje de menos de 60 anos; a de um japonês, de 79 anos. Nem por isso foram vistas manifestações na praça Vermelha...

Embora nem tenham saído totalmente do limbo, as novas tecnologias já despertam uma demanda importante que criará rapidamente um fosso entre os indivíduos *in* e os indivíduos *out*. Para os pacientes, as novas tecnologias já geram muitas esperanças. Ainda que as terapias não sejam para daqui a pouco, o longo prazo não assusta os bilionários: eles não hesitam já neste momento em financiar centros de pesquisa, a exemplo do riquíssimo fundador do Google Sergey Brin.[34]

É provável que essa desigualdade seja aceita como uma fatalidade. O fosso, contudo, poderia rapidamente se tornar intolerável. É difícil imaginar um mundo onde os pobres morressem, ao passo que os ricos viveriam quase indefinidamente. Da mesma maneira que se pode julgar hoje a classe social e a fortuna de alguém não apenas pela qualidade de suas roupas, mas com muito mais certeza pela qualidade de sua dentição e de sua saúde, poder-se--ia, amanhã, reconhecer só de olhar o rico em sua juventude artificial.

Da mesma forma, será muito mais possível falar dos mortos, no plural, pois existirá uma grande desigualdade nas maneiras de morrer. A morte súbita, aquela que chega "sem que se saiba nem o dia nem a hora" e que é geralmente precedida pela falha de um grande número de funções do corpo, essa morte que é ainda a que se conhece hoje, será apenas o destino dos humanos menos favorecidos. Para os privilegiados, tratar-se-á de uma morte escolhida (ou mais certamente de uma ausência de morte) que não será precedida por nenhuma doença incapacitante. A existência, para os mais ricos, será binária: ou a saúde perfeita, ou a morte sem dor e imediata caso um dia se canse da existência.

Haverá grupos de pressão para questionar o fato de nem todos se beneficiarem dos melhores tratamentos. Essas reivindicações aumentarão o índice de desejabilidade social por essas biotecnologias, percebidas como bens de luxo, e portanto de sua adoção. A igualdade diante da não morte será sem dúvida um tema de predileção de nossos políticos do futuro, mas todas as declarações do mundo não permitirão que se vença imediatamente a lei de bronze da economia. Antes que o conjunto das biotecnologias se torne integrante da base de saúde mínima e que seu custo caia o suficiente, sem dúvida muito tempo transcorrerá: o período de transição será longo.

Outros grupos de pressão, de um gênero diferente, terão os recursos financeiros necessários para se fazer ouvir. Iremos assistir ao nascimento de grupos de pressão médica ("por favor, busque uma terapia para essa doença mais do que para outra"), ou mesmo de projetos de empreendimentos médicos conduzidos por grupos mundiais de doentes que se cotizam para financiar a pesquisa

---

[34] Que sabe ser portador de um gene de predisposição à doença de Parkinson e investiu muito nesse campo de pesquisa.

sobre uma patologia específica. Seriam espécies de "bio-Sicav" (sociedades de investimento de capital variável): esses pacientes investidores se beneficiariam prioritariamente das descobertas, uma ou duas décadas mais tarde... Mas isso é um desvio, dirão certos aiatolás da igualdade diante da doença. Será então necessário controlar o genoma dos responsáveis pela política de pesquisa médica, para que se certifique de que eles não orientarão os trabalhos científicos na direção das patologias para as quais têm uma predisposição?

Às vezes o desenvolvimento de projetos privados, mesmo com fim não lucrativo, contra as doenças genéticas faz ranger os dentes. O prof. Jacques Testard, que esteve na origem do bebê de proveta francês, Amandine, se insurgiu contra o Teleton e propôs sua proibição em nome da igualdade entre os doentes. Por que, ele questiona, as crianças com miopatia seriam prioritárias na corrida da pesquisa de novos tratamentos em relação às outras categorias de doentes? Pierre Bergé, o presidente da Sidaction, também atacou violentamente o Teleton em novembro de 2009, recriminado-lhe o monopólio da generosidade pública em favor de um único tipo de patologia e propondo mutualizar as doações e dividi-las entre todas as pesquisas. Essas questões são violentas e não consensuais; a resposta também não é simples.

O terrível desafio da bioequidade: repensar o financiamento da saúde

Em princípio, a desigualdade diante da morte não deveria ser senão uma etapa. O aumento exponencial da demanda provocará uma rápida queda dos custos, e as inovações tecnológicas se democratizarão muito mais rapidamente que hoje. Todavia, a democratização dos progressos médicos só será possível se nossos países com fraco crescimento fizerem, desde hoje, boas escolhas industriais para garantir o futuro. Sem isso, o Estado de bem-estar social corre o sério risco de não estar à altura das expectativas dos cidadãos e de não ter jamais meios suficientes para garantir uma relativa bioequidade entre os ricos e os pobres.

Se os meios empregados forem suficientes, nossas sociedades poderão caminhar na direção das "desigualdades genéticas positivas" – quanto mais pesado é seu fardo genético, mais o Estado se responsabiliza pelos seus cuidados – que lembrarão muito, se nada mais mudar, o "pacto social" do Estado de bem-estar social atual. Se faltarem fundos, ao contrário, será necessário retornar aos modos de regulação social pré-industriais para que as desigualdades sejam aceitas. Será que a opinião pública será levada a pensar que a miopatia é um dom da Providência (versão religiosa) ou da natureza (versão ecológica), e que é preciso viver com ela?

Se nossas sociedades forem reduzidas a esses expedientes para que a desigualdade mais fundamental seja aceita – aquela que atingirá os homens diante da morte –, sem dúvida elas não poderão preservar os sistemas atuais de solidariedade. Ninguém aceitará o princípio de uma mutualização que será capaz de fornecer apenas uma cobertura médica ultrapassada. A individualização da saúde vai se tornar uma reivindicação forte. Apenas os mais ricos terão os meios de se cotizar nesses seguros de saúde de um novo tipo. O Estado de bem-estar social não poderá continuar, pois será limitado pelas finanças já exangues.

Um problema bem simples vai rapidamente se colocar com a progressão do diagnóstico genético. Como todos podem conhecer seus riscos, os pacientes menos ameaçados pedirão uma redução em suas cotizações de seguro-saúde. Todos desejarão pagar por seus próprios riscos, e não mais por aqueles dos outros. É o próprio princípio de solidariedade – aquele que funda a previdência social – que desabará.

Isso poderá tomar a forma, em um primeiro momento, de descontos dados àqueles que nenhuma doença importante ameaça, um pouco como hoje se reduzem as cotizações dos bons motoristas e das pessoas que não fumam. E depois, em um segundo momento, será lógico impor aos portadores de "genes ruins" cotizações maiores, ou mesmo recusar simplesmente que essas pessoas tenham uma cobertura.

O artigo de opinião publicado por Roselyne Bachelot e Éric Besson em 2 de novembro de 2008 no jornal *Échos* mostra que o problema já é claramente perceptível: "Até aqui, a ignorância de nosso futuro médico era passiva. Amanhã, graças ao conhecimento dos gatilhos individuais de doenças, será preciso manter esse véu de ignorância para preservar as condições de uma solidariedade efetiva [...] para concordarmos com as formas de proteção social que permitirão a cada um a garantia de igual acesso aos cuidados [...], parece essencial que se mantenha intacto esse véu de ignorância, que não permite que se designe de antemão qual dentre nós custará mais caro à sociedade". Resumindo essas intenções: a ministra da Saúde e o secretário de Estado encarregado do desenvolvimento da economia digital[35] querem nos proteger "com um véu de ignorância", uma espécie de burca do conhecimento.

---

[35] Na época do artigo citado.

Se acreditarmos em certos dirigentes políticos, deve-se então proibir o acesso ao seu DNA, para se ter certeza de que os portadores de "genes bons" não exijam uma redução de sua contribuição social generalizada. Mas como impor esse véu de ignorância quando cada um de nós poderá, por alguns dólares, obter pelo correio seu próprio diagnóstico genético? Os altos funcionários que redigiram esse artigo leram muito Rawls,[36] que utiliza essa noção puramente teórica de "véu da ignorância" em seus escritos sobre a justiça. Mas apenas um Estado totalitário particularmente violento poderia no futuro "manter intacto" este último.

Desejar infantilizar assim a população francesa para proteger as finanças do Estado de bem-estar social é um combate perdido de antemão. Se assim fosse, seria necessário ter proibido a internet em 1994 para "proteger" os cidadãos dos *spams*, dos rumores e dos vírus. Esse discurso bioconservador *à la Banania** de uma condescendência insensata (ou seja, "você não precisa saber", "não tem um DNA bonitinho", "não precisa conhecer seu futuro genético")[37] não funcionará com a geração Y, e ainda menos com a seguinte... Não é preciso ser um grande catedrático para adivinhar que a política do "véu de ignorância" será contornada. O interdito fará água por todos os lados, a superproteção exercida sobre o diagnóstico genético tornando-se rapidamente uma peneira insignificativa.

Uma taxa de solidariedade genética?

A resposta proposta pelas autoridades é, portanto, totalmente inadequada. A bioética não passará jamais por um nivelamento que recusa o progresso, pela simples razão de que vivemos em um mundo aberto onde o interdito local será sempre contornável.

E então, o que fazer?

Vários cenários – muito esquemáticos – são possíveis.

Primeiro, um orçamento idêntico para cada cidadão, independentemente de sua renda, com a proibição de se fazer um seguro-saúde "genocomplemen-

---

[36] John Rawls, *Théorie de la justice*, 1971.

* N. T.: Marca de um achocolatado francês composto de chocolate e farinha de banana. Lançado em 1914, traz a imagem de um soldado negro senegalês dizendo "y'a bon" – jeito de falar "C'est bon" [É bom] de quem não domina a língua francesa, de quem fala de maneira infantilizada.

[37] Ainda que, evidentemente, cada um seja livre para delimitar o que quer saber e o que deve permanecer ocultado.

tar". Mas essa proibição – além de poder ser facilmente contornável – corre o risco de ser considerada inconstitucional.

Segunda hipótese, focar em um objetivo de qualidade de genoma igual para todos. Não se almeja mais um orçamento idêntico, mas uma qualidade de vida idêntica. Esse tipo de escolha faria eco aos trabalhos do prêmio Nobel de economia Amartya Sen,[38] que luta por uma abordagem da igualdade em termos de "*capabilidade** de base", compreendendo a educação, a saúde etc. Nesse caso, as despesas seriam portanto superiores para os indivíduos portadores de um fardo genético.

Vê-se bem com essa descrição esquemática que o principal problema se situará na distância cada vez maior entre os cidadãos mais "onerosos" e os outros. Sendo assim, os cidadãos portadores de genes suficientemente "bons" saberão disso muito cedo e tenderão a querer escapar ao sistema de proteção coletiva. Por que eu deveria pagar enormes cotizações sociais, dirão, quando não vou custar nada ao Estado de bem-estar social?

Em vez de um interdito legal, pensamos que apenas uma ideologia poderosa da solidariedade, inculcada desde a mais tenra idade, poderia impedir que tal argumento se desenvolvesse. Afinal, é realmente em nome da solidariedade que os franceses mais ricos aceitam pagar impostos e cotizações para apoiar seus compatriotas menos afortunados. Os países escandinavos seriam os mais bem preparados para tal cultura coletiva.

No entanto, a ideologia da solidariedade já mostra seus limites sob a forma de um fenômeno bem conhecido: o exílio fiscal. Poder-se-ia portanto temer que após a fuga dos milionários por razões fiscais, se assistisse no futuro à fuga dos cidadãos que estivessem em boa forma. Após a evasão fiscal, a evasão genômica...

Em todos os exemplos, parece claro que a totalidade do sistema de saúde tem vocação para ser revista. Será preciso encontrar novas receitas abundantes, fundamentadas em novas receitas e repartidas segundo chaves que devem ser determinadas. Talvez se possa pensar, por exemplo, em uma "taxa de solidariedade genética" incluindo as pessoas de modo inversamente proporcional à

---

[38] Amartya Sen, *Repenser l'inégalité*, Le Seuil, 2000.

* N. T.: O conceito de *capabilidade*. A palavra da língua inglesa *capability* deriva da fusão de *ability* (habilidade) e *capacity* (capacidade). Como esse termo não existe nem em português, nem em francês, manteve-se o neologismo (*capabilidade*).

sua deficiência genética. Um trabalho e tanto que provavelmente será vivido na dor; e também um novo sistema complexo e de difícil compreensão.

O desafio econômico e estratégico

O último dos grandes desafios diz respeito à economia. Ele pode parecer um pouco arriscado em relação aos problemas que evocamos. Contudo, não devemos nos esquecer de que a prosperidade de nossa economia condiciona nosso nível de vida e, portanto, também o nosso bem-estar. As condições materiais de nossa existência não são uma questão secundária. Mas é de fato a prosperidade de nossa velha Europa que também está ameaçada pela revolução biotecnológica.

A empresa reinventada... sem o homem?

A transumanidade, e depois a pós-humanidade, serão acompanhadas de mudanças de modelos econômicos radicais. Não é apenas o ser humano que vai evoluir profundamente, mas também nosso modo de vida e a economia que o torna possível. A contribuição do trabalho físico à economia é desde sempre preponderante. Mas essa parte, ainda amplamente majoritária, já foi pouco a pouco abocanhada pela robótica, a inteligência artificial (programas diversos e variados, que administram, por exemplo, os motores de pesquisa, a circulação dos aviões ou dos trens) e a realidade virtual (jogos, internet).

Quanto mais avançarmos na transumanidade, mais a robótica, a inteligência artificial e a realidade virtual vão ganhar terreno, e reduzir a importância do trabalho físico. Por volta de 2040-2050, a robótica dará progressivamente lugar às nanotecnologias, e a inteligência artificial vai tranquilamente estabelecer seu reino, até chegar a representar o coração da economia. Computadores superpotentes serão no longo prazo capazes de aperfeiçoar a si mesmos, sem a mínima intervenção humana.

Como resultado, vamos assistir a uma evolução radical das noções de "empresa", "empregador" e "empregado". A própria noção de trabalho também vai tomar outras formas. Uma sociedade composta de bilhões "de autoempresas" de uma pessoa. Cada uma delas mudará frequentemente de projeto e de estatuto em função de suas capacidades e de seus centros de interesse.

A Europa torna-se um Jurassic Park industrial

Enquanto os americanos e os asiáticos não hesitam em alimentar suas populações com transgênicos, os europeus continuam resistindo. Enquanto o mundo investe bilhões de dólares nas indústrias ligadas às biotecnologias, Bruxelas faz de tudo para reduzir o ritmo pressionada pelos *lobbies*. O "princípio da precaução", que às vezes se torna um verdadeiro "delírio da precaução", tornou-se um reflexo antitecnológico pavloviano. O malthusianismo tecnológico em nome dos bons sentimentos e da ética está fazendo com que a União Europeia e a França tenham um atraso talvez irrecuperável. Enquanto o código do DNA torna-se a linguagem-chave do século XXI e o motor da economia mundial, renunciamos a tomar parte nisso. No campo agrícola, por exemplo, a especialização de nosso continente na agricultura orgânica – a recusa dos transgênicos é sintomática dessa escolha – claro que encantará os neo-hippies e os defensores dos *lobbies* DFE (diminuição, frugalidade e ecologia), mas não nos permitirá lutar com as mesmas armas com as potências ascendentes que desenvolvem uma agricultura mais eficiente, que não se detêm nesse tipo de considerações conservadoras.

Olhamos para a plataforma enquanto o trem da prosperidade parte, sacudindo nossos lenços... eles sempre nos serão úteis depois de chorar.

A China não se contenta em conduzir uma política de recuperação econômica incrível. Compreendeu também que os setores do futuro estavam ligados às tecnologias da grande convergência. China e Estados Unidos utilizam ativamente as tecnologias NBIC como novas alavancas de suas ambições imperialistas. Essas duas nações vão formar um "G2" baseado no domínio da genética e das nanotecnologias. Neste último campo, a China já é a número um do mundo em termos de publicações científicas, tendo ultrapassado os Estados Unidos no fim de 2008. O "Vampiro do meio", retomando a expressão de François Lenglet,[39] apoia-se na revolução NBIC para estabelecer seu poder geoestratégico.

O atraso da Europa em matéria de patentes e de pesquisa em geral é igualmente muito inquietante. Essa medicina biotecnológica, que rapidamente vai se tornar a primeira indústria mundial, será apenas *made in China* ou *made in USA*?

A posição europeia é, no momento, a dos olhos fechados e dos urros aflitos. O princípio da precaução deixa o campo aberto aos industriais da zona Ásia-Pacífico, enquanto continuamos a subvencionar setores econômicos condenados. Mas as realidades econômicas deveriam fazer movi-

---

[39] Diretor de redação de *La Tribune*.

mentarem-se as linhas e reduzir-se a influência dos bioconservadores. Os políticos não têm escolha; e começam suavemente a compreendê-lo.

Podemos deixar o futuro de nossos filhos nas mãos de neo-hippies arcaicos? A consequência seria nossa vassalização pelas potências ascendentes da Ásia e, sobretudo, a ruína do Estado de bem-estar, como, no longo prazo, o fim da proteção social e de nosso sistema de saúde. A Europa e a França não podem se permitir passar ao largo das revoluções tecnológicas em andamento. É uma questão de sobrevivência. Jean de Kervasdoué está correto ao ressaltar que o medo tecnológico está acima de nossos meios.[40]

Os países que terão êxito na adesão social às tecnologias NBIC ganharão a batalha pela liderança mundial. A Ásia, que não compartilha de nossa fascinação pelo princípio da precaução, vai encontrar nele o motor de sua sede de revanche sobre o Ocidente. A prosperidade das gerações futuras depende, desde hoje, de nossa capacidade de nos mobilizar sobre essas questões.

Geopolítica e NBIC

Segundo uma lógica implacável, essa ruptura tecnológica vai acelerar a oscilação do centro de gravidade mundial que Jacques Attali havia profetizado desde 1980. Quase ausente das nanobiotecnologias, que vão se tornar a primeira indústria mundial do século XXI, a Europa poderá pretender apenas a um crescimento muito fraco no médio prazo. Novos impérios tecnológicos e industriais se constroem em um terreno nacionalista que desestabiliza as opiniões ocidentais envelhecidas e cansadas. Nossa miopia estratégica nos esconde o fato de que, durante a crise financeira, a ascensão da Ásia como potência se acelerou.

A escolha implícita – e objetivamente tentadora, em um contexto de crise – de promover em um futuro próximo os setores condenados e os serviços não deslocalizáveis à pessoa exclui, com efeito, que o continente europeu tenha amanhã seu lugar na nova ordem econômica mundial. Ela corre o risco de nos condenar ainda mais a um crescimento fraco e a empregos com fraca evolução de remuneração, pois uma grande parte dos serviços à pessoa é direta ou indiretamente financiada pelos impostos, em um momento em que a própria pressão fiscal europeia já é forte.

---

[40] Jean de Kervasdoué, *La peur est au-dessus de nos moyens*, Plon, 2011.

Em nome dos bons sentimentos e de uma visão ultrapassada da economia, os poderes públicos negligenciam paralelamente as indústrias do futuro e principalmente a genômica. É verdade que é eleitoralmente mais rentável no curto prazo baixar o imposto sobre a restauração, mesmo que esse setor não esteja submetido a nenhuma concorrência internacional e não corra o risco de se deslocalizar.

De maneira geral, a fraqueza da Europa nas tecnologias convergentes vai enfraquecê-la no conjunto das indústrias do futuro que serão irrigadas pela "grande convergência": as tecnologias de amanhã estarão em grande parte na intersecção NBIC, onde se fertilizarão mutuamente. As consequências para a atratividade tecnológica e industrial da Europa por essa falta de especialização em biotecnologia constituem um perigo subestimado pela sociedade e, infelizmente, bastante irreversível.

Por outro lado, a revolução do DNA vai provocar profundas transformações demográficas que são importantes. O longo eclipse japonês que se mantém por duas décadas demonstra a que ponto uma demografia em declínio pode contribuir para quebrar uma dinâmica de crescimento. Mas o aumento da expectativa de vida será muito mais rápido do que preveem os demógrafos, que ainda não consideram o "*Big Bang* biotecnológico" que se inicia.

Na realidade, a expectativa de vida poderia aumentar a partir dos anos 2020 ou 2030 de maneira exponencial, e a perspectiva de uma expectativa de vida de 200 anos no fim do século XXI talvez seja uma hipótese conservadora. Mas essa evolução será mais ou menos efetiva de acordo com a aceitação social das novas terapias oriundas da grande convergência NBIC.

Sem dúvida, as sociedades da zona Ásia-Pacífico aceitarão mais rapidamente esses avanços que as sociedades europeias, o que favorecerá os novos gigantes em detrimento dos países da OCDE. A diferença de expectativa de vida entre os países poderia aumentar, e a demografia no fim do século XXI poderia ser muito diferente daquela prevista.

A diferença estrutural de crescimento entre o resto do mundo e a Europa, que uma quase ausência nas indústrias NBIC só pode acentuar, poderia engendrar uma cascata de acontecimentos funestos. Reivindicações salariais impossíveis de satisfazer, em primeiro lugar: reservando-se o direito de cultivar uma visão racista do mundo, não se vê muito bem como o *bac menos 3** francês ou belga com horas contadas e limitadas poderá ganhar por muito tempo mais que o doutor em genômica de Bangalore ou de Xangai. Nos países europeus cuja estabilidade está justamente estabelecida sobre a lealdade de amplas classes médias, essa importante frustração e a crescente hostilidade em relação às políticas que a acompanhará são provavelmente verdadeiros venenos.

Nossos filhos nos odiarão por lhes termos legado uma economia inadaptada aos desafios de amanhã. E isso já começou. Uma pesquisa internacional realizada pela Fundação para a Inovação Política[41] em 2008 fez aos jovens de vários países a seguinte pergunta: "Vocês estão dispostos a pagar os impostos necessários para desembolsar as aposentadorias das gerações mais idosas?". "Sim", responderam 63% dos jovens chineses, 56% dos jovens russos, 51% dos jovens indianos. Os jovens franceses se destacaram completamente, pois apenas 11% deles se mostraram favoráveis a isso. Nossos filhos já nos odeiam.

A alteração do centro do mundo dos países ocidentais para a zona Ásia-Pacífico é reversível? Esse fenômeno já está bem encaminhado, visto que nosso atraso tecnológico se aprofunda. Uma reviravolta de tendência talvez ainda seja possível, mas suporia que as elites europeias se interessem mais pelas tecnologias de amanhã oriundas da convergência NBIC que pelo apoio às indústrias e atividades do passado.

Bombardear Xangai?

É difícil imaginar o que aconteceria se estivéssemos tentados a impedir que as potências ascendentes da Ásia desenvolvessem suas indústrias nanobiotecnológicas, para que pudéssemos manter nosso nível de vida, mesmo permanecendo agarrados às tecnologias de ontem. Os novos senhores da Ásia dariam de ombros com desprezo. "Temos nossos próprios cérebros",

---

* N. T.: *Bac* é o nome dado ao diploma obtido após os três anos do colegial. "*Bac - 3*" refere-se a esse período de estudo que pode, dentro da estrutura do ensino médio francês e do desejo do aluno, resultar em um diploma profissionalizante. Refere-se também à fórmula "*bac - três/ bac + três*", que é a noção de *continuum* instaurada pela lei de 22 de julho de 2013 relativa ao ensino superior. Ela envolve os três anos que precedem (o colegial) e os três anos que sucedem diploma. O princípio é garantir, por um conjunto de iniciativas, a continuidade do ensino superior em relação ao ensino médio e afirmar a noção de especialização progressiva dos estudos no nível superior.

[41] http://www.fondapol.org/

declarou o antigo presidente paquistanês na CNN,[42] para resumir com uma expressão mortal o desprezo que a arrogância ocidental lhe inspira.

As potências da Ásia não renunciarão às tecnologias NBIC, que identificaram como as novas alavancas do poder, em nome de valores ocidentais aos quais não aderem. Basta observar alguns ideogramas chineses como "país", "liberdade" ou "crise" para compreender que nossas visões do mundo são ligeiramente diferentes. A vontade de revanche geopolítica da Ásia torna ilusória a esperança de um consenso sobre a utilização das nanobiotecnologias.

O risco que se corre é o de sermos "cachorrinhos geopolíticos" tentando impor uma visão neocolonialista. Será difícil para uma Europa cansada, tímida e tecnofóbica convencer uma China otimista tecnologicamente a abandonar as nanobiotecnologias das quais se torna líder para se reespecializar na fabricação de camisetas. Não vamos bombardear Xangai para impor nosso ponto de vista.

Com demasiada frequência confundimos recuar um pouco para medir os novos avanços da ciência com deixá-los para lá. O princípio da precaução conduz ao acúmulo de atraso sobre as novas potências asiáticas que assumem riscos tecnológicos que nos amedrontam. A equação a resolver é bem simples: podemos nos permitir passar mais uma vez ao largo de uma revolução tecnológica e deixar aos nossos filhos, além de uma montanha de dívidas, um tecido econômico sem segmentos promissores? A resposta é clara. Não podemos aceitar nossa vassalização pelas potências ascendentes da Ásia e a criação de uma medicina regenerativa *offshore* reservada aos mais ricos. É preciso que o *lobby* do futuro desperte. Claro que ele não deve deixar de lado a questão ética, mas enquanto discutimos ética *ad vitam aeternam*, nossos concorrentes aproveitam o vácuo e marcam seus territórios nos planos econômico e industrial.

O dilema é terrível. Para participar do debate mundial sobre os limites das tecnologias NBIC, é preciso manter uma poderosa indústria e tecnologia significativa, o que supõe entrar na aventura científica biotecnológica. Seria ilusório imaginar que uma Europa decadente nas tecnologias NBIC poderia ser ouvida pelas novas potências. Devemos nos precipitar sobre as NBIC para poder participar da fixação das linhas vermelhas internacionais.

---

[42] Pervez Musharraf, presidente do Paquistão, criticando a "arrogância intelectual" dos ocidentais que dão conselhos aos países em desenvolvimento.

A Ásia não precisa de nós

O Ocidente só mantém seu nível de vida – a crise financeira dos *subprimes* deixou isso bem claro – graças a um endividamento maciço, que não é absolutamente sustentável no médio prazo. Há duas décadas o declínio relativo da economia dos países ocidentais de fato se acelerou. A parte das exportações de produtos de alta gama não para de cair na Europa, ao passo que aumenta regularmente nos países asiáticos, como mostrou o economista Patrick Artus.

Seria ingênuo pensar que os novos senhores da Ásia vão desejar nos imitar. Que aventura proporemos aos outros países? Será bem difícil fazer com que o mundo vibre com nossa ideologia do decrescimento. Vigiar o relógio que mede a eletricidade é muito excitante para países que envelhecem, mas não é uma nova fronteira para os países emergentes. O mito do decrescimento alegre, tão bem decodificado pelo ensaísta Mathieu Laine, só a nós pode fascinar.[43]

Nossos países, saturados de medo e governados pelos poderes tetanizados, correm até mesmo o risco de não mais fazer parte dos países ricos. Será que devem se resignar em serem excluídos da governança mundial? Parafraseando Hegel, os mestres de ontem correm o risco de se tornar os escravos de amanhã. A China se instala no centro do mundo. É preciso admitir o fim do monopólio ocidental na gestão do mundo. Um testemunho desse fato é o desaparecimento do G7, que, inventado nos anos 1970 por Valéry Giscard d'Estaing, então presidente da República, permitiu a sete países – Estados Unidos, Alemanha, França, Inglaterra, Japão, Canadá e Itália – se proclamarem diretório do mundo sem que ninguém fosse ofuscado. Esse grupo desapareceu e se fundiu em 2008-2009 no G20, dentro do qual a China e o Brasil pesam mais que a União Europeia e seus 27 Estados.

Uma coisa é certa, as tecnologias NBIC produzirão acidentes, crises. O capitalismo está fundado no risco e na inovação, uma abordagem pilotada pelas tentativas e erros que produzem mecanicamente acidentes, tão certamente quanto a economia produz bolhas. A recusa do risco, por mais legítimo e razoável que seja, se traduzirá por nossa vassalização econômica e tecnológica. Com tal cultura, não haverá vale do Silício europeu. A autodestruição da genômica francesa, líder mundial em 1990, é um triste precedente.

---

[43] "Le mythe de la décroissance heureuse", *La Tribune*, 1º de setembro de 2009.

O fiasco francês

A França era líder no momento do aparecimento desses setores. Esquecemos rápido demais, mas foram os franceses que criaram, em 1991, a Généthon, primeiro laboratório do mundo de cartografia do genoma. Nessa época, nossos pesquisadores estavam na ponta e avançavam com o peão na casa da potência americana. Em 1992, o Généthon produziu, graças a uma técnica revolucionária, um primeiro mapa do genoma humano três vezes mais detalhado que o anterior. Era um acontecimento considerável. Os professores Jean Weissenbach e Daniel Cohen se tornaram figuras míticas. Craig Venter reconhece que foi ao visitar a França que teve a ideia de industrializar a análise do DNA...

Mas, muito rapidamente, os americanos superaram a técnica francesa e investiram somas consideráveis para recuperar a liderança na corrida do sequenciamento do genoma, o Graal da genética. Nossa abordagem estava correta; bastava aplicá-las com meios sérios. O genial e megalomaníaco industrial americano Craig Venter, mais uma vez, investiu 300 milhões de dólares em um gigantesco laboratório refrigerado, ocupado por centenas de máquinas e computadores, cujo consumo elétrico era comparável ao de uma cidade. O projeto público americano era pelo menos tão importante quanto. Durante esse tempo, o Généthon se virava com o que tinha ao alcance.

A Associação Francesa contra as Miopatias (na origem do Teleton), que até então financiava o Généthon, decidiu logicamente concentrar sua ação nas terapias gênicas. Mas, enquanto os responsáveis pelo Généthon esperavam que o Estado assumisse o financiamento, nada aconteceu. A falta de ambição dos responsáveis, a ausência de sinergia e certa resignação natural explicam esse formidável fiasco à moda francesa. Nem os políticos, nem os responsáveis pelas grandes organizações de pesquisa se mobilizaram para enfrentar a ofensiva americana. Ninguém, entre os líderes políticos da época, parece ter compreendido os desafios estratégicos e econômicos do sequenciamento do genoma humano.

Essa estratégia suicida, ou melhor, essa total ausência de estratégia, estamos revivendo-a com as células-tronco. De tanto querer legislar, de tanto querer não desagradar a ninguém, de tanto aplicar o "princípio da precaução" para tudo e qualquer coisa, corremos o risco de sermos deixados à beira da estrada do desenvolvimento. Enquanto debatemos infinitamente, nossos concorrentes avançam, sem fazer, no entanto, coisas impensáveis no plano ético. Enquanto nossos ministros não querem ouvir falar em medicina personalizada, Barack Obama colocou um geneticista à frente da administração da saúde e da pesquisa nos Estados Unidos. Enquanto tememos os custos da medicina biotecnológica, Obama investiu no futuro e decretou que a genômica vai se tornar um importante eixo da reorganização da economia americana.

Nunca é demais repetir: as tecnologias do vivo vão se tornar a primeira indústria mundial ao longo deste século. Já começou a competição para existir amanhã no vasto campo da medicina biotecnológica.

O mapa do mundo dos centros de pesquisa sobre as células-tronco é edificante: a imensa maioria desses polos está situada nos Estados Unidos e na Ásia. Bem poucos na Europa. O estado da Califórnia, que se encontra, no entanto, em uma situação econômica muito precária, acaba de lançar um ambicioso programa de pesquisa de 3 bilhões de dólares sobre as células--tronco (fruto de um referendo que data de 2004). Para o estado de Nova York, trata-se de um programa público na faixa de 600 milhões de dólares. O dinheiro do setor privado chega igualmente em massa a esse campo, embora as aplicações terapêuticas concretas (e os benefícios, portanto) não sejam para amanhã de manhã. A medicina regenerativa ainda está em seu início, mas os setores privado e público investem no que um dia deve se tornar um mercado colossal. A Califórnia de Schwarzenegger bem poderia esfregar as mãos por sua audaciosa aposta, mesmo que seja só para daqui a dez anos.

Enquanto nossa universidade sofre para se reformar e deve sobreviver com orçamentos famélicos, os grandes estabelecimentos americanos e chineses investem somas enormes na pesquisa. A guerra da pesquisa é principalmente uma questão de dinheiro. Ter ideias, por melhores e mais brilhantes que sejam, não basta. É só dar uma volta pelos corredores dos centros de pesquisa franceses para compreender que estamos perdendo a batalha: a ausência de meios, o déficit de apoio administrativo obriga os heroicos pesquisadores a serem secretários, contadores, vendedores de fundos... Todas atividades que os afastam de suas palhoças já tão mal equipadas. Como se surpreender com a aterradora fuga dos melhores cérebros para os laboratórios estrangeiros, quando sabemos a que ponto os pesquisadores ali são mais bem tratados que na França?

A revisão das leis bioéticas, na França e na Europa, não poderá ser considerada apenas sob o ângulo moral, ignorando o aspecto industrial.

Os desafios na indústria farmacêutica constituem um bom exemplo, no curtíssimo prazo, do que uma falta de voluntarismo pode provocar. Estamos

216

na rabeira, por falta de investimentos suficientes em pesquisa e desenvolvimento. O jornal *Les Échos* revelou em 2009 um estudo internacional sobre as implantações de centros de pesquisa farmacêutica no mundo que é particularmente preocupante. Entre 2001 e 2006, os grandes laboratórios abriram dois centros de pesquisa na Europa e fecharam dezoito. Durante o mesmo período, abriram quatorze na Ásia e fecharam apenas um nessa área.

Se insistirmos por mais tempo em ignorar os desafios industriais nas leis bioéticas, acabaremos traçando um risco sobre nossa prosperidade futura, sem no entanto ganhar o que quer que seja do ponto de vista ético. Um número diz tudo: a República Islâmica do Irã investe hoje mais que a França nas células-tronco. Para ganhar muito dinheiro na França, é preciso construir parques eólicos e painéis solares com o dinheiro dos contribuintes. O ofício de caçador de recompensas ecológico é muito mais fácil[44] que a luta contra as indústrias asiáticas das biotecnologias.

Em uma Europa em recessão, cuja economia ainda se apoia em setores econômicos condenados, seria suicida esnobar e subestimar o potencial das indústrias do vivo. Nossa ruína seria dupla. Não apenas não aproveitaríamos as recaídas financeiras e os empregos criados por esses setores de alta tecnologia, mas nossos pesquisadores fugiriam para as universidades da Ásia e, amanhã, nossas populações viajariam em massa para o exterior, com os bolsos cheios de divisas, para se aproveitar de cuidados modernos. Na realidade, não temos muitas escolhas. Salvo a da frugalidade e da iluminação à luz de velas.

---

[44] O governo francês mudou sua política de subvenções verdes no início de 2011.

Capítulo 2

O tabuleiro biopolítico: duas concepções de humanidade que se opõem

Com a expansão das tecnologias NBIC e o peso considerável da atividade econômica ligada a essas novas funções, a biopolítica vai adquirir uma extraordinária importância. Alianças filosóficas e coalizões políticas vão se formar para ter mais influência nos debates. De um lado, os bioconservadores de todos os matizes se associarão na luta contra progressos vivenciados como transgressões inaceitáveis. O método deles é conhecido: pressionar as instituições para que legislem principalmente em nome do princípio da precaução (ecologistas) ou em nome da dignidade humana (religiosos). De outro, os transumanistas e outros "extropianos", que recusam qualquer imposição e consideram que cada um é livre para utilizar as contribuições da ciência na melhoria de suas capacidades físicas e intelectuais.

Nosso futuro dependerá do resultado do combate entre essas duas visões opostas da humanidade. O *Homo sapiens* se tornará *Techono sapiens* depois da vitória dos candidatos à medicina biotecnológica? Ou será que os conservadores conseguirão silenciar indefinidamente a ciência, o que seria uma novidade na história da humanidade? A Inquisição não foi capaz de silenciar as ideias de Galileu por muito tempo. Mas conseguiu fazer com que em algumas gerações a Espanha passasse da primeira à última posição entre as grandes potências.

A vida eterna, inferno ou paraíso?

A morte da morte, ou uma quase imortalidade, será a consequência mais desconcertante da convergência NBIC. Devemos nos alegrar ou nos lamentar? Não há resposta simples e definitiva para essa questão.

Alguns problemas da não morte

O recuo da morte vai pouco a pouco questionar todas as nossas relações com o mundo. Tentemos imaginar algumas das consequências mais imediatas de uma queda rápida da mortalidade.

Para começar, a superpopulação. Qual seria a primeira manifestação do problema de superpopulação, admitindo-se que as agrotecnologias permitam paralelamente alimentar essa crescente população? O mais provável, muito prosaicamente, é uma grande dificuldade de moradia. O aumento da pressão imobiliária (e do preço das moradias, portanto) é uma das consequências diretas do envelhecimento. Supõe-se que rapidamente ela se tornaria insuportável quando quatro ou cinco gerações tiverem de conviver, e não mais três como hoje.

Quais são as soluções para essa situação? A mais evidente será uma espécie de "malthusianismo" demográfico (um controle dos nascimentos à maneira chinesa) que permitiria a manutenção de uma superfície suficiente por habitante. Esse tipo de prática foi muitas vezes aplicado na história da humanidade para evitar que a população se tornasse mais numerosa do que a Terra seria capaz de alimentar. Durante a Antiguidade, a cidade de Esparta fixou matematicamente o número de cidadãos para que cada um pudesse ser proprietário de um pedaço de terra suficiente. No mundo de amanhã, a pressão não virá de um aumento do fluxo de nascimentos, mas antes de uma diminuição quase total dos fluxos das mortes em idade avançada.

Entre todas as soluções imagináveis, poder-se-ia decidir que se subordine o direito à procriação à redução de sua própria vida, considerando-se a necessidade de controlar a população total. Ou seja: talvez seja necessário se comprometer com seu próprio desaparecimento (em determinada idade) para ser autorizado a procriar. Isso seria, afinal de contas, explicitar o que a evolução colocou em ação de forma natural e mais discreta, mas o instinto materno poderia então sofrer um golpe.

Essa ideia de pressionar os mais velhos a morrer para dar lugar aos jovens lembra o filme *No mundo de 2020*, de Richard Fleischer, com Charlton Heston.[1] Na realidade, esses temores vindos diretamente dos grandes medos malthusianos são muito exagerados. E o essencial se encontra muito mais do lado positivo da morte.

Uma perspectiva que agradará as gerações futuras?

A vida eterna é uma hipótese significativa, mas não necessariamente devemos nos alegrar com ela. Como diz Woody Allen, "a eternidade é longa, sobretudo quando se aproxima do fim".

---

[1] Nele, as pessoas idosas são convidadas a irem para centros especiais para serem eutanasiadas; eles não sabem disso, mas seus corpos serão utilizados para fabricar o alimento distribuído depois aos vivos que uma Terra poluída demais não podia satisfazer.

E se a morte fosse desejável? E se o desaparecimento das gerações precedentes, com todas as suas certezas e seus *a priori*, fosse necessário para permitir às seguintes que continuem o quebra-cabeça? E se a morte da morte que se anuncia fosse um freio à evolução social? Talvez morrer seja nosso dever. Mais prosaicamente, a perspectiva de uma vida sem fim bem poderia se assemelhar a um pesadelo para aqueles que a experimentarem. E nem falemos de sua descendência, condenada a suportar os avós até o fim dos tempos.

Imaginem Alain Poher presidente do Senado durante cinco séculos? É evidente que uma sociedade em que a vida será muito longa se tornará uma gerontocracia.

A morte desempenha sem dúvida um papel psicológico fundamentalmente benéfico. Não morrer é correr o risco de deprimir, e a morte da morte será considerada por alguns como a morte do homem: afinal, uma parte do sentido de nossa existência não vem de sua brevidade?

Uma indigestão de vida

A que então poderia se assemelhar uma vida sem sofrimento, sem doença, uma vida com contrato "ilimitado", sem pressão de tempo? A vida até enjoar? É o que alguns temem quando se evoca a morte da morte.

É certo que essa mudança de paradigma vai questionar nossa visão da existência. A brevidade da vida até agora nos pressionou a aproveitá-la o máximo possível, o mais rápido possível. Não tínhamos tempo a perder na exploração do grande livro dos prazeres antes de nos juntarmos ao túmulo familiar. A vida assim como a conhecemos é uma corrida contra o relógio. Há janelas de lançamento, muito curtas, durante as quais podemos reproduzir, viajar, e depois esperar o fim em um corpo exaurido e dolorido.

Para alguns, a vida é suficientemente longa dessa forma. Outros pensam que se suicidariam aos 100 anos, cansados de ver sempre as mesmas caras. Mas a maior parte está disposta à aventura. Acolheriam a morte da morte com entusiasmo se essa revolução se produzisse enquanto ainda vivem... O que provavelmente não será o caso, infelizmente para eles.

A vida quase eterna vai mudar radicalmente nossas sociedades em um futuro próximo; pouco importa se dentro de cinquenta ou de duzentos anos. Mas ao que poderia se assemelhar essa existência ilimitada? O desconhecido de tal existência pode assustar.

Pensando bem, a prolongação da existência não é em si mesma um problema: o problema está na prolongação de uma existência mal vivida. A sociedade atual, é preciso dizer, não favorece o aprendizado de uma arte de viver, condição essencial de uma vida vivida com prazer. Mais que nunca, a criança da geração Y aprende a viver por meio de todas as espécies de artefatos comercializados. A postura de consumidor, antes limitada a alguns bens alimentares e a alguns lazeres, estendeu-se pouco a pouco a todas as dimensões da vida.

Este não é o lugar para uma crítica de nossas sociedades consumistas modernas. Contudo, não é difícil prever que os progressos da biotecnologia irão provavelmente na direção de uma acentuação dessa tendência ao "déficit de sentido" da existência. Quanto mais longa for esta última, mais será imperiosa a necessidade de encontrar um remédio para esse tédio das sociedades modernas.

A resposta a esse perigo não é a recusa da prolongação da vida, mas a promoção de novas artes de viver. Em uma sociedade "desespiritualizada", em que a religião não ocupa um lugar real na existência de uma maioria de indivíduos, o objetivo deve ser encontrado fora de uma promessa divina. Será possível uma vida sem esperança espiritual? E as religiões tradicionais têm seu lugar no tempo das NBIC?

Religião 2.0: mais um assunto para adicionar à longa lista dos aspectos de nossa humanidade a ser reinventada. Aliás, alguns já o perceberam. O Dalai Lama encanta-se com a neuroteologia e participa de colóquios sobre o controle cerebral dos sentimentos religiosos. Segue de perto as experiências neurotécnicas. O budismo será a religião da era transumanista?

Deve haver um direito à morte?

Existem três principais tipos de oponentes à "morte da morte" e à medicina biotecnológica em geral: as religiões, os intelectuais humanistas e os bioconservadores. Os transumanistas os chamam desdenhosamente dos mortalistas: aqueles que aceitam a morte.

As grandes religiões monoteístas estão cumprindo seu papel quando tentam se opor às novas tecnologias médicas e fazem com que a morte seja considerada uma boa coisa. Dourar a pílula da brevidade da vida evocando o paraíso, o purgatório e o inferno vem permitindo há milênios que as religiões ocupem o terreno e mantenham sob controle o estresse dos fiéis. Podemos contar com seus "quadros" dinâmicos, padres, pastores, imãs, rabinos, monges, pregadores diversos, intermediários da divindade, para animar o debate ao longo dos anos vindouros, à medida que a medicina biotecnológica fizer recuar os limites de nossa longevidade. As religiões realmente querem nos ajudar a ter êxito em nossa morte – na fé –, mas em nenhum caso ajudar a suprimi-la.

Inúmeros filósofos humanistas se opõem à quase mortalidade, pois para eles uma vida humana sem a morte não é uma vida. É precisamente a consciência da brevidade de nossa passagem sobre a Terra que dá lugar aos nossos desejos e às nossas ações mais extraordinárias. O célebre geneticista Daniel Cohen afirma em alto e bom som que não deseja o fim da morte, porque isso destruiria o sentido de nossas vidas. Podemos também temer que uma vida sem limite nos conduza a comportamentos niilistas, como os heróis do filme de Cronenberg, *Crash*, obcecados pela realização de um acidente de carro mortal.

Para Sêneca, a possibilidade de morrer suicidando-se representava uma alegria da existência por oferecer uma porta de saída permanente que permitiria fugir da existência caso esta se tornasse insuportável.[2] Não morrer significa estar enclausurado na vida que assim se tornou detestável prisão. A morte representa a última liberdade da existência e, sob esse ponto de vista, poderíamos quase falar do direito à morte como um "direito do Homem".

Mas é possível pensar que no futuro esse direito será cada vez mais negado. Atualmente na França, qualquer pessoa tem, por lei, obrigação de impedir a ação de um indivíduo que tenta se suicidar, sob pena de ser condenada pela "não assistência à pessoa em perigo". É em virtude da mesma lógica de proteção incondicional da vida que, na França, os médicos não podem praticar a eutanásia e têm como dever prolongar a existência de seus pacientes pelo maior tempo possível. Da mesma forma, o cinto de segurança é obrigatório, ao passo que sua ausência ameaça apenas o passageiro imprudente ou azarado. Imaginemos que, amanhã, a prolongação quase eterna da vida seja tecnicamente possível. A aplicação natural da lógica atual faz com que se impeçam as pessoas de morrer, simples assim. Ao se tornar facultativa, a morte poderia até mesmo ser rapidamente proibida. As portas da prisão

---

[2] "O que conta é viver bem, não viver por muito tempo. E muitas vezes o bem é, justamente, que a vida não dure muito." {Lettre CI, p. 158} "Não se deve procurar viver muito, mas viver plenamente. Viver muito é o destino que decide. Viver plenamente é tua alma. A vida é longa se ela é plena." {Lettre XCIII, p. 122-123} Sêneca, *Apprendre à vivre: Lettres à Lucilius*, tomos 1 e 2, Arléa, nova edição 2001.

da vida que Sêneca temia estarão assim fechadas. Nesse sentido, a morte da morte seria também, segundo alguns, a morte da vida.

Por sua vez, os bioconservadores, aterrorizados pela ciência em geral e pela convergência NBIC em particular, pressionam os governantes a limitar a pesquisa. De mãos dadas com os religiosos e os humanistas fundamentalistas, eles constituem *lobbies* poderosos em todos os países desenvolvidos. Na Europa, têm conseguido até aqui levar os governos a adotar posições restritivas sobre os transgênicos ou as células-tronco. Mas por quanto tempo? As instituições públicas são sempre um freio à inovação, pois governam com os olhos voltados para as pesquisas. Contudo, não há duvidas de que a geração "internet, 4G, X-Box, PlayStation, Nintendo" defenderá valores diferentes. Valores bem mais permissivos que os dos *babyboomers* que se tornaram ecologistas, defendendo o decrescimento, e querendo "proteger" dos cereais transgênicos os africanos que morrem de fome.

Na direção de um enfrentamento dos extremos?
Dois campos se enfrentarão, cada um deles defendendo respostas opostas aos desafios das NBIC. Como essa nova batalha das ideias vai se desenrolar, e para proveito de quem?

Bioconservadores contra transumanistas
Que vamos fazer de nós? Esta é a grande questão biopolítica.

Um consenso parece impossível entre aqueles que pensam que estamos para sempre engajados em uma aventura tecnológica sem retorno possível, correndo o risco de que nosso futuro passe pelo nosso desaparecimento, e aqueles que querem sair da História.

A biopolítica é um universo que embaralha os esquemas habituais das ideologias políticas. À imagem do conflito israelo-palestino (aliança verde--vermelho-marrom contra direita atlantista) ou dos transgênicos (verdes e religiosos *versus* liberais), ela dá lugar a coalizões por vezes heteróclitas e contranaturais.

Além do mais, as novas mídias participativas favorecem a polarização das opiniões, uma vez que é possível se expor apenas às opiniões semelhantes à sua, graças às tecnologias da *web* (os *sites* comunitários que reagrupam por definição pessoas que têm a mesma abordagem de certos assuntos). Isso não permite um debate social sereno, mas favorece, ao contrário, uma radicalização ideológica. Com mídias fragmentadas como confetes, não há mais meios de comunicação organizados para homogeneizar as opiniões, como podia fazer o jornal televisivo da TF1 nos anos 1970. O rápido avanço da ciência, em perpétua dissonância com as mentalidades que ela faz evoluir à força, é em si mesmo, contudo, um fator de radicalização ideológica e religiosa.

Assistimos nesses últimos anos a um avanço em potência da biopolítica nas mídias. O caso Terri Schiavo, jovem mulher eutanasiada na Flórida após anos de estado vegetativo, fez correr muita tinta e engendrou posicionamentos muito diversos. Este foi um caso semelhante aos estudados na escola que colocou em campos opostos o direito à vida (como o ex-presidente George W. Bush) e os oponentes ao furor terapêutico. A clivagem sobre as células--tronco e a clonagem terapêutica é da mesma ordem. A direita cristã se opõe aos libertários; os progressistas e os secularistas estão divididos... E o resto da população, ampla maioria sem opinião, espera sabiamente que o poder político defina quando os termos do debate lhe escapam totalmente.

Os atuais campos de batalha biopolíticos são variados e complexos. Entre os principais: o controle da reprodução (clonagem, testes genéticos), o direito à vida (eutanásia, células-tronco, testes com animais etc.), a luta contra a deficiência e a derivação para o humano melhorado (implantes, *chips* no cérebro etc.) e o alongamento da duração de vida (tratamento anti-idade, reprogramação genética). Mas isso é apenas um começo. O número de linhas de frente vai aumentar progressivamente, bem como sua complexidade.

A tecnologia não é o principal perigo que pressiona nossas democracias, repetem em coro os transumanistas americanos: o racismo, a ganância, a pobreza, a ditadura e a ignorância são bem mais perniciosos. Evidentemente, esse movimento ainda embrionário tem futuro. Mostramos anteriormente que, com os marca-passos, os implantes cocleares, os filhos da fertilização *in vitro* ou as retinas artificiais, já somos transumanos sem sabê-lo.

Com o transumanismo corremos o risco de chegar ao combate final entre a concepção espiritual e religiosa do homem e sua concepção científica.

O transumano que seremos amanhã terá mais sensibilidade e sentido de valores que uma máquina? Obcecado por sua imortalidade – o que já representa um desafio à religião –, por sua perfeição e sua superpotência física e intelectual, ele vai perder todas as referências que fundam a humanidade, uma vez que esta é pensada e organizada pelos princípios religiosos?

O homem expandido ainda terá uma relação com o homem, criatura de Deus? O papa João Paulo II se inquietava com isso. Em uma mensagem dirigida à Pontifícia Academia de Ciências em 1996, escrevia: "As teorias da evolução que, em função dos filósofos que as inspiram, consideram o espírito como emergente das forças da matéria viva ou como simples epifenômeno dessa matéria, são incompatíveis com a verdade do homem. São, aliás, incapazes de fundar a dignidade da pessoa".

Outros não deixarão de ressaltar que o homem é idealizado demais pelas religiões. Desde que se organizou em grupo, ele se entrega à guerra e a todos os tipos de atrocidades, inventou armas cada vez mais perigosas, as sociedades mais fortes tentaram dizimar as mais fracas e aqueles que não compartilham de seus valores. Os negros subjugados pela escravidão, os judeus perseguidos e quase aniquilados pelo projeto da "solução final" têm boas razões para duvidar da bondade do homem.

De fato, para garantir sua sobrevivência, sua dominação ou seu poder, as sociedades humanas, versão humanista, tentaram, e às vezes conseguiram, eliminar os mais fracos.

O transumanismo será então pior que o humanismo? Talvez em seus meios, mas em sua abordagem, na eterna luta pelo poder e pela dominação, certamente não. O transumanismo não mudará, sob este ponto de vista, os fundamentos do homem. Parafraseando Clausewitz,[3] "o transumanismo é a continuação do humanismo por outros meios".

Rumo aos kamikazes bioconservadores?

Para os transumanistas, a perspectiva de um novo renascimento tem seu encanto. Para os bioludistas, o novo imperialismo das biotecnologias será sinônimo de ditadura a ser eliminada pela força (aliás, atentados antinanotecnológicos já ocorreram em Grenoble).

De maneira geral, haverá um conflito permanente entre a demanda social pela vida eterna e os grupos bioconservadores. Enquanto uns se deleitarão com a troca permanente dos valores, e a geração Y (evocada anteriormente) pilotará microdemocracias com transgressões descentralizadas (por que não a clonagem autorizada no cantão de Vaud?), os bioludistas se sentirão cada vez mais asfixiados pela evolução dos acontecimentos. A supressão das fronteiras entre a matéria e o espírito, o inerte e o vivo, o homem e a máqui-

---

[3] "A guerra é a continuação da política por outros meios", dizia o general Carl von Clausewitz (1780-1831).

na, ou a natureza e o artifício, poderia conduzir os bioconservadores mais extremistas a tentar o pior. A exemplo dos tecelões de Lyon que em 1831 destruíram os novos teares, não é impossível que os movimentos espontâneos de endurecimento contra os progressos tecnológicos façam alguns estragos. Isso poderia tomar formas mais violentas ainda que o saque de algumas clínicas: podemos temer que vocações para o bioterrorismo surjam aqui e ali. Os terroristas islâmicos poderiam se tornar aliados poderosos para esses kamikazes de um novo tipo, em guerra contra a desumanização do mundo. Talvez ocorram cruzadas anti-NBIC.

As tecnologias emergentes vão fazer com que os bioconservadores percam a cabeça, e provoquem tensões que poderão levar os mais extremistas a cometer ações violentas, ou mesmo recorrer ao terrorismo. Lembremo-nos do Unabomber, cujo verdadeiro nome é Theodore Kaczynski, nos Estados Unidos. Esse matemático bioludista extremista aterrorizou o país durante uns vinte anos com a ajuda de pacotes bombas. Ele lutava contra o progresso tecnológico, que considerava o mal absoluto. Seu delírio anarcoprimitivista ("a tecnologia não existe para satisfazer as necessidades do homem... os desejos e o comportamento dos homens devem de fato ser modificados para satisfazer as necessidades desse sistema..."), que o conduziu a escrever um punhado de livros[4] sobre o tema do "antes era melhor", estava de certa maneira na linhagem daquilo que se pode ouvir hoje da boca dos extremistas religiosos e dos ecologistas populistas e tecnofóbicos.

Evidentemente, a progressão não se fará sem choques. A solução mais pacífica seria permitir que os fiéis admitam o progresso e o lugar muito relativo do homem e de sua consciência no universo. Afinal, a prova de que o astrônomo Galileu tinha razão (a Terra está em movimento) não destruiu a fé dos cristãos, que defendiam o contrário. Mas a tarefa não será fácil, pois as tecnologias NBIC ainda estão um nível acima na escala da transgressão.

As coalizões biopolíticas que estão se colocando em movimento no mundo dão uma ideia das forças presentes. Observa-se do lado dos bioconservadores uma aliança contranatural da esquerda social, dos ecologistas e da direita religiosa. No campo dos transumanistas, existe uma aliança entre os tecnófilos, economicamente ultraliberais, e um movimento libertário niti-

---

[4]   Theodore Kaczynski, *L'Effondrement du système technologique: Unabomber, l'oeuvre complète*, Xenia.

damente inclinado à esquerda. A partir dessa constatação, inúmeros cenários biopolíticos podem ser imaginados.

Ninguém tem bola de cristal para predizer eficazmente o futuro. Contudo, fazemos pessoalmente uma aposta: *in fine*, apesar dos lamentos dos religiosos e dos integristas verdes, a derrota dos bioconservadores ocorrerá. A oposição neoludista se resumirá então a uma cruzada simbólica, não tendo outro fim que o de justificar e valorizar o fundo de comércio daqueles que a conduzem. Uma cruzada moral que se opõe instintivamente a tudo o que se refere à ordem estabelecida, dirigida por profissionais da indignação em luta para preservar seu território.

Em todos os exemplos, o Estado tem um papel decisivo a desempenhar. Qualquer que seja o caminho, são os poderes públicos que deverão decidir de que maneira e quando ele será tomado. Ainda será preciso que o desejem e se deem os meios de tomar as boas decisões. Vamos ver a seguir que a partida, ao menos em relação à França, ainda não parece ganha.

Capítulo 3

Um governo 2.0 para pilotar a biopolítica

A rápida erosão de nossos princípios éticos e de nossos valores não vai ocorrer sem choques. Serão incessantes as mudanças de paradigmas e significativas as tensões políticas, sociais, religiosas e filosóficas. Os políticos não terão descanso, e mesmo os cidadãos terão dificuldade em sobreviver, de tão complexas essas questões. Tudo é possível, mesmo o pior. As utopias tecnológicas, os desvios sectários, os estardalhaços científicos, as loucuras individuais, os kamikazes bioludistas ou ainda os delírios bioconservadores por muito tempo ocuparão o espaço midiático. De um regime político ao outro, segundo as culturas, segundo as relações de força, segundo as épocas, a medicina biotecnológica vai sem dúvida provocar reações bem diferentes. As décadas futuras prometem ser agitadas... Não importa o que façamos, sempre teremos a impressão confusa de construir nosso futuro em terreno escorregadio.

Diante dos novos desafios das biotecnologias, os métodos atuais de governo são inapropriados. A biopolítica supõe um novo programa político para que nossas sociedades recuperem o domínio do futuro. "O futuro não se prediz, ele se constrói!", tinha o hábito de dizer o futurólogo Hugues de Jouvenel. Devemos encontrar um amanhã viável nesse futuro vertiginoso.

Os políticos devem gostar do futuro, retirar as minas do terreno biopolítico e, tarefa inédita em nossas sociedades leigas, acompanhar e enquadrar a busca de sentido que esse futuro abissal vai provocar.

Amar o futuro
Os políticos diante do grande futuro
O designer Philippe Starck observava com certa ironia no jornal *Libération* que ainda temos 4 bilhões de anos para "abandonar o barco", isto é, deixar a Terra antes da explosão de nosso sistema solar. Qualquer que seja a forma tomada por esse grande futuro, é evidente que a humanidade tem muito tempo para se transformar radicalmente. Devemos assumir importantes mudanças tecnológicas e filosóficas, que a política deverá pilotar e regular. Até porque temos apenas uma "passagem só de ida" para o futuro... e nele iremos passar

o restante de nossos dias. Max Weber dizia que a revolução não é uma carroça da qual se desce quando se quer. Podemos acrescentar que realmente não se desce do "TAV* da revolução NBIC".

A política consiste principalmente – ou deveria consistir – em antecipar o futuro. Mas hoje estamos diante de uma ruptura radical de nossa relação com o amanhã. Ao longo do século XX, ao descobrir duas ameaças vitais – o risco do holocausto nuclear e o aquecimento global –, a humanidade percebeu que o futuro não poderia ser a lata de lixo do presente. Mas a mudança que se abre diante de nós é de outra ordem de grandeza: a humanidade deverá enfrentar ao longo do século XXI decisões que a engajarão, provavelmente de maneira irreversível, no campo da manipulação genética e da inteligência artificial. Essa mudança de perspectiva é, rigorosamente falando, vertiginosa, uma vez que nos projetamos no longo e no longuíssimo prazo. Durante o século XXI, a política terá, portanto, de gerar o grande futuro além de todas as tarefas de arbitragem de curto prazo. Uma política a fio d'água é certamente possível. Como um antigo governador de Nova York, Mario Cuomo, observava com lucidez, "fazemos campanha em verso, mas governamos em prosa". Porém, podemos imaginar a pilotagem do grande futuro pelo "bom doutor Henri Queuille" – presidente do Conselho durante a Quarta República – cuja divisa era "Não há problema cuja ausência de solução não acabe resolvendo"? Na realidade, a consideração desse grande futuro deveria mudar radicalmente o horizonte e o método de trabalho dos políticos. É preciso perceber as bifurcações da História, sem se afogar nos discursos apocalípticos, na beatitude biotecnológica, ou nas preferências de todos os *lobbies*...

A política do grande futuro será principalmente uma biopolítica, que ainda deve ser inventada, como pilotar ou frear a modificação da espécie humana? Mas mesmo sendo essencial regular caso a caso os problemas de consciência sobre a utilização das ciências biotecnológicas para fins médicos, existem outras dimensões que devem ser integradas. Lembremos:

- a bioequidade: em nome de qual princípio impedir uma criança com miopatia de se curar, quando as terapias gênicas estarão plenamente desenvolvidas? A sacralização da natureza – versão "verde" – ou uma dignidade humana que se proíbe de superar seu criador – versão "crente"?

---

* N. T.: Trem de alta velocidade.

- o econômico e o social: como manter um Estado de bem-estar social, se nossos países estão ausentes das tecnologias do futuro? É possível ser malthusiano no desenvolvimento da nanobiomedicina, no momento em que a China adquire uma real liderança nesses assuntos?
- ou ainda objetivos geoestratégicos: uma Ásia senhora das nanobiociências poderia descobrir suas tentações "genoimperialistas";
- por fim, o debate biopolítico deverá administrar o deslocamento da ética do terreno sociológico e técnico para a metafísica e a filosofia. As perspectivas abissais conduzirão, com efeito, a uma busca universal de sentido.

O Estado deverá fazer escolhas cruciais, mesmo quando o debate levar a enfrentamentos filosóficos e religiosos. Eles serão ainda mais violentos porque essas técnicas prometeicas vão favorecer a fragmentação das Igrejas e a multiplicação das seitas.

Escolher modificar nosso genoma ou o funcionamento de nossa consciência, aceitar a convivência com a inteligência artificial, provocará mais paixões, radicalizações ideológicas, ou mesmo riscos de enfrentamentos físicos que a determinação da meta da taxa de carbono. Novas guerras de religiões são possíveis. Mas será que elas deixaram de existir desde o século XV? Basta pensar no conflito israel-palestino ou mesmo na situação da Irlanda.

Então, qual será a humanidade de amanhã? Um humanismo 2.0 ainda deve ser inventado, mas será ele uma posição sólida e defensável ou apenas uma simples etapa, tão instável e temporária quanto a Alemanha do Leste de 1990, depois da queda do muro de Berlim?

Definitivamente, o projeto transumanista consiste em nos livrar de todas as frustrações de uma vida de homem: a dor,[1] a doença, a velhice e depois a morte, sendo o preço a pagar uma redefinição radical daquilo que somos e, portanto, de nossos valores. É de fato uma ladeira escorregadia. Entre o homem transformado para não mais viver as etapas naturais da existência e o pós-homem que renegou seu corpo e que busca desmaterializar sua consciência, há uma perturbadora continuidade. Pensar que a morte é um escân-

---

[1] O autor conheceu, no início de seus estudos de medicina, o fim da época em que se contingenciavam os antálgicos. Os "planos de luta contra a dor" são recentes. Não era considerado inaceitável que uma pessoa com câncer sofresse um pouco, ou mesmo muito. A luta contra a dor é hoje uma causa sagrada e os especialistas se inclinam mesmo sobre o sofrimento dos bebês, que até então era negligenciado.

dalo leva a aceitar muitas mudanças em nossa natureza. É possível parar na "estação transumanista"? Ou a passagem à desmaterialização de nosso ser já está escrita?

A biopolítica não será um longo rio tranquilo, e o Estado poderia enlouquecer, confrontado a tantas contradições. A primeira condição para enfrentar esses desafios é, em nossa opinião, melhorar a visão tecnológica dos decisores.

Reduzir o analfabetismo tecnológico e compreender o abecedário biopolítico

Joël de Rosnay afirma a justo título que é preciso amar o futuro para compreendê-lo.[2] Os políticos muitas vezes são tecnofóbicos, de todo modo bem distantes dos debates tecnológicos e, portanto, da reflexão sobre o futuro. Todos se lembram do presidente Jacques Chirac perguntando o que era um mouse, durante uma demonstração de informática. Os humoristas zombaram gentilmente desse presidente "zero à esquerda em informática". As coisas não evoluíram muito desde então: em 2010, apenas uma minoria de políticos sabe realmente se servir da internet. No topo do Estado, o domínio da informática continua sendo algo excepcional, com exceção do notável François Fillon, que define a si mesmo como um *geek*.[3] No campo das biotecnologias, o analfabetismo genômico e nanotecnológico é ainda mais pronunciado.

Esse desconhecimento tecnológico tem várias consequências. Primeiro, as políticas conduzidas são na maioria das vezes defensivas, uma vez que as rupturas não são antecipadas, e a prioridade é dada à defesa do passado em relação à preparação dos modelos econômicos de amanhã. Por fim, em matéria industrial, a ilusão de que os administradores de carruagens vão inventar as estradas de ferro conduz a concentrar as ajudas tecnológicas nos velhos grupos industriais fortes em *lobbying*, por não compreenderem as tendências do futuro. Daí a multiplicação de cemitérios dos elefantes brancos[4] tecnológicos, testemunhas da potência dos grupos de pressão ou das fantasias políticas.

---

[2] http://www.scenarios2020.com/

[3] Um *geek* é um fã da tecnologia.

[4] Em economia, um "elefante branco" é uma realização suntuosa inútil favorecida por um sistema de alocação de recursos que encoraja a maximização das despesas (por exemplo, a alocação automática de um orçamento a ser gasto integralmente sob pena de ser reduzido no ano seguinte).

Hoje é necessário mudar a lógica e o método de governo. É com essa condição que poderemos esperar subir novamente no pódio tecnológico e gerar todas as contradições que já citamos aqui.

Para enfrentar com determinação o desafio biopolítico, o poder político deverá começar por aprender o abecedário:

- da neuroteologia à estimulação cerebral profunda;
- da epigenética à retina artificial;
- da neurossegurança ao transposon;
- das histonas à neuroteologia.

Paralelamente, será preciso ajudar o conjunto da sociedade a se apoderar do assunto e a compreender seus grandes determinantes.

O primeiro pilar sobre o qual nosso futuro responsável político deverá se apoiar é um dispositivo pedagógico ambicioso. Essa ideia parte de uma constatação simples: uma opinião informada reage de forma mais inteligente. A ignorância permite todas as manipulações, todas as demagogias. Não se pode participar de um debate ignorando seus desafios. É precisamente a ameaça que pesa sobre a sociedade biotecnológica que vai emergir: que cresça baseada em fundamentos malsãos de uma ignorância coletiva. Enquanto as mídias anunciam todos os dias uma nova descoberta em relação ao nosso genoma, será que temos certeza de que todos os alunos que saem do sistema escolar são capazes de explicar o que é um gene, como funciona e quais são seus impactos sobre a vida do homem? Claro, existe necessariamente uma certa inércia dos programas escolares, e portanto uma diferença entre o momento em que certas práticas se desenvolvem e aquele em que se tornam temas abordados nos currículos. Mas já é tempo de começar uma abordagem voluntarista de atualização dos programas escolares para sensibilizar as jovens gerações a esses desafios.

Não bastará amar o futuro e formar os cidadãos, também será preciso utilizar a expertise. Muitas vezes, no entanto, é justamente essa utilização que é particularmente ineficaz.

Jacques Attali e os taxistas parisienses

Jacques Attali é um dos homens que melhor decodifica as tendências do futuro. Desde 1980, antecipou a mudança do centro de gravidade geopolítico do mundo do Atlântico para o Pacífico. Em 7 de agosto de 1997, em "Le 7ème continent", magnífico artigo publicado no jornal *Le Monde*, ele descrevia, com uma presciência extraordinária, a importância que a internet tomaria. Sua antecipação da crise financeira dos *subprimes* foi premonitória.

O presidente da França confiou-lhe, no verão de 2007, uma missão prospectiva sobre a modernização do país. Ele se cercou de uma excepcional equipe multidisciplinar dotada de um método de trabalho admirável.[5] O trabalho realizado é mais poderoso que o relatório Rueff-Armand de julho de 1960, um elemento fundador da modernização gaullista.

Mas qual foi o ponto de fixação midiático-político das críticas do relatório? O número de táxis parisienses. Esse ponto marginal, quase anedótico, do relatório concentrou a atenção do microcosmo. No momento em que tantos desafios assaltam a Europa, isso mostra a ausência de antecipação dos desafios pela sociedade civil e também pela classe midiático-política.

Encontrar as boas alavancas para concentrar a energia da sociedade nos desafios mais importantes vai ser uma tarefa essencial. Ver uma inteligência como a de Jacques Attali assim esterilizada deve ser um sinal de alarme sobre a inadequação da ação pública para os tempos futuros.

Isso não é específico da França: já há muitos meses, a política belga está concentrada no estatuto do *arrondissement* eleitoral BHV,* que também não apresenta um desafio cósmico.

Acabar com a publicidade e a demagogia

Amar o futuro significa aceitar governar para o longo prazo. Uma vez que provavelmente nunca haverá maioria política na escala do planeta para renunciar a esse futuro de alta tecnologia que suavemente toma forma sob nossos olhos, a grande convergência NBIC vai continuar. Resta escrever seu manual e enquadrar com inteligência a pesquisa para que as promessas não

---

[5] *Jacques Attali, Rapport de la Commission pour la libération de la croissance française*, La Documentation française. http://lesrapports. ladocumentationfrancaise.fr/BRP/084000041/0000.pdf

* N. T.: BHV: sigla para Bruxelas-Hal-Vilvorde. Ou seja, a capital (bilíngue) e sua periferia, que se situa em Flandres, mas onde vivem muitos bruxelenses que falam francês. Desde os anos 1970 esta região tem um estatuto especial: foi considerada como uma única circunscrição eleitoral e judiciária. Os eleitores francófonos da periferia tinham acesso à justiça em francês e podiam votar em candidatos francófonos, o que era inadmissível para os flamencos. A divisão desse *arrondissement* é reivindicada há mais de cinquenta anos e foi adotada pelo senado em 2012.

se transformem em pesadelo de ficção científica. Essa missão é inegavelmente política. Mas o modo de funcionamento do mundo político nos causa pessimismo em relação à sua capacidade de enfrentar com sucesso as revoluções NBIC. O político, na França como em outros lugares, vive principalmente no curto prazo. Suas preocupações essenciais são a próxima eleição, o próximo "golpe de publicidade" que ele poderá dar, e sua cobertura midiática. Está no poder? Tranquiliza então a opinião pronta a se inflamar com o mínimo *fait divers* por causa de leis *ad hoc* tão rapidamente votadas quanto inadequadas. Ele aprova, encoraja e acentua a ditadura da emoção que subjuga as mídias. Conhecemos a consequência dessa maneira de funcionar: uma inflação legislativa sem precedente e uma radical desvalorização da lei.

Tornada excessiva, mal escrita e muitas vezes inútil, a lei atrai apenas incompreensão e desprezo. Além de fazer a fortuna dos profissionais de direito – principalmente advogados e fiscalistas –, encarregados de ver com clareza em meio a uma espessa selva de normas empilhadas, o sistema atual tem bem poucas vantagens.

As absurdas, inaplicáveis e contraprodutivas leis memoriais são o avatar mais ridículo do paternalismo político que domina a França: Lei Taubira de 2001 sobre o tráfico e a escravidão, e mesmo a lei de 2006 sobre a negação do genocídio armênio. Esta última lei é ainda mais estranha porque o tal genocídio envolveu dois países estrangeiros e de modo algum implicou a França.

Quanto às biotecnologias, a política do "golpe de publicidade" já fez seu trabalho. Em sua obra sobre a clonagem humana, Laurent Ségalat[6] explica bem quão ridículo é o artigo 511-1-2 da lei de 2004, que pune com três anos de prisão e 45 mil euros de multa "a propaganda ou a publicidade, qualquer que seja seu modo, em favor do eugenismo ou da clonagem reprodutiva".[7] Na realidade, o próprio Estado torna-se culpado milhões de vezes por dia de uma tal "propaganda", pois utiliza folhetos que incentivam as mulheres grávidas a realizar ecografias e amniocenteses para descobrir a trissomia 21 e depois realizar uma interrupção da gravidez. Quer se queira ou não, o eugenismo já é aplicado constantemente nos países desenvolvidos.

---

[6] Laurent Ségalat, *op. cit.*

[7] Artigo 511-1-2. Criado pela Lei n. 2004-800, de 6 de agosto de 2004 – art. 29 JORF, 7 de agosto de 2004.

Por que a resposta dos responsáveis políticos aos problemas da bioética é tão mal pensada? Talvez haja, primeiramente, uma pequena dose de covardia nos políticos – direita e esquerda confundidas – que muitas vezes leva a preferir a medida simplista e demagógica a um plano corajoso. Mas, sobretudo, o jargão bioético é bem pouco dominado pelo eleitor, e na maioria das vezes este último não tem opinião sobre um assunto que ainda lhe parece demasiado abstrato, quando não totalmente desconhecido. O debate político é, portanto, limitado aos problemas ou aos falsos problemas imediatos.

Biopolítica = Cronopolítica

Se nossos responsáveis políticos continuam a privilegiar o curto prazo e a reação à demanda emocional pontual da opinião, o mais provável é que as respostas aos desafios das biotecnologias continuem também inadequadas. Iremos em direção a uma espécie de escotismo mais ou menos verde, apoiado na manutenção de regras já transgredidas no mundo todo. Assim como a Igreja condenou Galileu para tentar conter a subversão da cosmologia oficial, o Estado multiplicará as leis inúteis, adicionando assim o descrédito quanto ao poder público à confissão implícita de sua impotência.

Orgulhoso de instituir a França como um mundo a parte, o Estado-espetáculo trabalhará na capacidade máxima para que a ineficácia de suas medidas e a falência do Estado de bem-estar social sejam esquecidas. As transgressões se multiplicarão em nosso território, e o Estado nada poderá, de tanto seu magistério ter sido usado na edição de leis inócuas. A técnica da linha Maginot não funcionou em 1940 para conter a invasão alemã; também não funcionará em relação à biotecnologia. Essa "linha Maginot humanista" será contornada como a anterior. Na terceira parte, já descrevemos muito bem o que serão as "Ardennes do futuro": desvios sucessivos cobertos pela justificação todo-poderosa da emoção e do igualitarismo. Já se pode ver, quando as inovações biotecnológicas estiveram, pela força das coisas, na primeira página das mídias, a resposta estereotipada do Estado: criação de guichês diversos, de autoridades administrativas independentes tão onerosas quanto ultrapassadas pelos acontecimentos, revalorização pomposa de dezenas de relatórios que serão esquecidos na mesma noite etc.

Da política-espetáculo de curtíssimo prazo aos desafios NBIC de longuíssimo prazo, há um fosso difícil de preencher. A própria estrutura do aparelho político é inadequada ao tempo muito longo. Os mandatos curtos (de no máximo cinco ou seis anos) privilegiam naturalmente os projetos rápidos, cujo horizonte pouco ultrapassa uma década. O poder recolocado constantemente em discussão é certamente uma importante garantia do caráter democrático do regime, mas não favorece a tomada de decisões de longo prazo. São grandes os riscos de que as decisões que procederiam de tal visão não sejam compreendidas pelo grande público. Chegando cedo demais, serão consideradas intempestivas.

A própria compreensão dos desafios biopolíticos acaba se tornando mais difícil pela mudança de clivagem tradicional que implicam. A segmentação bioconservadores/bioprogressistas é, com efeito, um eixo novo que não contempla os recortes tradicionais direita/esquerda. É sempre difícil mudar de "programa", isto é, modificar a maneira como se compreende o mundo e as relações entre as pessoas. Mas o primeiro político que compreender essa mudança das regras do jogo se beneficiará de um merecido "prêmio ao primeiro que chegar". Aviso aos jovens lobos da política.

Qualquer que seja o nível de otimismo ou de pessimismo de ambos os lados diante da medicina biotecnológica, é responsabilidade da política tomar a dianteira. No tempo do princípio da precaução, do pensamento conservador e do politicamente correto, não continuamos a repetir que "é melhor prevenir que remediar"?

Diante de um futuro abissal, é preciso inventar instituições de um gênero novo. Mas essas novas instituições só poderão ser úteis se forem lideradas por responsáveis que rompam com o modo atual de produzir as decisões públicas. E, fundamentalmente, a biopolítica será uma política do tempo longo, isto é, uma cronopolítica.

Retirar as minas da biopolítica para evitar uma esquizofrenia estatal

A complexidade dos desafios e das múltiplas contradições e dilemas fazem da biopolítica um verdadeiro campo minado. No entanto, a política será o principal lugar de arbitragem, e somente um Estado concentrado nos desafios do futuro poderá ajudar a sociedade a enfrentar tantas contradições, desafios e dilemas.

São tantas as contradições!

Vimos que para o Estado de bem-estar social seria muito difícil administrar as tecnologias NBIC. É provável que os consensos sejam difíceis de obter mesmo entre pessoas de boa vontade.

Pode-se defender que o cérebro humano é um santuário inviolável que não deve ser tocado, ou, ao contrário, encorajar técnicas de reforço neural,[8] para restituir todas as chances às crianças intelectualmente menos favorecidas, na sociedade da Inteligência.

É tão legítimo encorajar o princípio da precaução quando se trata de terapia gênica quanto desejar acelerar a tecnologia porque, todos os dias, crianças com miopatia morrem em uma degradação intolerável e, portanto, cada minuto conta para aliviar esses sofrimentos inúteis. Uma biopolítica prudente e racional de um ponto de vista tecnológico poderia parecer cruel e sem compaixão pelo sofrimento dos doentes. A democracia participativa construída em torno da *web* comunitária dinamitaria as biopolíticas moderadas, prudentes e racionais.

O homem honesto pode tanto defender uma filosofia da aceitação da morte quanto a busca do recuo da morte.

Em razão da irredutível incerteza em relação ao futuro, o cidadão pode legitimamente reivindicar, em nome do interesse das gerações futuras, que se freie o genotsunami em nossos países, ou, ao contrário, que se alcancem a passos largos os países da zona da Ásia-Pacífico, para evitar que nossos netos tenham o mandarim como primeira língua e o francês como opção de línguas regionais...

Mais perturbador ainda, se proibir o empregador de conhecer as predisposições genéticas de seus colaboradores pode parecer desejável, também se pode pensar que seria melhor que a indústria química pudesse utilizar o novo teste genético que permite medir o risco de desenvolver uma leucemia por causa do benzeno, para evitar a exposição a ele dos assalariados em questão.

Um novo programa político para um futuro confortável

Por meio de alguns exemplos citados anteriormente, está claro que o programa biopolítico ainda tem de ser inventado. Não poderemos exigir demais da política, pois as missões do político do futuro serão inéditas e em ampla medida ainda precisam ser inventadas.

Com efeito, será necessário garantir certa reversibilidade das escolhas biopolíticas – Jacques Attali tem razão ao destacar que não há democracia sem reversibilidade das escolhas; um plano B é sempre necessário –; neutra-

---

[8] *Neuro-enhancement technologies.*

lizar a violência político-religiosa que a panela de pressão tecnológica poderia engendrar; manter o diálogo entre grupos humanos que provavelmente divergirão no plano biológico; manter o monopólio das forças armadas para dissuadir os golpes de Estados digitais, biológicos, nanotecnológicos ou neurotécnicos; ensinar a sociedade a refletir sobre seu futuro no longo prazo; garantir a neurossegurança que se tornará o primeiro dos direitos do homem... E essa lista não para por aí.

É um programa bem ambicioso para políticos que são esmagados pelas falsas urgências, monopolizados pelos *lobbies* que utilizam sabiamente a pressão midiática a serviço de seus objetivos.

Esse quadro está bem distante dos desafios que o político do século XXI, livre da tirania do curto prazo e da neutralização das bombas corporativistas, deverá enfrentar.

A política deverá consagrar muita energia para administrar as séries de choques tecnológicos, filosóficos e sociais que se preparam. A gestão do longo prazo exige principalmente uma governança absolutamente nova. A biopolítica deve se basear em ferramentas originais. Por outro lado, dominar uma parte de nosso futuro supõe uma ação determinada e muita coragem, uma vez conhecidos os desafios. Mas, no momento, a classe política se revela incapaz de levar em conta os efeitos da convergência NBIC.

Coragem e visão

Os responsáveis públicos deverão desenvolver uma verdadeira visão, que só pode ser transversal. Para ser pertinente, deverá integrar todas as dimensões impactadas pela revolução NBIC: bioéticas, econômicas, geopolíticas etc.

Essa transversalidade é difícil; seria irrealista exigir que o homem político futuro domine o conjunto das dimensões em jogo. Seria necessário, portanto, que se cerque de especialistas qualificados em cada campo, e que mesmo assim disponha de um saber mínimo para compreender os defensores e os resultados das questões levantadas. A formação generalista nos desafios da revolução NBIC de que falamos anteriormente encontra aqui uma nova justificativa. É particularmente importante que a próxima geração de políticos seja a mais sensível possível ao desenvolvimento das biotecnologias, para evitar que nos contentemos com debochadas respostas "tampão" vindas mais da negação que do real tratamento do problema.

A emergência rápida de todas essas tecnologias do vivo nos confere responsabilidades éticas importantes. É dever de nossas sociedades organizar um amplo debate democrático, no interior do qual cada um poderá emitir suas opiniões. Também é responsabilidade de cada um alimentar a reflexão mais que recusar o debate. Ao legislador cabe ouvir os argumentos de uns e de outros e estabelecer as proteções indispensáveis e necessárias. Domar o que os financistas chamam de "acaso selvagem" – isto é, os acontecimentos muito improváveis – será certamente muito difícil no campo tecnológico. A gestão do risco tecnológico oscilará permanentemente entre o princípio da precaução e a vontade de não perder terreno para as potências emergentes.

Para organizar essa reflexão, e tomar nas mãos esse debate democrático, não poderemos descartar os responsáveis políticos. Ainda é preciso que eles tenham a coragem de abordar tais questões e a maturidade de fazê-lo serenamente, sem serem reféns de um campo ou de outro.

Isso exige que os políticos ousem compreender essas questões. Homens de Estado que, segundo a célebre frase de Churchill, "pensam tendo em vista a próxima geração e não a próxima eleição".

Administrar a busca de sentido em um século vertiginoso

A biopolítica se tornará o epicentro de um debate democrático profundamente remanejado pelo alongamento da vida. A medicina biotecnológica parecerá legítima, em primeira análise, e é realmente necessário admitir que nenhuma inovação médica foi bloqueada por muito tempo pelo poder político. Mas o enquadramento político do risco de "derrapagem orwelliana" acabará se impondo, ainda mais porque a bioengenharia anti-idade não se contentará em desestruturar a morte, também se dedicará a melhorar o rendimento humano.

A fixação dos limites à transgressão na modificação da espécie humana conduzirá oposições violentas e legítimas. A maioria dos profetas biotecnológicos transumanistas imaginam, como Ray Kurzweil, que todas as transgressões que estão ligadas às novas tecnologias serão facilmente assimiladas. Esta não é nossa opinião. Os próximos anos vão ser palco de acalorados enfrentamentos entre bioconservadores, religiosos, ecologistas assustados e transumanistas exaltados pelas promessas da convergência NBIC. Do debate acalorado à luta armada, a história nos ensina que, infelizmente, há apenas um passo a ser dado. A obsessão pela morte entre muitos transumanistas bem poderia conduzi-los a acelerar a história tecnológica, mesmo sob risco de utilizar a força.

O século XXI será realmente o da vertigem. Em um século vamos matar a morte, criar a vida em proveta, organizar nossa convivência com a inteligência artificial e pilotar nosso cérebro. Novas descobertas científicas em física quântica, sobre o período anterior ao *Big Bang*, ou as evidências de universos múltiplos[9] poderiam, no futuro, perturbar um pouco mais os espíritos. Tudo isso é muito para uma geração: a questão religiosa bate em nossas portas. O Estado deverá se envolver em setores nos quais pensava não ter lugar. A busca de sentido diante das profundas transformações tecnológicas e filosóficas em andamento poderia provocar o retorno da política ao campo religioso.

A biopolítica diante da religião 2.0

Uma das consequências inesperadas da convergência NBIC será, com efeito, o retorno da questão religiosa. Nos países de tradição laica, como a França ou a Bélgica, a delimitação entre o poder político e o mundo das crenças parece muito sólida.

E, mesmo assim, as perspectivas abertas pelas tecnologias NBIC embaralham completamente as cartas. Mas a religião só se sente tão à vontade quando alivia os homens de seu medo de morrer. Em um universo onde o homem construirá seu futuro, acelerará o recuo da morte graças às nanobiotecnologias, o lugar da religião vai mudar. Uma fragmentação das Igrejas e o desenvolvimento das seitas parecem inevitáveis em um futuro no qual a busca de sentido se tornará um desafio importante.

É significativo que alguns intelectuais especialistas das tecnologias NBIC se reaproximem da fé, quando não se tornam prosélitos transumanistas incondicionais. Na França, dois dos melhores especialistas do assunto, Jean-Pierre Dupuy e Jean-Claude Guillebaud, afirmaram publicamente nos últimos anos sua ligação ou seu retorno à fé cristã.

Em um mundo sem morte, a humanidade buscará novos valores, o que poderia estar na origem de novas religiões e seitas, em um momento crucial para o futuro da humanidade. É até mesmo possível imaginar que as gerações moldadas pela *web* peçam para construir sua própria religião, garimpando, entre as religiões antigas e novas, os elementos que lhes convêm. Já não é isto o que acontece, quando vemos a religiosidade difusa que

---

[9] Uma parte dos astrofísicos pensa que existe um número significativo de outros universos além do nosso.

envolve os mundos virtuais tais como os do *heroic fantasy*, onde alguns de nossos contemporâneos vivem por procuração? Essa religião 2.0, personalizada como seu perfil no Facebook, talvez seja uma resposta individual à perda de referência que a tecnologia vai induzir, mas não vai facilitar o papel dos políticos. Como pilotar o grande futuro se as crenças se fragmentam infinitamente? Como construir um consenso sobre o futuro da humanidade se cada um joga um Meccano* religioso? Como criar uma base mínima de valores humanistas compartilhados no caos tecnológico que a revolução NBIC vai propagar nas nossas sociedades?

A política não poderá permanecer longe do debate e deverá enquadrar a busca de sentido, a fim de evitar que a sociedade não derive para o niilismo ou para a droga biológica ou virtual, ou até mesmo os dois. É também com essa condição que se poderá reduzir o risco de atentados bioterroristas niilistas. O homem biopolítico deverá também reconciliar a ciência e a religião.

Além do mais, o Estado terá de auxiliar a sociedade a encontrar valores sólidos, o que poderia mudar radicalmente o papel do dinheiro. No longo prazo, o dinheiro não tem seu lugar em uma civilização NBIC. Por outro lado, a cultura e a arte, que constituem duas muralhas universais contra nosso terror diante da morte, sobreviverão à vida eterna?

Os transumanistas farão a fortuna dos psiquiatras

A psiquiatria se tornará um importante desafio em nossas sociedades.

De um lado, porque o recuo da morte e a possibilidade de mudar nossa identidade biológica vai paradoxalmente traumatizar os homens. Em sua apaixonante conferência de 1972, na Universidade de Louvain, Jacques Lacan explicava magnificamente por que a morte nos ajuda a viver e por que a vida seria aterradora se não tivesse fim. Quando tudo é possível, o ser humano enlouquece. A psicanálise nos ensinou a que ponto a ausência de restrições é fonte de depressão, ou mesmo de desespero. Vamos nos reconstruir, nos reinventar. A ideologia NBIC, que exalta nossas fantasias de domínio da natureza e de nós mesmos, é portadora de muitas das patologias psiquiátricas.[10] O transumano viverá a ilusão de sua onipotência, que é mortal para o equilíbrio psicológico. O papa do transumanismo, Ray Kurzweil, afirma em

---

* N. T.: Brinquedo composto de peças para montar.

[10] E querer suprimi-las através das nanobiotecnologias é uma ladeira bem escorregadia.

alto e bom som: "Não tenho a intenção de morrer". Podemos supor que vai viver uma velhice difícil.

Do outro, por causa das manipulações de nossos cérebros que a tecnologia vai permitir. A psiquiatria vai dispor de novas ferramentas técnicas para tratar os pacientes. A estimulação cerebral profunda por implantes cerebrais para tratar as depressões graves é apenas o primeiro passo. Amanhã, a neuropsiquiatria utilizará toda a gama de instrumentos NBIC: genômica, ciências cognitivas, eletrônica, células-tronco...

Problemas inéditos surgirão. As tecnologias NBIC buscarão manter a plasticidade de nossos cérebros: para que viver vários séculos com um cérebro esclerosado, agarrado ao passado? Portanto, a supressão regular de uma parte de nossas lembranças se imporá, já que a capacidade de memorização de nosso cérebro biológico certamente pode ser expandida, mas não de modo ilimitado. Não seremos mais nós. Mudaremos. O risco de uma explosão das patologias de despersonalização é bem real.

O futuro eu não será mais eu. Nossa identidade futura será desconectada de nossa identidade atual. Ao fim de um longo período, seremos uma pessoa distinta. O "eu" terá deixado de existir: outro eu terá emergido. Hoje, o desejo de viver por muito tempo está ligado a um desejo de persistência. Mas a inelutável transformação de si que a vida longa implica é o inverso da persistência.

É provável que o pedido de ajuda psicológica seja imenso. Encontraremos o lote habitual de charlatães nessa abundante oferta que ela desencadeará. Os políticos terão, portanto, de regular a medicina do cérebro. Alguns filósofos transumanistas têm uma visão muito permissiva sobre o uso da droga, que é para eles um dos meios de modificar o funcionamento cerebral e reforçar as capacidades intelectuais dos homens. Existe em seu espírito uma continuidade entre os implantes cerebrais, a modificação genética do cérebro, os medicamentos neuroativos e as drogas. Está bem claro que um Estado responsável deverá enquadrar todas essas fantasias, a não ser que aceite que a sociedade enlouqueça.

O alongamento da duração de vida e a modificação do esquema corporal terão múltiplas consequências psicológicas. Os portadores de implantes cocleares certamente estão contentes por ouvir, mas a voz metálica que percebem lhes traz uma perturbadora impressão de estranheza. Um dos doentes transplantados de uma mão pediu para ser amputado porque não suportava mais seu novo membro. Da mesma forma, Benoît Bayle se pergunta, em

À la poursuite de l'enfant parfait,[11] sobre os riscos de problemas psiquiátricos que a revolução da procriação escolhida, controlada e finalmente artificial, poderia provocar. O aumento das patologias tipo *borderline*, na fronteira entre a neurose e a psicose, não se deve ao controle da filiação? Será esse o preço a pagar para "sermos os designers de nossos descendentes"?

Nossa relação com a procriação será profundamente transformada de maneira ainda mais radical. Recusar-se a morrer significa na realidade recusar-se a procriar. A morte da morte conduz à morte do desejo de se perpetuar por procuração e desestabiliza, portanto, todas as referências fundamentais da existência humana. Na verdade, todos vivemos por procuração em nossos filhos, o que nos faz aceitar nossa finitude. Em um mundo de quase imortalidade, o nascimento de crianças perde sua utilidade na perpetuação da espécie. Essa transição tem consequências políticas e psicológicas muito graves. Aubrey de Grey, um dos líderes da medicina anti-idade, prognostica que a maioria das pessoas preferirá a imortalidade a ter filhos.

É possível, então, que o transumano passe muito tempo no psiquiatra. O terapeuta da era NBIC deverá ser um filósofo e um bioético mais que um engenheiro neurotecnológico.

Por outro lado, será que o medo de morrer antes "da morte da morte" não acabará paralisando e envenenando os cidadãos mais frágeis? Morrer aos 60 anos, quando a esperança de vida é de 80 significa perder duas décadas, mas morrer aos 60 anos, quando a promessa de uma vida muito longa se aproxima, poderia ser totalmente insuportável. Quem aceitará se sacrificar pela pátria quando completar 20 anos? Sacrificar a própria vida será ainda mais difícil conforme o alongamento médio da vida progredir. Uma sociedade paralisada, que tem medo de tudo, poderia ser um grave efeito secundário do recuo acelerado da morte. Filhos superprotegidos, cidadãos medrosos esclerosariam nossas sociedades. De forma muito sensata, Françoise Dolto costumava dizer: "Não devemos impedir nossos filhos de viver para impedi-los de morrer!". Não se deve deixar a morte da morte matar a vida.

Em outro registro, a modificação mnésica é uma perspectiva hoje aberta pelas NBIC. Mas a memória é um componente essencial do psiquismo. É fácil perceber que a proteção da integridade cerebral vai se tornar uma missão

---

[11] Benoît Bayle, *À la poursuite de l'enfant parfait: L'Avenir de la procréation humaine*, Robert Laffont, 2009.

essencial do Estado do futuro. Para além da proteção do livre-arbítrio individual, o Estado deverá enquadrar as modificações mnésicas mesmo quando são propostas em nome dos bons sentimentos e do interesse dos doentes. Os médicos militares trabalham muito em técnicas que permitem suprimir as lembranças de guerra particularmente traumáticas que são geradoras de depressões graves. Falta pouco, então, para suprimir a lembrança de um estupro atroz em uma criança abusada, ou as experiências infantis que favoreceram a anorexia-bulimia naquela paciente de 30 quilos em perigo de morte. Da mesma forma, a sociedade provavelmente não teria se oposto à supressão das lembranças das meninas que foram salvas de Marc Dutroux, ainda mais considerando que o Estado belga foi responsável pela demora na prisão do pedófilo. E depois? Vamos, um dia, propor a supressão das lembranças das vítimas de deportações? Dever-se-ia – se isso fosse possível – suprimir em 1945 as lembranças particularmente atrozes dos sobreviventes da Shoah? Para o bem de cada um dos raros deportados que sobreviveram, talvez, mas sem dúvida não para o bem da humanidade, cuja história teria sido falsificada.

A verdade vai se tornar cada vez mais frágil, e os erros e as falsificações que são encontrados na Wikipédia ou nos *sites* comunitários parecem bem anódinos em relação às perspectivas das neurotecnologias.

Novas religiões, fragmentação das crenças, transformações biológicas e eletrônicas do cérebro, realidade virtual, manipulação das imagens e das lembranças formam um coquetel explosivo cuja degustação o Estado democrático não conseguirá evitar, mesmo se for particularmente amarga. Como evitar que a neuropsiquiatria se torne uma alavanca nas mãos dos transumanistas para transformar a sociedade? O Estado poderá garantir nossa neurossegurança, isto é, nossa liberdade, e o coração dos direitos do homem da civilização NBIC?

Superar os debates estéreis inato/adquirido para fortalecer o livre-arbítrio
O aclaramento do debate sobre o inato e o adquirido é necessário para compreender melhor as competências do livre-arbítrio e estender seu perímetro. É vital para que a busca de sentido diante de um futuro tão insondável não se traduza nos desvios violentos e niilistas que evocamos mais acima. Retornemos uma última vez a esse debate tão complexo quanto essencial.

A metafísica da genômica se divide em dois grupos. De um lado, aqueles que pensam que os genes têm uma influência capital em nossa personalidade, do outro, aqueles que consideram que é o meio que faz os homens. Na realidade, a verdade se situa entre os dois: existem genes de predisposição a um talento particular, às capacidades cognitivas, mas são os estímulos da vida que vão moldar o indivíduo e levá-lo a desenvolver, ou não, essas capacidades.

Na maioria das vezes, os bioconservadores apoiam-se no argumento do suposto determinismo genético para tentar deter a expansão das biotecnologias. E então organizam essas práticas sob a bandeira do "desrespeito à vida e à espécie humana". No entanto, o sequenciamento do genoma humano nos permite ir bem além dessa distinção simplista.

Primeiro, existem muito poucos genes próprios ao homem em nosso DNA. Em contrapartida, existem muitos pontos comuns entre os genomas de animais e o nosso. Podemos concluir que o respeito pela espécie humana não tem muita coisa a ver com o fato de não modificar o genoma de um ser humano. Compartilhamos 99% do genoma do chimpanzé. Estamos também muito próximos do camundongo de laboratório ou do porco. Não existem genes próprios ao homem que poderiam servir para transformar, por exemplo, um chimpanzé em piloto de Fórmula 1, um camundongo em neurocirurgião, ou um porco em pianista...

O fardo genético é geralmente considerado imutável. "Ele é como seu avô, está nos genes", dizem de um indivíduo colérico, magro, amável, ou que tem uma boa pele. A natureza profunda de um indivíduo estaria, portanto, associada ao seu perfil genético. Essa ideia, contudo, é um atalho ilusório. Sobre isso, Gilles Éric Séralini[12] propõe uma imagem muito eloquente: pensar que se poderá conhecer a vida de alguém olhando seus genes é como querer prever os futuros acidentes de um carro ao vê-lo sair da linha de produção.

A personalidade do condutor, o tipo de estradas que tomará, os carros com que cruzará decidirão o eventual acidente tanto quanto as características técnicas do carro. O meio familiar e afetivo molda um indivíduo mais certamente que seu patrimônio genético. Se Gandhi tivesse crescido no mesmo contexto de Hitler, talvez também tivesse se tornado tão mau quanto o ditador, e vice-versa.

A genética nos ensina, assim, que o debate inato/adquirido realmente não tem sentido. Talvez seja útil, por razões didáticas ou metodológicas,

---

[12] Gilles Éric Séralini, *Génétiquement incorrect*, Flammarion, 2005.

diferenciar os dois, mas, na realidade, trata-se de fenômenos inteiramente imbricados. Os genes dão predisposições que se expressam em porcentagem de chance de desenvolver essa característica ou doença. Mas a maioria das predisposições só se expressa na relação com um meio dado. Por "meio" entendemos ao mesmo tempo o lugar de vida, mas também o modo de vida (cigarro, álcool, contato com produtos químicos etc.), a cultura, o ensino, o meio social...

O crescimento de nosso organismo desde a infância até a puberdade e depois até a idade adulta é o momento privilegiado em que se opera essa alquimia sutil que mistura nosso "programa" genético – mesmo se a morte é imprópria – e sua interpretação pelo maquinário celular, sob a influência do mundo e de nossas ações.

A epigenética entre Bourdieu e o DNA

O livre-arbítrio é, portanto, fortalecido de forma paradoxal pela biologia moderna que recentemente descobriu a dialética sutil entre o gene, a epigênese e seu meio. O grande debate filosófico que opõe livre-arbítrio e determinismo não se encontra, portanto, mais fechado pela genômica que aquele que opõe o inato e o adquirido. Também o coquetel de nossos genes e de nossa educação/meio não fornece senão predisposições e não certezas. Se colocarmos determinados genes em determinado meio, não obteremos forçosamente determinada característica, determinadas escolhas de vida etc. Aliás, para comprovar isso, nem tivemos de esperar a genética: mesmo criados de maneira idêntica, os verdadeiros gêmeos, que são mais geneticamente semelhantes que qualquer clone jamais será, às vezes fazem escolhas diferentes. Esse espaço de incerteza não é outra coisa que o livre-arbítrio. Nascidos com o mesmo patrimônio, eles divergem igualmente em razão de diferenças em seu "epigenoma" ao envelhecer...

O fato de que haja relações causais entre nossas conexões neurais e nossas ações não destrói a ideia de uma vontade livre. A biologia e as ciências do cérebro não são uma ameaça às noções de responsabilidade e de livre-arbítrio. A compreensão de nossa organização biológica vem iluminar as condições de existência de uma vontade livre, e não negar sua possibilidade. Em última análise, a plasticidade do vivo é tal que nenhuma estrutura biológica é definitivamente restritiva. Ela determina muito mais potencialidades que podem evoluir ao longo da vida sob a ação conjugada do meio e das ações tomadas, portanto da vontade.

A genômica é uma ferramenta em desenvolvimento que vai permitir uma crescente compreensão de nossos potenciais por meio da análise de nossos genes, não um a um, mas em seu conjunto, associados ao seu meio. É realmente de um potencial que se trata, isto é, de um campo das possibilidades que só conseguirão se expressar por intermédio de determinado meio. Não se trata de determinismo hereditário. A genômica analisa o estado dos genes transmitidos pelos pais, mas também as mutações iniciais e retardatárias: qualidade do meio, mutações acidentais, impacto dos transposons, bem como as modificações epigenéticas da molécula de DNA que regulam sua leitura pelo maquinário celular. Nosso fardo genético não é simplesmente fruto de uma hereditariedade. Em sua obra *La musique de la vie*, Denis Noble[13] critica essa ideia preconcebida segundo a qual a genética explicaria tudo e demonstra como o organismo se constrói tanto por sua vivência quanto por seu potencial genético. Denis Noble está com Séralini e Kupiec no centro da corrente promissora da genética moderna.

Portanto, o debate entre inato e adquirido está mais vivo que nunca. Embora ainda ignoremos amplamente a exata parte respectiva daquilo que é natural e daquilo que é contextual[14] em nós, é certo que nossa personalidade não se resume nem a um nem a outro. As imagens habituais associadas aos genes – "livro da vida", "programa genético" – devem ser abandonadas em proveito de uma concepção mais aberta que não inclui nenhum determinismo simplista.

Em contrapartida, é preciso ressaltar o ridículo niilismo genético de uma parte das elites bem pensantes. De Proudhon a Marx, o pensamento do socialismo baseia-se amplamente na ideia de uma neutralidade da natureza humana e no caráter fundamental de uma influência ambiental, e não vê portanto com bons olhos um ressurgimento vigoroso de uma forma de determinismo biológico. Na época da URSS de Stalin, centenas de cientistas foram enviados ao Goulag por terem ousado defender que uma parte de nosso ser era biologicamente determinado.

Na realidade, o debate entre determinismo social e determinismo genético é um falso debate. De um lado, tudo o que é genético não é evidentemente hereditário: cada um de nós é portador de cerca de setenta mutações

---

[13] Denis Noble, *La musique de la vie*, Le Seuil, 2007.

[14] *Nature versus nurture*, segundo os anglo-saxões.

chamadas *de novo*, que surgem durante a fabricação dos espermatozoides e dos óvulos em nossos pais. Por outro lado, a genética demonstrou o absurdo de certas crenças reacionárias.[15]

Em última análise, o fim dos debates maniqueístas "gene contra sociologia, hereditariedade contra meio, o DNA contra a cultura" é uma má notícia nova para os sociólogos. Eles não poderão se contentar com grandes voos líricos antibiologia, mas deverão aprender a genética e a epigenética. A existência de interações permanentes, complexas e bidirecionais entre o gene e o meio é revolucionária. Entre o DNA e Bourdieu,[16] há a epigenética e muito menos lugar para os anátemas simplificadores. A biologia moderna levou tempo para fazer a síntese com a sociologia, mas chegou lá, o que é mais satisfatório que as batalhas organizadas entre genossimplificadores e genonegacionistas. Doravante, a sociologia e a genética vão se enriquecer mutuamente.

O aclaramento desse debate filosófico fundamental é crucial para a coesão social e a criação de valores comuns à humanidade a fim de evitar a vertigem niilista.

A utopia de uma governança mundial da biopolítica

Quer se trate da resolução da crise financeira, do controle da proliferação nuclear ou da luta contra o aquecimento climático, o estabelecimento de uma regulação mundial está na moda.

É tentador, portanto, imaginar uma governança em escala global para as questões que afetam a própria identidade do homem. Não é a primeira vez que acalentamos esse tipo de utopia. Em 1947, o prof. Robert Oppenheimer, o pai da bomba A americana, pensou que conseguiria convencer o mundo todo a colocar os programas nucleares sob o controle de uma organização mundial. E o resultado é bem conhecido.

Não caiamos no escotismo intelectual. Se a regulação da inteligência artificial só pode ser concebida na escala da humanidade em seu conjunto, outros temas biopolíticos como a neurossegurança não podem ficar

---

[15] Em particular, a genômica mostrou com especial clareza a ausência de qualquer fundamento científico à noção de "raça". As diferenças de cor de pele, por exemplo, vêm de ínfimas diferenças genéticas chegadas muito tarde em nossa história (há menos de 25 mil anos) e permanecem absolutamente superficiais.

[16] Bourdieu foi um célebre sociólogo francês de extrema esquerda, que influenciou profundamente a intelligentsia dos anos 1980.

concentrados nas mãos de uma única instituição. A não ser que aceitemos o risco de um totalitarismo sem saída de emergência.

Um *referendum* mundial sobre a inteligência artificial?

Algumas grandes regras devem ser definidas em nível internacional. É preciso que o mundo se dote de instâncias encarregadas de formular essas regras comuns e de impor o respeito a elas, um pouco como a ONU permite – em teoria pelo menos – pressionar alguns países que constituem riscos para os outros. Essas regras comuns não poderiam consistir em interdições simplistas. A existência de um único território sobre a Terra onde as regras são menos rígidas torna inoperantes as leis nacionais. É o que já ocorre com a eutanásia ou a procriação assistida para os casais homossexuais, proibidas na França mas praticadas pelos franceses em inúmeras clínicas na Europa. Não há razão para pensar que será diferente das outras possibilidades oferecidas pela biomedicina.

Se existe um campo no qual a regulação será internacional ou não será, esse campo é o da inteligência artificial. Hoje, existe apenas um embrião de inteligência artificial: o Google. Mas trata-se de uma inteligência artificial gentil, que é dependente da humanidade e que é bem fácil de desligar. Mas e amanhã? Em um mundo que poderia ser dominado pela inteligência artificial e pelos pós-humanos (humanos dotados de uma inteligência artificial), qual será o papel do homem? Como proteger a humanidade biológica, com suas fraquezas e suas particularidades, diante das máquinas? A menos que se bloqueie a emergência de qualquer forma de inteligência artificial, será preciso garantir que manteremos o essencial: o papel de maestro da orquestra. Deveremos regular um mundo que terá a capacidade de se aperfeiçoar e de progredir sem nós. Devemos zelar para manter o controle erigindo regras de prudência elementares diante do risco de revolta das máquinas. O escritor Isaac Asimov já havia pensado nisso ao escrever uma premonitória "carta dos robôs" nos anos 1950. Doutor em bioquímica e papa da literatura de ficção científica, Asimov estabeleceu três leis fundamentais que, no futuro, deveriam reger as relações entre o homem e as máquinas: "A primeira lei estipula que um robô não tem o direito de fazer mal a um humano, e não pode permanecer passivo diante de um humano em perigo. A segunda lei estabelece que um robô deve obedecer as ordens dos humanos, a menos que estas estejam em contradição com a primeira lei. A terceira lei estipula que um robô deve proteger sua própria existência, na medida em que esta proteção não esteja em contradição com as duas primeiras leis". Sem dúvida, Asimov não poderia imaginar na época que em 2007 seu texto serviria de base para que a Coreia do Sul redigisse uma importante declaração universal dos direitos dos robôs financiada pelo governo de Seul.[17] Se não temos nada a temer na inteligência artificial de 2020, comparável à de um camundongo, teremos muito a temer em uma IA milhões de vezes superior à nossa... As modalidades de governança e de atribuição do poder deverão ser o objeto de uma inteligente redefinição. Devemos ser desconfiados e reservar, por que não, os postos de comandos estratégicos aos humanos biológicos.

Idealmente, seria preciso associar todos os seres humanos para definir essa questão, mas podemos ter em vista um *referendum* global?

A neurossegurança não deve ser globalizada

Ainda que a decisão de criar outras formas de inteligência diferentes da nossa, na Terra, só possa ser tomada em escala mundial, alguns campos não devem ser regulados de maneira centralizada. Um centro de decisão único poderia conduzir a um sistema totalitário, uma vez que ninguém poderia escapar dele. É vital manter vários polos geopolíticos para garantir uma concorrência ideológica. A necessidade dos contrapoderes e do pluralismo se impõe para a biopolítica assim como hoje para a política tradicional. É preciso poder fugir para algum lugar.

Sob esse ponto de vista, o caso da neurossegurança e, portanto, da proteção de nosso cérebro é exemplar.

Um mundo onde a regulação das ciências do cérebro seria decidida em escala global não deixaria mais nenhuma escapatória. Em caso de derrapagem totalitária das neurociências, onde poderíamos nos exilar? Não haveria mais nenhum espaço não submetido ao poder neurobiotecnológico central. Trata-se certamente de um pesadelo para nossas liberdades. Por outro lado, é preciso evidentemente estender o juramento de Hipócrates aos cientistas NBIC, e principalmente àqueles que trabalham com as ciências do cérebro.

Um estadista transumano?

O homem biopolítico deverá pender para o lado dos bioprogressistas ou dos bioconservadores? Ele deve de todo modo romper com a estratégia per-

---

[17] Projeto de lei do Ministério da Informação da Coreia do Sul.

dedora da declaração grandiloquente, mascarando um recuo permanente. Aceitando *a priori* os avanços, ele teria a ocasião de implementar regras éticas e socialmente aceitáveis.

Nada garante que consiga, mas o que é certo é que a política da rejeição em bloco não tem nenhuma chance de conseguir. Em vez das leis escritas apressadamente para responder à questão do momento, será preciso elaborar com inteligência e consenso com as regras do novo jogo biotecnológico.

Mas de tanto perder seu tempo e sua energia na espuma dos dias, os políticos não veem mais e não se ocupam mais daquilo que o sociólogo Michel Puech[18] chama "as catástrofes lentas". Puech designa assim as evoluções lentas, as mutações profundas cujo ponto de partida é uma espécie de sinal que convém captar.

As NBIC são catástrofes lentas. O sinal acaba de ser enviado, e seus efeitos se produzirão nas próximas décadas. Todos os elementos da "catástrofe" NBIC estão posicionados. Ela fará balançar o sistema em algumas décadas, o que permite, em teoria, antecipar suas consequências, preparar a nova cartada e encontrar um equilíbrio entre o bioprogressismo e o bioconservadorismo. Mas os políticos só se interessam pelas "catástrofes" quando essas se produzem, isto é, quando é tarde demais. A menos que, daqui até lá, um estadista surja. Esse estadista será um "transumano"?

---

[18] http://michel.puech.free.fr

Conclusão

A humanidade, uma tecnologia da informação

Ainda que, como pensava Marx, a História tenha mais imaginação que os homens que a fazem, as grandes linhas de nosso futuro se desenham progressivamente. Caminhamos para uma humanidade expandida, plural, com diversos graus de hibridação entre a biologia e as máquinas. Os computadores vão se tornar inteligentes e passar pouco a pouco de nossos escritórios aos nossos cérebros. O fenômeno é de uma lógica implacável. Temos por natureza o desejo de controlar tudo, do nosso nascimento à nossa morte. A tecnologia e as ciências vão nos permitir satisfazer cada vez mais essa necessidade. A humanidade, nesse sentido, se tornará uma "tecnologia da informação" a mais, de livre manipulação.

As promessas da convergência NBIC e as incessantes mudanças de paradigmas que nos esperam vão gerar uma incredulidade muito natural. Para alguns, a hibridação humano-máquina e a morte da morte que nos esperam são elucubrações. Eles reagem como um homem de 1900 a quem se tivesse falado de Neil Armstrong andando sobre a Lua. No entanto, será necessário se acostumar com a ideia: estamos nos tornando transumanos, e a pós-humanidade é uma grave eventualidade, salvo alguns acontecimentos imprevistos – guerra nuclear, asteroide etc.

As fronteiras entre o homem e a máquina já são imprecisas. Poderiam desaparecer. A remodelagem do homem está acontecendo. O que nos parecia inaceitável e atroz ontem nos parecerá desejável e maravilhoso amanhã. A máxima de Anatole France, "o que os homens chamam de civilização é o estado atual dos costumes e o que chamam de barbárie são os estados anteriores", ainda é flagrantemente verdadeira. Muito provavelmente caminhamos na direção de um eugenismo liberal, em harmonia com a economia de mercado, com o individualismo e com o culto do corpo perfeito, e todos esses já definem os transumanos que estamos nos tornando.

Como poderia ser diferente? O homem sempre utilizou as ferramentas de que dispunha para aumentar suas capacidades. Por que se recusaria a modificar seu DNA defeituoso, e depois se hibridar com máquinas, se a única solução alternativa é o respeito a velhos princípios que o condenam a permanecer mortal, frágil, indigno de sua própria tecnologia?

Caminhamos para uma humanidade modificada porque somos *Techno sapiens* consumidores de progresso que não suportam nenhuma restrição. Nossa necessidade de atualização tornou-se uma segunda natureza. Nosso corpo vai se tornar um material quase como um outro, modulável sob encomenda, com peças de reposição cada vez mais eficazes, e uma inteligência assistida sempre mais potente. No final, a expansão do humano acabará sendo banalizada. Aqueles que se lhe opõem serão rejeitados pelas maiorias políticas.

Alguns filósofos veem em nossa transumanidade em pleno desenvolvimento uma forma de ódio de si mesmo, um desgosto diante da humanidade biológica e seus limites. Os transumanos seriam depressivos, envergonhados por serem inferiores às máquinas, infelizes por serem sensíveis às doenças e destinados a uma morte prematura. Para eles, a vontade de uma hibridação cada vez mais íntima com as máquinas seria uma renúncia culpada, uma falta de confiança no homem e em suas capacidades. Isto nos levaria a depor as armas diante das máquinas e a colocar em suas mãos nosso destino. No futuro, o homem não será mais nada, ou quase, nos dizem eles.

Uma visão pessimista, no mínimo. Afinal, sempre poderemos cortar a eletricidade das máquinas se assim o desejarmos. E se não o fizermos é porque nossa humanidade ficará satisfeita com a presença delas. O advento das biotecnologias pode, com efeito, ser o de um novo humanismo; um fenômeno libertador e não uma nova e aterradora forma de totalitarismo.

Contudo, não defendemos aqui uma posição tecnológica ingênua. Os perigos são muitos, e foram amplamente expostos neste livro; estamos conscientes de que girarão em torno da visão do que é uma vida humana – uma definição que mudará inevitavelmente, não importando a direção tomada pela nova humanidade.

Há pelo menos uma questão à qual as máquinas não poderão responder em nosso lugar, e é a mais importante de todas: a maneira como todos os homens saberão, ou não, colocar a seu próprio serviço a evolução tecnológica. De nossa sabedoria, e apenas dela, dependerá nosso futuro.

A humanidade não deve ficar cega pelas promessas fantásticas das NBIC. Nossa evolução não pode ser pilotada pela lei de Moore. Devemos escolher nosso destino. O acaso não é a liberdade. Como dizia o prêmio Nobel François Jacob, "a grande característica do humano não está nas negações dos determinismos, mas no aumento dos graus de liberdade em sua execução". Não se deve negar o gene e o determinismo genético por conformismo, isto seria inútil, aliás. Mas se deve combater a ditadura do gene. Orientar a tecnologia para aumentar nossos espaços de liberdade é uma parte da solução: é assim que limitaremos os enfrentamentos futuros entre bioconservadores e transumanistas.

Nosso futuro depende de demasiados fatores para exibir certezas.

Devemos nós mesmos encontrar as respostas para todas essas questões e nunca confiar naqueles que, mercadores de Orviétan[1] ou gurus sinceros, se oferecerão para respondê-las em nosso lugar. Não sabemos ao que se assemelharão nossos descendentes dentro de alguns séculos, mas com certeza sabemos que a verdadeira herança que devemos lhes transmitir (para além de um patrimônio genético cada vez menos "natural"), a realização pela qual mais nos agradecerão será a de termos nos preocupado hoje com a questão de nossa evolução – e a deles, portanto.

Essa vontade um pouco louca de se afirmar em um universo na escala do qual não existimos, essa autonomia feroz, esse orgulho que com frequência se reduz à vaidade, não é afinal a marca real e inalterável do ser humano? Devemos descobrir o que é o fundamento de nossa humanidade. É dessa forma que evitaremos que "a morte da morte" não seja "a morte do homem". Esperemos que para isso não precisemos seguir o conselho de Franz Kafka, em seu diário: "Para te conhecer, destrua-te!".

---

[1] Medicamento receitado por charlatães do século XVII.

Outras obras para aprofundamento do tema

AMEISEN, J.C. *La Sculpture du vivant*, Le Seuil, 1999.

BAYLE, B. *À la poursuite de l'enfant parfaitfi: L'Avenir de la procréation humaine*, Robert Laffont, 2009.

BENSAUDE-VINCENT, B. *As vertigens da tecnociência, moldar o mundo átomo por átomo*, Ideias & Letras, 2013.

BESNIER, J.-M. *Demain les post-humains, le futur a-t-il encore besoin de nousfi?*, Hachette littératures, 2009.

DARDEL, F., & LEBLOND, R. *Main basse sur le génome*, Anne Carrière, 2008.

DE DUVE, C. *Génétique du péché originel, le poids du passé sur l'avenir de la vie*, Odile Jacob, 2009.

DUJON, B. *Comment évoluent nos gènesfi?*, Le Pommier, 2005.

EVERS, K. *Neuroéthique, quand la matière s'éveille*, Odile Jacob, 2009.

FUKUYAMA, F. *Nosso futuro pós-humano, as consequências da revolução da biotecnologia*, Rocco, 2003.

GUILLEBAUD, J.-C. *O princípio da humanidade*, Ideias & Letras, 2008.

JACQUARD, A., & KAHN, A. *L'avenir n'est pas écrit*, Bayard, 2001.

LAFONTAINE, C. *La Société post-mortelle*, Le Seuil, 2008.

NOBLE, D. *La Musique de la vie, la biologie au-delà du génome*, Le Seuil, 2007.

REVAH, F., & KLARSFELD D. *Biologie de la mort*, Odile Jacob, 2000.

ROUX, M. *Biologie, l'ère numérique*, CNRS éditions, 2009.

SÉGALAT, L. *La Fabrique de l'homme, pourquoi le clonage humain est inévitable*, Bourin éditeur, 2008.

SERALINI, G.-E. *Génétiquement incorrect*, Flammarion, 2003.

Glossário

Este livro traz muitas palavras desconhecidas para o leitor. Quer se trate de termos científicos ou então de puros neologismos, eles são os elementos indispensáveis para a descrição dos fenômenos e das novas tecnologias de que falamos. Aqui, mais uma vez, deixamos claro o sentido dos conceitos mais importantes.

Biopolítica

O termo biopolítica foi forjado em 1974 pelo filósofo Michel Foucault para designar uma forma de exercício do poder que se apoia não mais nos territórios mas diretamente nas populações. Sem, no entanto, retomar a complexa acepção de Foucault desse termo, utilizamos neste livro a palavra "biopolítica" para designar essa virada radical da política que deverá ocorrer com o advento das biotecnologias. Tantas coisas deverão mudar na maneira pela qual o poder será exercido e pela qual o Estado assumirá seu papel diante das novas condições criadas pelo advento das biotecnologias que parece justificado designar esse fenômeno com uma nova palavra.

DNA

O ácido desoxirribonucleico contém o conjunto de nossos genes. Determina, em certa medida, o que somos: características, potencialidades, mas também fraquezas. É nosso "patrimônio" genético. O DNA de cada indivíduo lhe é próprio.

Genes

O código genético inscrito em cada molécula de DNA é uma linguagem escrita que utiliza apenas quatro letras: ATGC. A molécula de DNA se assemelha a uma escada helicoidal cujos degraus são constituídos pelos quatro compostos químicos (as famosas letras ATGC), as "bases", reunidas duas a duas. São as sequências segundo as quais as bases se sucedem que formam os genes. Esses genes determinam a cor de nossos olhos, por exemplo, mas nem por isso são uma "gaiola de ferro" que determinaria totalmente o que seremos na vida e nossas ações. O meio também tem sua influência na maneira como nos construímos. É por isso que os verdadeiros gêmeos, que às vezes são clones perfeitos, podem ter comportamentos muito diferentes (em particular se são criados separadamente e em condições diferentes).

Lei de Moore

Lei enunciada por Gordon Moore, um dos fundadores da Intel, segundo a qual a potência dos microprocessadores dobra com custo constante a cada dezoito meses. Essa lei atualmente é muito citada para ilustrar a ideia de progressão exponencial das tecnologias, em oposição a um crescimento linear.

NBIC

Essa sigla designa de maneira fácil as quatro revoluções que vão modificar profundamente a relação da humanidade com o mundo e consigo mesma. O progresso das Nanotecnologias, da Biologia, da Informática e das Ciências Cognitivas (inteligência artificial) vai convergir, se encavalar e dar origem a avanços espetaculares.

RNA mensageiro

O RNA mensageiro é uma espécie de cópia do DNA utilizada pelas células. Ele serve de certa forma para transportar a informação genética do DNA para que seja traduzida em células vivas. O RNA mensageiro é um intermediário crucial na expressão dos genes.

SNPs

Os SNPs (*single nucleotide polymorphism*) são pequenas variações na sequência de DNA de um indivíduo que podem predispor a doenças ou alterar sua reação a um medicamento. No médio prazo, disporemos dos SNPs característicos de todas as doenças. Testes simplificados serão então fornecidos aos médicos para descobrir essas patologias em seus pacientes.

Transposons

Os transposons são pequenas sequências de DNA que podem se integrar em um genoma e se multiplicar. São, em outros termos, vírus que se sedentarizaram em nosso DNA. Contribuíram para a evolução criando "acidentes" de replicação do DNA de uma geração a outra. De uma forma mais simples: eles inserem em nosso genoma a desordem de onde nasce a evolução.